黄济川肛肠病学丛书(二)

大肠肛门疾病中西医护理常规与技术操作规范

主 编 白 丽

四川科学技术出版社

图书在版编目（CIP）数据

大肠肛门疾病中西医护理常规与技术操作规范/白丽主编. －成都：四川科学技术出版社,2013.12（2022.1重印）

（黄济川肛肠病学丛书）

ISBN 978－7－5364－7800－8

Ⅰ.①大… Ⅱ.①白… Ⅲ.①大肠－肠疾病－中西医结合－护理－技术操作规程②肛门疾病－中西医结合－护理－技术操作规程 Ⅳ.①R473.6－65

中国版本图书馆 CIP 数据核字（2013）第 282311 号

大肠肛门疾病中西医护理常规与技术操作规范

主　　编　白　丽

出 品 人　程佳月
责任编辑　戴　林
封面设计　韩建勇
版式设计　翁宜民
责任出版　欧晓春
出版发行　四川科学技术出版社
　　　　　成都市槐树街 2 号　邮政编码 610031
　　　　　官方微博:http://e.weibo.com/sckjcbs
　　　　　官方微信公众号:sckjcbs
成品尺寸　185mm×260mm
　　　　　印张 26.5　字数 630 千
印　　刷　成都市新都华兴印务有限公司
版　　次　2013 年 12 月第 1 版
印　　次　2022 年 1 月第 2 次印刷
定　　价　168.00 元
ISBN 978－7－5364－7800－8

■　**版权所有·翻印必究**　■

■本书如有缺页、破损、装订错误,请寄回印刷厂调换。
■如需购本书,请与本社邮购组联系。
　地址/成都市槐树街 2 号　电话/(028)87734035
　邮政编码/610031

本书编委会名单

主　审　杨向东　成都肛肠专科医院院长

主　编　白　丽　成都肛肠专科医院护理部主任

副主编　张　宁　成都肛肠专科医院外科科护士长

　　　　杨　昆　成都肛肠专科医院肛肠科科护士长

　　　　陈凤鸣　成都中医药大学附属医院肛肠科护士长

编　委　秦　琳　成都肛肠专科医院内科护士长

　　　　王秀琳　成都肛肠专科医院手术室护士长

　　　　毛　璐　成都肛肠专科医院肛肠一科护士长

　　　　刘倩文　成都肛肠专科医院肛肠二科护士长

　　　　肖珮云　成都肛肠专科医院便秘科护士长

　　　　叶晓霞　成都肛肠专科医院肛四科护士长

　　　　曾晓蓓　成都肛肠专科医院康复保健科护士长

　　　　夏春华　成都肛肠专科医院供应室护士长

名誉主编

陈晓蓉　四川省骨科医院护理部主任、四川省中医药学
　　　　会护理分会专委会副主任委员

衡小涪　成都中医药大学附属医院护理部副主任、四川
　　　　省中医药学会护理专委会副主任委员

刘素蓉　成都市中西医结合医院护理部主任、成都护理
　　　　学会副理事长

作者简介

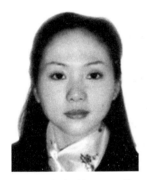

白丽　护理部主任、主管护师。

中国肛肠网护理天地频道副主编、四川省中医药学会护理专业委员会委员、成都市护理质量控制中心专家库成员、成都护理学会第九届理事会理事。"1357攻关计划"之肛肠病济川中医特色护理研究项目组首席专家。

从事护理工作20余年,发表论文数十篇,专著一部。护理科研小组拟遵循中医"天人合一"特色辨证施护的整体护理观念,秉承黄济川老先生的学术思想,研究制订更能适合肛肠疾病"精细化""定量化""标准化"的护理技术方法。最大限度地把目标管理、质量管理、分级管理、考核管理、优质服务及医院的各项护理工作融为一体,有效促进护理团队建设,形成了具有成肛特色的护理管理文化。业务精湛,经验丰富,始终以"病人为中心"以促进患者的快速康复,降低术后并发症的发生,从而大大提高了患者的满意程度。

前　言

　　中医护理技术是中医医院护理的重要组成部分,是中医医院护理人员必须掌握的基本技能。成都肛肠专科医院护理队伍秉承黄济川老先生的学术思想,横跨三个世纪,不断研究、总结更能适合大肠肛门疾病"精细化""定量化""标准化"的护理技术方法,规范护理人员的技术操作,加强中医护理常规的落实。根据国家中医药管理局《常用中医护理技术操作标准》、2010 年《中医医院中医护理工作指南(试行)》为蓝本,参考 2000 年《中医整体护理与常用中医护理技术操作实施细则》、2008 年《55 项临床护理技术操作标准(试行)》等有关资料,根据学科建设实际情况对常用的中医护理技术操作、中医护理常规进行了规范,旨在使大肠肛门疾病的护理更快地适应现代医学模式与人类健康发展的需求,满足中医护理临床、教学、科研、管理及对外交流的需要。成都肛肠专科医院编写了《大肠肛门疾病中西医护理常规与技术操作规范》为大肠肛门疾病的护理常规和护理技术操作进一步科学化、规范化、标准化提供了一个样本,为临床实践、操作规范及质量评定提供参考依据。

　　由于编者能力有限,书中难免存在错误和不妥之处,敬请广大护理同仁给予斧正! 我们表示由衷的感谢!

目　录

第一章　黄济川与成都肛肠专科医院

中医外科学泰斗黄济川

黄济川,原名黄锡正,四川内江县人,生于一个贫困小贩家庭,少年时读过几年私塾,13岁习术,17岁身患肛瘘,在四处求医途中遇富顺县民间医生龚心裕,用挂线法治愈。黄济川亲眼见到龚氏用自己的绝艺,为许多病人解除了痛苦,深感龚氏医术精湛,救人于危难之中,乃拜龚氏为师,从此开始其数十年的行医生涯。

黄济川先生精于痔漏之术,其绝学"枯痔散"及"药线挂线法"对治疗痔漏起着关键作用。"枯痔散"治疗痔疮始至宋朝,由于其所含剧毒砒霜,历来使用较为谨慎。黄济川所炼"枯痔散",在治疗及副作用上找到一个合理的均衡点,既能达到消除痔疮的功效,同时又能减少砒霜的毒性,基本做到无毒,大大提高了治疗效率。"药线挂线法"也由来已久,"黄氏药线"制作工艺较为复杂,需用19味中药材"七煮七晒",达到化腐生肌之功效,可历数十年不朽不断。治疗过程不影响正常生活工作,愈合后伤口瘢痕小。

新中国成立之初,由于济川之术奇特的治疗功效,得到国家支持,20世纪50年代,四川省卫生厅受卫生部之托派黄济川先生,带领痔瘘小组赴北京汇报表演并向全国推广学习。至今,黄济川的学术思想仍在肛肠病学的科研、教学与临床上发挥着重要作用。

黄老先生不仅专于痔漏之术,同时也博采众家之长,不耻下问,向各学科专家甚至其弟子虚心求教学习,不断完善痔漏治疗方法。他研制的痔漏治疗药物至今仍在临床上广泛使用,其对于骨科及皮肤疾病的治疗也建树颇丰。

数千年来,中医学作为一种技艺,存在"传内不传外,传儿不传女"的保守现象。黄济川先生摒弃陋习,广纳弟子,以开放的姿态面对学医之人,广泛传承技艺。20世纪二三十年代,黄济川已享誉全国,各地弟子络绎不绝前来学艺,甚至东南亚等地也有弟子前来拜学。

新中国成立之后,周恩来总理接见黄济川时嘱咐其"多带徒弟"。黄济川先生受总理感召,深感新中国的生机益然,虽年近九十仍不辞辛劳四处讲学,培养了一大批新中国肛肠病学的骨干力量,为新中国肛肠学科体系的建立奠定了坚实基础,推动了新中国肛肠病学的快速发展。如今全国肛肠病学发展的重要基地,如成都、北京、沈阳、重庆、西安、武汉等均流淌着黄济川学术思想的血脉。

1955年,黄济川毅然将其绝学公布于众,并总结其近六十年的丰富经验,编撰成《痔漏治疗法》一书,由四川人民出版社出版,此书为新中国建立以来第一本肛肠病学著作,1956年,黄济川创办了新中国第一所肛肠病专科医院——成都痔漏专科医院,开创了新中国肛肠病学发展的新篇章。

新中国中医外科四大名医黄济川、石筱山、杜自明、赵炳南,于1956年7月跻身于中华医学会外科学会常务委员。其中黄济川任学会四位副主任委员之一,获得了中医外科在我国医学史上最高学术地位。同时黄济川先生也是四川省四大名中医之一(黄济川、张文修、李斯炽、卓雨农)。

黄老先生一生为新中国肛肠病学的发展倾注心血,打破中医传统,变保守为开放,完善了肛肠病学治疗理论及方法,建立了肛肠学科体系,培养了大批肛肠病学骨干,为推动新中国肛肠事业的发展做出了不可磨灭的贡献!

成都肛肠专科医院简介

成都肛肠专科医院源于著名痔瘘泰斗黄济川先生于1884年在四川泸州开办的痔瘘诊所,1904年迁移至成都少城,称黄济川痔瘘医院。1956年改制后正式成为全国第一家公立肛肠专科医院,称成都痔瘘专科医院。1998年由成都市卫生局更名为成都肛肠专科医院,是在成都市中医药管理局注册和管理的全民所有制非营利性国家三级医院。

三个世纪以来,医院大力弘扬祖国医学的优良传统,继承和发扬黄老先生丰富的肛肠医学遗产,运用现代医学创立了一整套独具中西医结合专科特色的治疗方法,为国内外数百万计的肛肠病患者解除了病痛。

痔瘘学科是门包含许多肛门疾病的学科,痔瘘疾病给患者造成了极大的痛苦。黄老在继承恩师独门绝技的基础上,通过几十年的临床实践,总结出一整套独具中医特色的专科治疗方法和药物,解决了西医不能完全解决的问题。近几十年来,医院在继承和发掘黄老丰富的医药遗产的基础上,结合现代医学的先进理论,将黄老的学术思想更进一步发扬光大,对一些医学界公认的疑难杂症,如便秘、肠癌、肠炎的治疗,制订出一整套完善的治疗方案。在慢性顽固性便秘的诊治中,创造性地提出了"结肠瘫痪症学说"和"直肠瓣肥大学说";提出了"便秘分期诊断"及"便秘是因,精神症状是果"的概念,自创了"选择性结肠切除术""结肠旷置术""RERAM术(经肛直肠前壁切除联合直肠黏膜环切术)""直肠瓣挂线切割术"治疗顽固性便秘系列具有自主知识产权的术式;用整形修复方法治疗复杂性重症痔疮及会阴撕裂、肛门缺损等疾病疗效确切;首创"吻合器原位人工肛门重建术"治疗先天性肛门直肠畸形等疾病;自创了切口长度只有3~5cm的"小切口胆囊切除术"。独创了"低位直肠癌经腹会阴联合切除左下腹排便可控性人工肛门技术";

在医学界首先设立了胃肠心理工作室治疗胃肠疾病(尤其是慢性顽固性便秘)方面的心理问题,采用国际最新方式,直肠全系膜切除(TME)无血化手术治疗结直肠癌,保肛率达到90%,处于先进水平,在手术的基础上,采用中西医结合的方法,中药口服、中药外洗、针刺、艾灸、火罐等替代放、化疗或加强放、化疗疗效,降低了放、化疗副作用,大大加快了直肠癌根治术术后的恢复,缩短了疗程,降低了费用,提高了病人术后生活质量和生活信心。中药配合化疗治疗晚期复发性直肠癌疗效奇特,最短三天即可见效。对重症痔疮的一期根治、肛周脓肿的一期根治、世界性难治性疾病复杂性肛瘘的治愈率达98%。

医院是国家中医药管理局重点学科,国家中医药管理局重点专科,四川省医学甲级重点专科——肛肠科,成都市医学重点专科——肛肠科,四川省中医药管理局、成都市中医药管理局肛瘘重点专病、重点专科,痔病、肛瘘、肛裂成都市中医药管理局重点中医专病,痔病、肛瘘、肛痈、肛裂、便秘是中医特色病区。

肛肠科有大小"肛肠"之分。小肛肠即痔瘘科,治疗范围在直肠5cm以内;大肛肠则从盲肠起至直肠肛门。成都肛肠专科医院是全国仅有的几家大肛肠专科医院,是中国便秘联谊会发起人单位,中国肛肠网创办单位,中国PPH技术规范标准起草单位,多次成功承办国际国内大型学术会议和国家级继续教育培训。医院现有主任医师7名,副主任医师24名。

医院设有"全国中医肛肠学科名专家"工作室两个,"四川省名中医"工作室1个,"成都市名中医"工作室1个。拥有四川省中医药学会副秘书长1人;四川省中西医结合学会副会长1人;成都市中医药学会副理事长1人;中国PPH技术(规范)资格认证专家委员会主任委员、秘书长各1人;中国便秘联谊会会长1人、秘书长1人、副会长1人、常务副秘书长1人、副秘书长1人、常务理事10人;中医药高等教育学会肛肠分会副会长两人、副秘书长1人、常务理事7人;中华中医药学会肛肠分会副会长1人、副秘书长1人、常务理事7人;世界中医药学会联合会肛肠专业委员会副会长1人、副秘书长1人、常务理事1人;中国中西医结合学会大肠肛门病专业委员会常务理事1人;四川省中医药学会肛肠专业委员会正副主任委员各1人;成都市中医药学会肛肠专业委员会正副主任委员各1人;中国肛肠病学研究生联合会正副会长、秘书长各1人。

医院制订了"1357"攻关计划,"1357"攻关计划是医院近期重要战略,涵盖了反复手术复发性肛瘘会诊中心、女性肛肠疾病治疗中心和黄济川肛肠病学术思想与成就研究、肛肠病无痛手术治疗研究、顽固性肛门坠胀研究、慢性顽固性便秘研究、先天性肛门畸形研究、重症复杂性痔疮的修复与整形研究、晚期复发性直肠癌研究、PPH手术与技巧研究等10余项肛肠科常见疑难顽症科技攻关项目组。

医院是中国农工民主党所属中国初级卫生保健基金会的"全国中医药文化与肛肠专科建设特训基地"。中华医学会外科分会结直肠外科学组全国六大"肛肠良性疾病示范医疗中心",中国PPH技术培训中心,中国TST技术培训中心,成都中医药大学肛肠专业研究生招生点。

名至实归的"肛肠专科"

原"黄济川痔漏专科医院"在20世纪50年代更名为"成都痔漏专科医院"之后,为何再次更名为"成都肛肠专科医院",痔漏科与肛肠专科,究竟有何区别? 两种称谓究竟有什么优势?

顾名思义,"痔漏"主要包括痔病和肛瘘两种疾病。其中,痔病并不止包括痔疮,也包括肛周瘙痒、肛周脓肿甚至直肠癌等直肠肛门疾病。《外科大成·下部后》说:"锁肛痔,肛门内外如竹节锁紧,形如海蜇,里急后重,便粪细而带匾,时流臭水,此无法治。""漏"也不只指肛瘘,也包括直肠阴道瘘、直肠尿道瘘等。《针灸甲乙经·足太阳经发下部痔脱肛篇》载:"凡痔与阴相通者,死。"

"痔漏专科"是民国时期及建国初期常用的专科名称,由于当时手术条件、技术限制,仅处理肛门疾病:痔疮、肛裂等,以及肛周疾病:肛周脓肿、瘘管、肛周皮肤病与性病等。治疗措施以小手术及中医药治疗为主。

随着科技的发展,"痔漏专科"逐渐发展为"肛肠专科"。治疗范围囊括了肛门疾病、肛周疾病、肛周皮肤病与性病等肛门相关疾病,结直肠炎、结直肠息肉等结直肠疾病、肠道克罗恩病、肠道菌群失调、消化功能紊乱、结直肠息肉、结直肠肿瘤等下消化道疾病,直肠阴道瘘、先天性无肛等大肠肛门解剖结构异常,便秘、腹泻一类机制复杂的消化道疾病。治疗措施除了对肛周、肛门实施小手术之外,更涵盖了对直肠、结肠重大疾病施行大手术,以及对顽固性肛门坠胀症、肛门疼痛症、溃疡性结直肠炎、慢性顽固性便秘、化脓性汗腺炎等,疑难专科疾病的中西医结合方案治疗。

一些广告混淆概念,许多"肛肠医院"名不符实,名为"肛肠专科",实为"痔漏专科"。治疗措施仅限于对肛周、肛门实施小手术,治疗范围限制在肛门5cm以内,没有条件对病情严重、年龄过大的患者及直肠、结肠重大疾病施行大手术。同时,顽固性肛门坠胀症、肛门疼痛症、溃疡性结直肠炎、慢性顽固性便秘、化脓性汗腺炎等疑难专科疾病没有办法,其中一部分甚至当做痔疮草率处理,延误病情。

成都肛肠专科医院是全国仅有的三家真正由"痔漏科"发展为"肛肠专科"的肛肠专科医院之一。治疗手段更加多样,手术技术全面提高,能够承担结、直肠至回盲部的复杂手术,最新治疗方式及时引进各种治疗方式科学搭配、中西医结合,中医特色完全保留,这才是真正专于一科的"专科医院"。

因此,"肛肠专科"已经不同于从前的"痔漏科","肛肠专科医院"已经不再是传统意义上的"痔漏医院"了。"成都痔漏医院"更名为"成都肛肠专科医院"是必须的。如此,才能更明确地划分专业范围,正确地帮助相关疾病的患者就诊。

第二章 大肠肛门常用解剖与生理

大肠肛门常用解剖与生理、病理关系

一、大肠

大肠,医学上常称为结肠,结肠是位于盲肠与直肠之间的一段大肠,围绕在小肠周围。全长近1.5m,包括升结肠、横结肠、降结肠、乙状结肠四部分。

(一)结肠壁基本由四层结构组成

结肠壁由黏膜、黏膜下层、肌层、浆膜层四层结构组成。

结肠壁的结构与小肠的主要不同点在于:结肠黏膜缺少绒毛,肌层外部纵行肌分散成三条袋状而不是像小肠那样呈一个连续的圆柱状肌肉层,结肠浆膜层外附有一些脂肪垂。

(二)结肠的神经支配

结肠的神经支配由自主神经和肠神经系统支配,包括肠肌间神经丛和黏膜下神经丛。

(三)结肠的主要作用

结肠的主要作用:①吸收进入肠道的带有消化液的水分和电解质;②运送食物残渣;③暂时储存待排泄物。

二、直肠

直肠位于盆腔,全长10~14cm,上接乙状结肠,下止于肛管,呈"S"形。直肠下段肠腔膨大,称直肠壶腹。直肠壶腹内侧面由黏膜、环肌和纵肌层共同构成2~5条横行皱褶,多为3个,称为直肠瓣(即houston瓣)。其中中间一个直肠瓣是最大、位置最恒定的,在直肠壶腹稍上方的前右侧壁,距肛门9.6cm,相当于腹膜反折的平面,故临床上通过乙状结肠镜检查确定肿瘤与腹膜腔的位置关系时,常以此瓣为标志。

直肠在通常状况下呈空虚状态,当结肠内贮存的粪便被推入直肠后,直肠被充盈而膨胀,当食物残渣的容积达到 150～200ml,直肠腔内压力升至 7.3kPa 时,就刺激直肠壁内的牵张感受器,产生神经传入冲动,牵张感受器将冲动信息通过传入神经的传导,将要排便的信息传到脊髓的低级排便中枢,由此再向大脑排便反射高级神经中枢发出冲动。传出神经传到大脑发出的排便信息,一方面使人体产生便意,另一方面高级神经中枢发出相应的指令,通过传出神经的传导传到排便器官——降结肠、乙状结肠和直肠,使它们的平滑肌发生收缩,腹肌、隔肌收缩,闭口鼻屏气用力增加腹压及肠腔内压,伴随使骨盆底肌肉、肛门内外括约肌舒张,最后将粪便排出体外。肛门内、外括约肌为随意肌,可被意识控制,使其收缩。如所处环境不利于排便,人们可有意识地控制粪便排出,持续几分钟则排便反射自行消失,直到下一次结肠的推动运动再次发生时,排便反射也重新发生。

(一)直肠由两个生理弯曲构成

1. 直肠骶曲:直肠上段位于骶骨前面与骶骨的曲度一致,形成一凸向后的弯曲。

2. 直肠会阴曲:直肠下段绕过尾骨前面转向后下方,形成一凸向前的弯曲。

(二)盆底

1. 盆底分类

(1)在解剖学上,盆底即指盆隔,盆隔以下封闭骨盆下口的全部软组织称会阴。盆隔是由肛提肌、尾骨肌及其筋膜构成的漏斗形肌板,其前部有盆隔裂孔,由会阴部的尿生殖隔将其封闭。

(2)从临床观点看,盆底指自盆腔腹膜以下至会阴皮肤的全部肌肉筋膜层,由上而下依次是:腹膜、盆内筋膜、盆隔、尿生殖隔、肛门外括约肌和尿生殖肌群浅层。

在盆底诸层中以盆隔和尿生殖隔最为重要。盆隔组成盆底的后大部,有直肠末端穿过;尿生殖隔组成盆底的前小部,在女性有尿道和阴道穿过。故盆底可分为前、后两部,即尿生殖隔和直肠部。

2. 盆底功能

(1)承托盆、腹腔脏器。

(2)协调排便自制活动。

(三)盆底肌的组成

$$
盆隔肌\begin{cases} 肛提肌——髂骨尾骨肌、耻骨尾骨肌 \\ 耻骨直肠肌 \\ 尾骨肌 \end{cases}
$$

$$会阴肌\begin{cases}后会阴肌——肛门外括约肌\\前会阴肌——球海绵体肌、坐骨海绵体肌、会阴浅横肌、会阴\\深横肌\end{cases}$$

1. 肛提肌：肛提肌是盆底封闭骨盆下口（即盆隔）的主要肌肉，薄而阔，左右各一，对称排列，附着于盆壁内侧面，联合成盆隔，中线连合呈向下的漏斗状，两侧肛提肌内侧缘之间的裂隙，称盆隔裂孔，有直肠、尿道（和阴道）通过。其肌纤维包括髂骨尾骨肌和耻骨尾骨肌两部分。

（1）髂骨尾骨肌：主要起自肛提肌腱弓后部和坐骨棘。因其为退化的肌肉，较薄弱，甚至完全缺如或大部分为纤维组织所代替。从外科观点看，该肌无重要临床意义。

（2）耻骨尾骨肌：为肛提肌的重要组成部分。起自耻骨弓后面和肛提肌腱弓前部。内侧部肌纤维经前列腺或阴道和尿道两侧形成 U 形襻，一部分纤维止于其壁上，另一部分止于会阴中心腱，在男性又称为耻骨前列腺肌，女性称耻骨阴道肌，外侧部肌纤维向后止于尾骨尖及两侧缘的骶骨前韧带和肛尾韧带。

2. 耻骨直肠肌：耻骨直肠肌是维持肛门自制的关键性肌肉。它位于耻骨尾骨肌内侧部的下面，联合纵肌的外侧，外括约肌深部的上缘。起自耻骨下支背面及其邻近筋膜，止于肛管顶部（肛管直肠交界处）侧壁、后壁和骶骨，与对侧相应肌束形成 U 形襻，像一条吊带将肛管直肠交界处向前方牵引而形成肛管直肠角。此外，耻骨直肠肌在行进中还分出纤维与直肠纵肌层相交织形成联合纵肌下降，介于内、外括约肌之间，其肌纤维内、外括约肌交结。耻骨直肠肌的形态、功能及神经支配均与肛提肌不同。

3. 尾骨肌：尾骨肌起自坐骨棘的内面，向后止于骶骨下部和尾骨前面的外侧缘。尾骨肌构成盆隔后面，作用是承托盆内脏器，固定骶尾骨。

（三）直肠的血管、淋巴及神经支配

1. 直肠的血管

1）直肠动脉：包括直肠上动脉、直肠下动脉、肛门动脉和骶中动脉四种。

（1）直肠上动脉（痔上动脉）：是肠系膜下动脉跨越左髂总动脉以下的部分，为肠系膜下动脉末端，为直肠血供的最大动脉，分布于直肠上部各层及全部直肠黏膜。约起于第一骶椎水平，主干经乙状结肠系膜的两层间进入盆腔，约至第三骶椎高度在直肠后壁的中部分为左、右两支，在直肠两侧下行，并斜向前至直肠下部，在分数支穿直肠壁至黏膜下，至齿线处又分为许多小支并相互吻合，与直肠下动脉和肛门动脉的分支亦有吻合。在直肠下段的右前、右后和左侧（即截石位 3、7、11 点位）有其主要分支，指检时常可扪及搏动，是内痔好发的主要部位。

（2）直肠下动脉（痔中动脉）：是髂内动脉的分支，在腹膜下向前内行，经直肠侧韧带达直肠下段的前壁。主要分布于直肠下部。

(3)肛门动脉(痔下动脉):起自阴部内动脉,经坐骨直肠窝外侧壁上的 Alcock 管至肛管,主要分布于肛提肌、内外括约肌及肛周皮肤,也分布于直肠下部。两侧肛门动脉在肛后联合处约有 85.4% 的人无吻合,至该处血管密度降低,形成乏血管区,同时内括约肌若发生痉挛性收缩则压迫其内垂直走形的血管,加重肛后联的缺血现象,肛后联合为原发性慢性肛裂的好发部位。

(4)骶中动脉:起自腹主动脉分叉部上方约 1cm 处的动脉后壁,沿第四、五腰椎和骶尾骨前面下降,行于腹主动脉、左髂总静脉、骶前神经、痔上血管和直肠的后面。有细小分支下降到直肠和肛管。在外科手术中分离直肠与尾骨时,若切断此动脉常会引起止血困难。

2)直肠静脉:主要来自黏膜下静脉丛和外膜静脉丛,包括直肠上静脉、直肠下静脉、肛门静脉,其中直肠上静脉内无瓣膜。

(1)黏膜下静脉丛:位于整个直肠的黏膜下层,静脉丛呈横行环状分布,其旁支穿经直肠肌层,在外膜下形成大量的斜行静脉,即外膜下静脉丛。

痔内静脉丛:又名直肠上静脉,是齿线以上黏膜下丛。静脉丛在直肠柱内呈囊状膨大,各膨大以横支相连。

痔外静脉丛:包括肛门静脉丛和直肠下静脉丛是齿线以下的黏膜下丛。

(2)外膜下静脉丛:位于直肠肌层的外面,较黏膜下静脉粗大,由稀疏不规则的斜行静脉相互交织而成。

2. 直肠的淋巴组成:直肠的淋巴包括壁内系统和壁外系统。

1)壁内系统:位于黏膜、黏膜下、肌间和外膜下。壁内各淋巴管丛相互连通,出肠壁后在直肠外面形成广泛交通的淋巴管丛,汇入壁外系统。

2)壁外系统:主要沿上行路、侧行路和下行路三个方向引流。

(1)上行路:最重要,引流上部直肠、乙状结肠和降结肠下部的淋巴,主要淋巴管和淋巴结沿肠系膜下血管及其分支排列。

(2)侧行路:淋巴管位于腹膜下沿血管神经鞘向两侧走行。重要的淋巴结位于血管的分支处。

(3)下行路:引流末端直肠的淋巴向下穿行肛提肌,与坐骨直肠窝内的淋巴管相交通,入髂内淋巴结。

3. 直肠的神经支配:直肠主要由自主神经支配,包括上腹下丛、肠系膜下神经丛和下腹下丛。

(1)上腹下丛(骶前神经):位于第 5 腰椎及第 1 骶椎上部的前面,腹主动脉末端及其分叉处,多位于腰椎前面,较少位于骶椎前面。切除此神经对排便排尿无影响,但男性不能射精。

(2)肠系膜下神经丛:其位置主要在:①肠系膜下动脉根部的上方,腹主动脉的前侧方表面;②从肠系膜下动脉根部与腹主动脉之间的区域内;③从肠系膜下动脉根部稍向下、向侧方,在其外膜的结缔组织中。

(3)下腹下丛(盆丛):肉眼观,此丛大致是一个四边形的片状结构,中部与肛提肌以上的下1/3段直肠相邻,后、前、侧面分别是骶骨、精囊、髂内血管相邻,精囊的尖部与腹下丛的前部相对。因此,精囊腺是辨认此神经丛的重要标志。

三、肛管

肛管为消化道的末段,长3~4cm,上端连与直肠,下端开口于肛门。临床上按其上端起始部的不同分为解剖肛管及外科肛管。肛管与盆底一起起协助作用,保持排便节制。

(一)肛管分类

1. 解剖肛管:指齿线以下至肛缘的部分,长2~3cm。因管腔内覆以移行皮肤,故又称皮肤肛管。

2. 外科肛管:指肛管直肠肌环上缘平面以下至肛缘的部分,即从齿线向上扩展约1.5cm,总长约4cm。因管壁由全部内外肌包绕,故又称括约肌性肛管。

(二)齿线

齿线是由肛瓣的游离缘联合而成,约距肛缘2cm。它是皮肤黏膜的分界线,又是原始肛膜的附着线,有80%左右的肛门直肠疾病起源于此。其上、下的上皮、神经、血管、淋巴均不相同,如表2-1:

表2-1 齿线上下分布

	上皮	神经	血管	淋巴
齿线以上	单层立方或柱状上皮(黏膜)	自主神经支配,无痛觉	直肠上动脉分布,与门静脉系相连	注入内脏淋巴结
齿线以下	移行和复层扁平上皮(皮肤)	脊神经(肛门神经)支配,疼痛反应敏锐	肛门动脉分布,属下腔静脉系	注入腹股沟淋巴结(躯体淋巴结)

(三)肛管周围的肌肉

肛管周围的肌肉主要包括:内括约肌、外括约肌及联合纵肌。

1. 内括约肌:内括约肌是直肠环肌层的延续,珠白色。上界平肛管直肠肌环平面,下达括约肌间沟,包绕肛管上2/3部。肌束为椭圆形,连续重叠呈覆瓦状排列。上部纤维斜向内下,中部纤维呈水平,下部有些纤维呈稍斜向上,上端最肥厚,形成一条清楚的环状游离缘,距齿线以下1.0~1.5cm处。内括约肌全程厚度不一致。高年和慢性便秘患者大都内括约肌肥大。

2. 外括约肌:外括约肌包括外括约肌皮下部、浅部及深部。

(1)皮下部:宽0.3~0.7cm,厚0.3~1.0cm。肌束环绕肛门呈圆形,位于皮下,可以触知,有时肉眼可见其轮廓。肌束稍向外排列,或与内括约肌在同一垂直平面构成肛管下端的侧壁。皮下部的上缘与内括约肌的下缘相邻,两者之间有联合纵肌纤维构成的肛门肌间隔穿行至肛管皮下,与括约肌间沟相应。

(2)浅部:宽0.8~1.5cm,厚0.5~1.5cm。位于皮下部外侧稍上方,在外括约肌深部与皮下部之间,肌束呈梭形环抱着肛管中部,为外括约肌中最长、最大和收缩力最强的部分,其后部肌束附着于尾骨后外侧面,构成尾骨韧带的重要成分。

(3)深部:宽0.4~1.0cm,厚0.5~1.0cm。肌束呈圆形,环绕内括约肌和直肠纵肌层的外面。其后部肌束的上缘与耻骨直肠肌后部密切接触,不易分开。大部分肌束与耻骨尾骨肌沿直肠前壁延伸的纤维联合构成肛管直肠肌环的前部。

3. 联合纵肌:直肠穿过盆隔(肛管直肠交界处)时,其纵肌层与肛提肌、耻骨直肠肌及其筋膜汇合,走行于内外括约肌间,包绕肛管,形成一个平滑肌、横纹肌与筋膜纤维混合的筒状纤维肌性复合体,即联合纵肌。在齿线平面以上,以平滑肌和横纹肌为主;由齿线向下这两种肌纤维逐渐减少;至内括约肌下缘平面以下,除少数纤维仍为平滑肌外,绝大部分由结缔纤维所代替,形成中心腱。此中心腱位于纵肌鞘的下端与外括约肌皮下部之间的环行间隙内,分出许多小的纤维隔,向内止于肛管皮肤,向外进入坐骨直肠窝,向下穿过外括约肌皮下部,止于肛管皮肤,全长平均约10mm,宽约1.6mm,截石位3点处最厚,6点处最薄。

1)联合纵肌的组成:联合纵肌根据不同分为内侧、中间和外侧三层。

(1)内侧纵肌:是直肠纵肌层的延续部分,属平滑肌。与内括约肌相邻,有些纤维穿行于内括约肌之间并与其融合,称"结合纤维"。

(2)中间纵肌:是提肌脚下延为肛门悬带的部分,属横纹肌。此层上半部分位于外括约肌深部和内括约肌之间;下半部在内、外侧纵肌之间。

(3)外侧纵肌:是耻骨直肠肌与外括约肌深部向下延伸部分,属横纹肌。位于外括约肌浅部与中间纵肌之间。

2)联合纵肌间隙:联合纵肌的纤维成分,主要来自盆隔上、下筋膜与直肠深筋膜,这些筋膜纤维向下延伸,穿插分隔各肌层,形成六个环状筋膜隔。

(1)肛门内侧隔:即肛管黏膜下层,是直肠黏膜下组织的直接延续。

(2)肛门外侧隔:位于外括约肌的外侧面,为肛提肌下面筋膜的直接延续。

(3)括约肌间内侧隔:为直肠纵肌和环肌之间筋膜层的延续部分,位于内括约肌与内侧纵肌之间。

(4)括约肌间外侧隔:位于联合纵肌的外侧面,是肛门外侧隔向内侧的延伸部分,最初穿行于外括约肌深、浅层之间,以后沿外括约肌浅部与外侧纵肌之间下降。

（5）纵肌内侧隔：是直肠深筋膜的直接延续，沿内侧和中间纵肌之间下降。

（6）纵肌外侧隔：为肛提肌下面筋膜的直接延续，其上部分在中间纵肌与外括约肌深部之间；下部在中间纵肌与外侧纵肌之间。

（四）肛直环

肛管直肠肌环（简称肛直环）是指肛管与直肠连接处括约肌群的总称。耻骨直肠肌的纤维在此处与耻骨尾骨肌和外括约肌深部相融合，并与盆隔上、下筋膜和直肠纵肌层的纤维相交织；深肌纤维与内括约肌，浅肌纤维与外括约肌，交错掺混，形成一个具有多种成分的强有力的纤维肌肉环。环的前部较薄弱、短窄，其位置较后部低；后部肌束粗大，直接与外括约肌深部接触，有移动性，容易触知。肛直环的发育有个体差异，有的甚至缺如。肛直环对肛门自制起重要作用。手术中避免一次切断全部肌纤维，否则将造成严重的肛门失禁。对妇女，不可在前正中线切断肛直环，以免造成会阴结构薄弱。

大肠肛门疾病常见病种

大肠肛门疾病是发生在肛门、直肠和结肠的多种疾病的总称，已经不再局限于传统意义上单纯的痔瘘疾病，它包括了从回盲瓣开始的与结直肠和肛门有关的所有疾病，如痔、肛管直肠周围脓肿、肛瘘、肛裂、肛乳头纤维瘤、直肠阴道瘘、肛隐窝炎、肛管直肠脱垂、小儿脱肛、婴幼儿肛瘘、直肠前突、肛门直肠畸形、会阴撕裂、肛管直肠癌、肛门失禁、肛周骶尾部畸胎瘤、肛管直肠狭窄、肛门直肠损伤和异物、肛周皮肤病如肛周湿疹等、肛门直肠性病如尖锐湿疣、淋菌性肛管直肠炎等肛门直肠疾病以及阑尾炎、克罗恩病、肠结核、肠梗阻、结直肠肿瘤、大肠息肉和息肉病、先天性巨结肠、先天性无肛、先天性肛门畸形、肛门直肠闭锁、急慢性腹泻、各种急慢性肠炎如溃疡性结肠炎等。特别值得注意的是，各种原因引起的顽固性便秘也已经从内科范畴完全纳入到肛肠外科范畴，这使得便秘的诊断和治疗更专业，更有针对性，取得了更好的疗效。大肠肛门疾病是临床的常见疾病，民间自古就有"十人九痔""十男九痔""十女十痔"等说法，这些疾病给患者的生活和身心健康都造成了极大困扰。

便血颜色、伴发症状与疾病关系

大便性状改变往往是大肠肛门疾病中最早出现的早期症状的辨别对于防止病情发展及时治疗至关重要。为此，医院根据百年历史沉淀下的经验，归结出以下的"排便症状一览表"，方便患者朋友自己比对：

表2-2 排便症状一览表

	鲜血便	脓血便	紫红色血便	柏油样血便或黑色便
腹痛	溃疡性大肠炎 重症血吸虫病	细菌性痢疾 阿米巴肠病（果酱色血腥恶臭） 溃疡性大肠炎 大肠憩室炎	晚期大肠癌	上消化道出血
肛门痛	肛裂 肛窦炎	肛门周围脓肿、 肛门直肠瘘 肛窦炎 肛门疖肿	晚期肛管癌	
无疼痛	内痔 直肠脱垂 大肠息肉 大肠憩室 早期大肠癌		早期大肠癌	
腹泻	溃疡性大肠炎 肠结核 克罗恩病 重症血吸虫病	细菌性痢疾 阿米巴肠病 溃疡性大肠炎 大肠憩室炎		
发热	肠结核	细菌性痢疾 阿米巴肠病 溃疡性大肠炎		
皮下出血	血小板减少性紫癜 再生障碍性贫血 汞砷等中毒 败血症			

大肠肛门的细菌学特点

大肠内的细菌主要来自空气和食物,并由口腔入胃,大肠内的酸碱度和温度等环境对一般细菌的繁殖极为适宜,所以细菌得以在这里大量繁殖。据研究,固态大便中近50%为细菌。由于结肠内缺氧,因此细菌以厌氧性菌丛为主,每克结肠内容物中厌氧菌的数目高达10^{11}个左右,其中无芽孢厌氧菌,杆状菌占99%以上,主要为脆弱类杆菌,成人双叉杆菌等,其余为大肠埃希菌、草绿链球菌、唾液链球菌、乳酸杆菌,此外还有少量的费隆球菌、杆菌、胨球菌、梭芽孢杆菌、粪链球菌以及大肠埃希菌以外的肠杆菌,如克氏菌属变形杆菌等。

研究认为,大肠内某些细菌可能与大肠癌的发病有关。这些细菌产生的酶,如葡萄糖苷酸酶,硝基还原酶等,作用于大肠内某些内容物或成分,可生成致癌物质,诱发大肠癌的发生。

同时,由于大肠肛门特殊的解剖生理病理机制,每天有 500～1 000ml 的食糜通过回盲瓣到盲肠,最后在乙状结肠内形成粪便,并停留于此等待排出。故大肠肛门就成为大量细菌的天堂及集营地,因此有人形象地描述我们是在粪池里或在细菌堆里做手术,由此造成我们做肛肠手术时,感染的风险远远高于其他部位,同时,也造成我们在肛肠手术后加强抗生素的应用,即便如此,肛肠手术术后感染也还是时有发生,也缘于此,肛肠手术后创面愈合也比其他部位的手术缓慢许多。

肛肠科抗菌药物使用特点

正确合理应用抗菌药物是提高疗效、降低不良反应发生率以及减少或减缓细菌耐药性发生的关键,抗菌药物的应用涉及临床各科室,在肛肠科的应用也同样重要。如今细菌耐药性及新的致病菌不断出现,临床合理应用抗菌药物是肛肠科医生面临的新问题,也应该是医生高度重视的问题。

抗菌药物临床应用是否正确、合理,基于以下两方面:①有无指征应用抗菌药物;②选用的品种及给药方案是否正确、合理。

临床抗菌药物治疗性应用的基本原则为:①诊断为细菌性感染者,方有指征应用抗菌药物;②尽早查明感染病原,根据病原种类及细菌药物敏感试验结果选用抗菌药物;③按照药物的抗菌作用特点及其体内过程特点选择用药;④抗菌药物治疗方案应综合患者病情、病原菌种类及抗菌药物特点制订。

随着新型、广谱强效的抗菌药物不断更新问世,无疑对肛肠科感染的发生和转归起了巨大作用,也诱导了病原菌株的变异和耐药性的改变,因此,目前肛肠科临床应用抗菌药物应注意以下几个方面。

（一）肛肠科致病菌的特点

导致肛肠科术后感染的病原菌主要有两类:一是外源性菌群,它们来自周围环境,是以金黄色葡萄球菌为主的革兰阳性球菌。如严格遵循消毒灭菌制度,通常这类菌群并非引起术后感染的主要病原菌。二是内源菌群,它们是以厌氧类杆菌和以需氧杆菌为主的革兰阴性杆菌,这类菌群均是寄居于大肠内的条件致病菌。大量有关病原菌的细菌学研究资料表明,术中内源菌的污染是导致术后感染的主要致病菌。

结直肠腔内的菌群主要是以脆弱类杆菌为主的厌氧杆菌,其数量在每克粪便中可高达 10^{11},其次是以大肠埃希菌为主的需氧杆菌,其数量为 $10^{5\sim8}$。总之,正常人大肠菌群的特点是:数量众多,重量比占固体粪便的 40%,甚至近 50%;菌群复杂,革兰阳性、阴性,需氧、厌氧交相混杂。专性厌氧菌在数量上占主导地位,革兰阴性菌多于革兰阳性球菌。正因为如此,所以肛肠科尤其是直肠肛门手术后伤口易因粪便污染而感染,出现伤口久久不易愈合,并发症众多,或生长缓慢,形成溃疡面,或生长过快形成肉芽,或形成假性愈合。

(二)抗菌药物的预防性应用

1.给药时机:抗菌药物的预防性应用涉及多方面的问题,其中关键是给药的时机。组织受细菌污染在 3 小时内经全身性给予抗菌药物方有预防感染作用。合理的给药时机应在麻醉诱导期或做切口前 30 分钟经静脉给药,使组织在受细菌污染时,血液和组织中的抗菌药物浓度已达峰值或达有效水平,如过早给药,若药物半衰期短,待手术时药物已大部分从组织中排出,血和组织中药物浓度可能已降到低谷值或在有效水平以下,起不到预防感染的作用。

另外,还必须考虑所选用药物的吸收、分布及其与手术程序之间的关系。通常在静脉滴注抗菌药物后,血内即刻出现药物浓度峰值,并迅速经血循环在组织中出现有效浓度,如行结肠直肠手术,尤其施行肿瘤根治性切除,首先需要较长时间解剖癌肿所有淋巴引流区域和毗邻组织做整块切除,因此结肠直肠内细菌污染组织不是在手术开始时,而是在切开结肠直肠或在做癌肿整块切除后的时间,组织受污染的程度也随手术时间的推移而加重。据此,宜将给药时机改在估计要切断肠管前 30 分钟,使血内药物浓度峰值出现在组织开始受细菌污染之际,更能发挥药物的抗菌作用。

合理给药时间首先要求在手术全过程中血和组织中的抗菌药物浓度均须维持在有效水平,这是预防术后感染的基本要求。众所周知,每一种抗菌药物都有其特定的药代动力学特点,如所用药物的半衰期短,手术时间又较长,应在手术中加用第 2 甚至第 3 个剂量。至于术后维持用药时间应限于 24 ~ 48 小时,延长术后用药时间无助于提高预防感染的效果,相反会招致二重感染和产生耐药菌株。也有人主张术前术中合理用药后,术后无需维持给药。

综上所述,要根据所选抗菌药物的药代动力学的特点,来合理掌握给药的时机和时间。

2.给药途径:对择期肛肠科手术而言,合理的给药途径应先术前口服抗菌药物,尽量减少肠道内细菌数量以减轻术中组织污染的程度。目前一致认为良好的口服抗菌药物的效果必须有赖于完善的机械性肠道准备,包括术前调整饮食、清洁灌肠或全肠道灌洗术。同时结合围术期或在估计肠管切断前 30 分钟静脉滴注抗菌药物,使组织中药浓度已达到峰值或至少超过有效水平。

大肠手术的肠道准备应包括围术期静脉给药,尤其是高龄、一般情况差、易于发生感染的患者。近年来,人们越来越多地使用选择性清洁肠道疗法(SDD)。SDD 是指口服非吸收窄谱抗菌药物,选择性抑制消化道及呼吸道中革兰阴性杆菌(潜在致病菌)与酵母菌等。这类抗菌药物并不影响厌氧菌的生物学活性,从而达到保护厌氧菌群、提高机体的定植耐性目的,显著降低危重患者继发性医院感染的发生率。

(三)抗菌药物的治疗性应用

外科感染治疗性用药处理的基本原则是手术治疗。抗菌药物的应用必须在正确的手术治疗前提下才能发挥其应有的作用。为达到抗菌药物的治疗效果,给药后组织中抗菌药物浓度应大于最低杀菌浓度(MBC),如严重感染,则组织中药物浓度应为最低抑菌浓度(MIC)的 4 倍。对轻度感染,胃肠道吸收功能正常者可经口服给药;对中、重度感染,为使感染部位的脏器或组织中药物能迅速达到有效治疗浓度,则以静脉途径给药为宜。当感染已形成时,由于乳酸和无氧糖酵解所产生的其他产物积聚,感染部位的环境呈酸性可使有些只有在碱性环境中活性较强的抗菌药物(如氨基糖苷类药物)失效或降解,因此在选用药物时尚须注意其理化特性,以期取得较好的治疗性用药的效果。

治疗性用药不同于预防性用药,尤其对严重感染的用药疗程较长,因此要结合宿主内环境(如宿主的免疫状态及有关器官功能等)以及某些特殊的生理情况(如妊娠和年龄因素等)综合考虑,即用药必须个体化。总体上,治疗性用药涉及以下方面。

1. 结直肠感染应用抗菌药物治疗的原则

(1)经体液或组织的细菌培养,确定致病菌,根据药敏试验选择有效的抗菌药物。

(2)在有效的药物中选择副作用小而安全、价廉的品种,足量用药。

(3)在全身情况不良的病人中,应尽量使用杀菌性抗生素来治疗感染,以达到较快地控制感染的目的。

(4)感染控制即应停药,不要长期滥用抗生素。

2. 药效的判断和联合用药:有时单一用药不能控制中、重度的外科感染和混合感染,需更换药物的品种或选用两种或两种以上的抗菌药物联合治疗。但判断所选用抗菌药物的疗效应根据临床表现的转归结合细菌药敏综合考虑,因体外药敏结果与临床疗效的符合率约 80%,在联合用药时还与每种抗菌药物的药代动力学差异以及药物间协同作用等因素的影响有关。通常是在用药 72 小时后,临床表现未见好转,再根据药敏调整用药。因此将选用药物的过程可归纳为经验治疗用药—药敏调整用药—结合临床用药等三个阶段。

3. 结直肠腔内的细菌多为条件致病菌:它们是在相互制约下维持着平衡状态,如果较长时间滥用广谱抗菌药物,可使敏感细菌受到抑制,未被抑制的细菌(优势菌)即大量繁殖,这种优势菌多为耐药菌株或真菌。一旦导致菌群失调,并发二重感染,治疗常颇棘手,病死率高。因此,合理应用抗菌药物是防止二重感染的主要措施,尤须注意选用药物品种时,如能获得同等疗效,能用窄谱抗菌药物则尽量不联合用药;更应注意,一旦感染被控制即应及时停药。

(四)抗菌药物的选择

合理应用抗菌药物首先须根据病原菌组成特点,正确选择抗菌药物品种。预防性用药对所选用抗菌药物的抗菌活性要求不同于治疗性用药,前者仅是预防术中污染可能导致的术后感染,后者是治疗术后不同程度的感染。

1. β-内酰胺酶类

1)青霉素类

(1)青霉素 G:对一般化脓感染有很好的疗效,对类杆菌(脆弱类杆菌除外)也有效。大剂量静脉滴注对大肠埃希菌、变形杆菌、铜绿假单胞菌等所引起的感染有时虽也有一定疗效,但由于其他更有效的抗生素可供使用,一般不采用青霉素 G 治疗上述病菌所引起的感染。

毒性反应 青霉素的毒性低,但一次静脉用量达数百万至数千万单位时,可以造成中枢神经系统和精神方面的反应,如幻觉、肌肉抽搐、昏睡等,甚至可致短暂的精神失常和精神病反应,停药或降低剂量可以恢复。

过敏反应 以过敏性休克最为严重,常能造成死亡。过敏性休克多在注射后数分钟内发生,也可在用药已数次或数天之后发生。过敏反应的发生与药物剂量大小无关,对本品高度过敏者,虽极微量亦能引起休克。故对有过敏史的病人,最好改用其他抗生素,不宜做过敏试验,因过敏试验本身(特别是皮内试验)也可能引起过敏性休克。在应用青霉素(包括各种半合成青霉素)以前,一律做皮试,在换用不同批号青霉素时,需重做皮试。

(2)半合成青霉素:对革兰阴性杆菌和革兰阳性菌均具有较强的抗菌活性,其副作用除过敏反应外,对肝、肾功能可能有一过性损害。临床较常用的有氨苄西林、阿莫西林、羧苄西林、哌拉西林等,其中阿莫西林为口服给药,余均经胃肠道外全身性给药。根据对大肠埃希菌耐药率的测定,在半合成青霉素类中,以哌拉西林的抗菌活性较好,对铜绿假单胞菌的抗菌活性也以哌拉西林较强,其次为羧苄西林。其他半合成青霉素对铜绿假单胞菌均无抗菌作用。

2)头孢菌素类抗生素:属 β-内酰胺酶类,其特点为抗菌活性强、毒性低。按发展顺序,结合抗菌范围和活性以及对 β-内酰胺酶的稳定性,将头孢菌素分为第一代、第二代和第三代。第一代头孢菌素对肾脏有一定毒性,第二代较轻,第三代对肾脏基本无毒性。其抗菌范围和活性大致可归纳为:第一代头孢菌素对革兰阳性菌的作用较第二、三代强,对革兰阴性杆菌的作用远较第二、三代为弱。就第一代头孢菌素各品种而言,对肠杆菌科细菌的活性以头孢唑啉较强,其次是头孢噻吩。第三代头孢菌素对革兰阳性菌虽具有一定活性,但逊于第一、二代,对革兰阴性菌中的一些耐药菌株作用较强,优于第一、二代。因此,就抗菌范围和活性而言,大致第一代和第三代相反,而第二代则居于第一、三代之间。第二代头孢菌素有头孢孟多、头孢呋辛及头孢替安等,它们的抗菌谱基本相同,对铜绿假单胞菌均无活性。因头孢孟多侧链中含有四氮唑,可能导致出血倾向,在给药过程中应补充维生素 K。第三代头孢菌素有头孢他啶、头孢曲松、头孢噻肟、头孢哌酮及头孢唑肟等,共同特点为对酶稳定,抗菌谱广且强。对铜绿假单胞菌有强大抗菌活性的是头孢他啶,其次是头孢哌酮,余者作用较差。头孢曲松的特点是半衰期长,每日可用药1 次。头孢哌酮主要经肝胆系统排泄,故胆汁浓度较高,如肝功能受损,则经肾排泄增多,用药时应注意可能导致出血倾向。头孢菌素和青霉素有交叉过敏的发生率为 9%,故对青霉素过敏的病人,头孢菌素要慎用。一般说来,各种头孢菌素对厌氧菌都有作用,但仅有头孢西丁对脆弱类杆菌有效。所有头孢类抗生素对肠球菌均无抗菌活性。

3)β-内酰胺类药物与酶抑制剂的复方制剂:舒安西林(舒安新、优力新)为氨苄西林与舒巴坦的 2:1 合剂,后者对 β-内酰胺酶有很强的不可逆的抑制作用,主要用于产β-内酰胺酶的肠杆菌科细菌、葡萄球菌、肠球菌和脆弱类杆菌等的感染,对铜绿假单胞菌感染无效。

4)其他 β-内酰胺类:有替莫西林、拉他头孢钠、氨曲南及泰能等,替莫西林主要作用于肠杆菌科细菌,对革兰阳性菌、铜绿假单胞菌、不动杆菌属及厌氧菌无抗菌活性。后三者国外已用于多种细菌感染,副作用少,疗效满意。泰能为伊米配能和酶抑制剂西司他丁 1:1 的复方制剂,对绝大多数的革兰阳性和革兰阴性的需氧和厌氧菌均有抗菌活性。

2. 氨基糖苷类:其特点为抗菌谱广,对革兰阴性杆菌及一些革兰阳性菌均有抗菌活性,胃肠吸收差,全身性给药时有不同程度的耳、肾毒性。临床应用的药物有以下几种:

(1)庆大霉素:常为首选药,常和其他抗生素如头孢菌素或羧苄青霉素联合应用来分别治疗克雷白菌或铜绿假单胞菌感染。但临床分离菌对庆大霉素的耐药性迅速增加,有资料显示,肠杆菌科细菌中不同菌属对庆大霉素的耐药率为 20%～40%,铜绿假单胞菌耐药率 40%～50% 或以上,阴沟杆菌、产气杆菌、硝酸盐阴性杆菌以及其他不动杆菌属的耐药率更高。

(2)卡那霉素:抗菌活性次于庆大霉素,对铜绿假单胞菌无抗菌作用。对耐链霉素的结核杆菌也具抑菌作用。疗程不宜超过 14 天。卡那霉素耳毒作用尤重。

(3)妥布霉素:抗菌谱和抗菌活性与庆大霉素相仿,但对铜绿假单胞菌作用比庆大霉素强 2～4 倍。动物实验结果提示,本品对于前庭和耳蜗的毒性低于庆大霉素。

(4)阿米卡星(丁胺卡那霉素):对庆大霉素和妥布霉素的耐药菌株以及铜绿假单胞菌均有良好的抗菌作用。

(5)奈替米星(乙基西梭霉素):其特点是对庆大霉素耐药菌株的作用不及阿米卡星,对葡萄球菌(产酶、不产酶及耐甲氧西林菌株)、革兰阴性菌、包括枸橼酸菌属、变形杆菌属及铜绿假单胞菌等均有良好抗菌作用。与青霉素 G、羧苄西林、哌拉西林等合用,对粪肠球菌及铜绿假单胞菌有协同作用。该药是氨基糖苷类药物中耳、肾毒性反应较低者。

(6)福提霉素:因含有独特的二糖结构,与其他氨基糖苷类抗生素间几无交叉耐药性,耳毒反应较轻,抗菌谱广,但对铜绿假单胞菌作用差。

(7)依替米星(悉能):国家一类新药,对严重院内感染致病菌有近乎89%的细菌清除率,不良反应发生率极低,程度较轻。抗菌谱广,抗菌活性强,对大肠埃希菌、肺炎克雷白杆菌、肠杆菌属、沙雷菌属、奇异变形杆菌、沙门菌属、嗜血流感菌及葡萄球菌属等有较高的抗菌活性,其杀菌作用与庆大霉素相似或优于庆大霉素,抗菌活性可与国外同类产品奈替米星相比,二者无显著差异。

3. 喹诺酮类:该药作用于 DNA 旋转酶,损伤 DNA 达到杀菌效能。抗菌谱广,作用强。各品种间有交叉耐药性,口服吸收迅速,半衰期较长(3 ~ 11 小时),蛋白结合率较低,体内组织分布广。目前国内常用于临床的是第三代喹诺酮类药物,如诺氟沙星(氟哌酸)、氧氟沙星(氟嗪酸)、环丙沙星(环丙氟哌酸)等。第三代含氟喹诺酮类药物对革兰阴性菌的作用明显超过哌拉西林、氨基糖苷类等抗生素,甚至可与第三代头孢菌素媲美,对革兰阳性菌包括耐甲氧西林金葡菌、链球菌等亦有不同程度的抗菌活性。

使用喹诺酮类药物的注意事项:①喹诺酮类药物的作用机制为抑制 DNA 旋转酶,该类药物对幼年动物具有软骨损害,故不宜用于妊娠期妇女和骨骼系统未发育完全的小儿。氟喹诺酮类可分泌至乳汁中,哺乳妇应用时需停止喂乳。②由于此类药物有神经系统的不良反应,不宜应用于有中枢神经系统疾病的患者和以往有该类疾病病史的患者,尤其是有癫痫病史的患者。③氟喹诺酮类药物可抑制茶碱类、咖啡因和口服抗凝药(华法林)在肝中的代谢,使上述药物代谢减少,血药浓度增高而引起不良反应。产生上述相互作用最著者为依诺沙星,其次为环丙沙星和培氟沙星,氧氟沙星的影响很少或不明显。因此,应避免有相互作用的两类药物同用,如有指征合用时,则应监测茶碱血浓度以及凝血酶原时间。④制酸剂的同时应用可与氟喹诺酮类络合而减少其自肠道吸收,宜避免同用。⑤氟喹诺酮类不宜与阿的平或 H_2 受体阻滞剂合用。⑥肝肾功能不全者,应注意调整用药剂量或延长给药时间。

4. 大环内酯类:本类药物有红霉素、吉他霉素、乙酰螺旋霉素、交沙霉素、罗红霉素、阿奇霉素等。抗菌谱和青霉素相似,对青霉素耐药者可用本类。肠道革兰阴性杆菌(除痢疾杆菌外)对它不敏感,金葡菌对它容易产生耐药性。临床上主要用于治疗耐青霉素金葡菌所引起的各种感染;口服常引起胃肠道反应,静脉注射易引起静脉炎。

5. 甲硝唑:对厌氧菌具有强大杀菌作用,为治疗厌氧菌感染的首选药物。在体内外对革兰阴性和革兰阳性厌氧菌均有抗菌作用,其中包括脆弱类杆菌、产黑素类杆菌、多形类杆菌、韦容菌属、难辨梭菌、产气荚膜杆菌、消化球菌、消化链球菌等。对于脆弱类杆菌的抗菌作用,红霉素、氯霉素和克林霉素均逊于甲硝唑。甲硝唑经口服、静滴或肛塞栓剂后,在组织中均易达到有效浓度,并能透过血—脑脊液屏障;有混合感染时需合用其他抗菌药。

6. 克林可霉素:主要对革兰阳性球菌有作用(粪链球菌例外),对耐青霉素金葡菌有较好的抑菌作用。对包括脆弱类杆菌在内的厌氧菌所致的感染有较好的疗效。毒性虽低,但在治疗过程中有发生假膜性肠炎的危险。本品是通过改变林可霉素(洁霉素)的分子结构所制成,其作用较后者强四倍,临床上已代替了林可霉素的应用。

7. 磷霉素:是一种广谱抗生素,可化学合成,属杀菌剂。与其他抗菌药物间无交叉过敏或交叉耐药性。对金葡菌、链球菌、大肠埃希菌、变形杆菌、沙门菌、沙雷菌和铜绿假单胞菌所致的感染有效。毒性低,副作用也较少。

8. 万古霉素:对革兰阳性细菌如葡萄球菌、链球菌和荚膜芽孢杆菌、难辨梭状芽孢杆菌有很强的杀菌作用,细菌对它不易产生耐药性,毒性反应有听力和肾功能损害等。本品不被胃肠吸收,口服可以治疗抗生素所致的假膜性肠炎。

9. 多粘菌素:是一种多肽类抗生素,除变形杆菌外,对各种革兰阴性杆菌均有良好的杀菌作用。细菌对本品不易产生耐药性。对肾脏和神经有毒性,一般不作为首选药物。由于广谱青霉素、头孢菌素和氨基糖苷类药物的兴起,在治疗铜绿假单胞菌感染中,多粘菌素的应用也在减少。

10. 磺胺类:为合成抗菌药物,具有抗菌谱广、可以口服、吸收较迅速、较为稳定、不易变质等优点。磺胺药单独应用,微生物易产生耐药性。临床上常与甲氧苄氨嘧啶(TMP)合用,可以加强磺胺药的抗菌作用。TMP并非磺胺药,但具有较强的抗菌作用,与磺胺药合用,可增强抗菌作用数倍至数十倍;和某些抗生素合用也有协同作用,故又称抗菌增效剂。因易产生耐药性,TMP很少单独应用。

(1)复方新诺明片:应用时须注意:对高度过敏体质特别是对磺胺过敏者禁用。

(2)柳氮磺胺吡啶(水杨酸偶氮磺胺吡啶,SASP):本品口服吸收很少,对结缔组织有特别的亲和力,可从肠壁结缔组织中分解释出磺胺吡啶而起治疗作用,适用于溃疡性结肠炎,对急性和慢性发作均有一定疗效。

11. 抗真菌类药物:随着广谱抗菌药物、皮质激素、免疫抑制剂的应用,深部真菌感染的发生率日益增高。治疗深部真菌病,最有效者仍为两性霉素 B,但其毒性大。氟胞嘧啶毒性小,但真菌易对其产生耐药性,故常与两性霉素 B 联合应用。咪唑类是近年来发展的另一类抗真菌药物,酮康唑、咪康唑对新型隐球菌、念珠菌属等均有较好抗菌活性。目前常用于临床的主要是:两性霉素 B、氟胞嘧啶(5 - Ft)、制霉菌素、酮康唑、咪康唑、氟康唑。其中氟康唑为广谱抗真菌药物,尤其对念珠菌、隐球菌有较高抗菌活性,对曲菌的作用较差,口服后吸收迅速而完全,以原形自尿中排出,因此肾功能减退者需调整应用剂量。氟康唑的不良反应发生率约为 10% ,半数为消化道反应,其次为皮疹过敏反应和神经系统反应。

12. 抗结核药物:国外多采用短程化疗治疗结核病,即应用异烟肼、利福平、链霉素和吡嗪酰胺 2 个月,作为强化治疗阶段,接着仅用异烟肼和利福平 4 ~ 7 个月,作为巩固治疗阶段,总疗程共需 6 ~ 9 个月。国内一般采用链霉素、异烟肼和利福平联合治疗,也有用杀菌药和其他制菌药联合应用的。对氨水杨酸钠的应用则常由乙胺丁醇所代替;乙硫异烟胺和环丝氨酸已基本不用。

(1)异烟肼:对结核杆菌感染疗效较好,副作用轻,多与链霉素或乙胺丁醇合用。

(2)乙胺丁醇:对结核杆菌有较强的制菌作用,但对其他细菌无作用,与其他抗结核药无交叉耐药性。它和链霉素、异烟肼、利福平等合用对结核杆菌(包括耐药菌株)感染有良好疗效。

(3)利福平:对结核杆菌和革兰阳性球菌,特别是耐各种抗生素的金葡菌有强大的制菌作用,对革兰阴性杆菌也有一定作用。毒性小、副作用不多。

第三章　中医护理常规

第一节　中医肛肠科一般护理常规

1. 病室环境

（1）病室环境清洁、舒适、安静，保持室内空气新鲜。

（2）根据病症性质，室内温湿度适宜。

2. 根据病种、病情安排病室，护送患者到达指定床位休息。

3. 入院介绍

（1）介绍主管医师、护士，并通知医师。

（2）介绍病区环境及设施的使用方法。

（3）介绍作息时间、相关制度。

4. 生命体征监测，做好护理记录。

（1）测量入院时体温、脉搏、呼吸、血压、体重。

（2）新入院患者每日测体温、脉搏、呼吸3次，连续3日。

（3）若体温37.5℃以上者，每日测体温、脉搏、呼吸4次。

（4）若体温39℃以上者，每4小时测体温、脉搏、呼吸1次，或遵医嘱执行。

（5）体温正常3日后，每日测体温、脉搏、呼吸1次，或遵医嘱执行。

（6）危重患者生命体征监测遵医嘱执行。

5. 每日记录大便次数1次。

6. 每周测体重1次，或遵医嘱执行。

7. 协助医师完成各项检查。

8. 遵医嘱执行分级护理。

9. 定时巡视病房。

（1）及时了解患者在生活起居、饮食、睡眠和情志等方面的问题，实施相应的护理措施，做好护理记录。

（2）手术患者按手术护理常规，做好术前准备、术后护理。

（3）观察伤口有无出血，出血与大便的关系。发现异常，及时报告医师，配合处理。

10. 根据患者病情，对患者或家属进行相关健康指导，使之对疾病、治疗、护理等知识有一定了解，积极配合治疗。

11. 加强情志护理，疏导不良心理，使其安心治疗。

12. 遵医嘱准确给药。正确实施外治熏洗法，注意观察用药后的反应。

13. 遵医嘱给予饮食护理，忌食辛辣刺激食物，多吃蔬菜水果，保持大便通畅。

14. 预防院内交叉感染。

（1）严格执行消毒隔离制度。

（2）做好病床单元的终末消毒处理。

15. 做好出院指导，并征求意见。

痔护理常规

因饮食不节、久泻久痢、脏腑虚衰、感受六淫或久立久坐者，形成的肛管黏膜下及皮下静脉丛扩张和曲屈形成的柔软的肿块即为痔，分为内痔、外痔、混合痔。以便血、肛内肿块脱出为主要临床表现，病位在肛门。各种疾病引起的痔或伴发痔者，可参照本病护理。

一、护理评估

1. 病程。

2. 主要症状。含大便性状；便血情况，包括出血量、便色与质；肛门肿物脱出情况，是否伴有疼痛，能否还纳入肛。

3. 既往饮食习惯。

4. 了解对疾病的认识和心理反应。

二、临证护理

1. 一般护理

（1）按中医肛肠科一般护理常规进行。

（2）鼓励并指导患者根据病情做适当的导引锻炼（术后半个月内不宜）。

（3）指导患者进行术后通便的腹部按摩。

2. 病情观察，做好护理记录

观察术后疼痛情况、排便情况、大便性状、便后有无出血、有无小便不畅等情况。

3. 临证（症）施护

（1）辨证属实者，遵医嘱给予中药泡水代茶饮。

（2）辨证属虚者,注意饮食进补。

（3）因其他疾病导致痔病,或痔病伴有其他基础疾病者,参照相关护理常规执行。

三、饮食护理

1. 饮食宜富含粗纤维,多饮水,忌食辛辣、煎炸食物,勿过食生冷。

2. 阴虚肠燥者,可每晨饮温开水冲服蜂蜜一杯。

3. 大肠实热证、湿热下注证者,可每晨饮冷开水一杯。

四、给药护理

中药汤剂应在清晨或睡前服用,观察服药后的效果及反应。

五、情志护理

痔病患者常有二便不畅、术后多惧痛,要多给予心理疏导,消除疑虑,保持乐观情绪,积极配合治疗。

六、中医辨证施护

1. 风伤肠络证

主症:①大便滴血或喷射状出血;②血色鲜红。

次症:伴肛门瘙痒。

舌脉:舌红、苔薄白或薄黄,脉数。

治法:疏风清热、凉血止血,消痔固脱。

特色施护:

①饮食可注意适当增加偏于收涩的食物,如芡实、山药、甘薯、莲子、砂仁、豆蔻等,注意补充绿色蔬菜,水果可食苹果、银杏、石榴等。口味可略酸,菜肴推荐杏仁排骨、香菇菜心。

②中药中等量（100～200ml）温服。

③如灌肠,水温宜略高。

④十灰散随症加减50～100ml保留灌肠,或加入云南白药粉。

⑤导引锻炼,增强体质。

⑥耳穴疗法,特别适合耳穴埋豆,豆选王不留行子或莱菔子均可。

2. 湿热下注证

主症:①内痔脱出,肛门部红肿疼痛;②便血,色鲜红。

次症:①肛门下坠,疼痛难忍,坐卧不安;②大便干燥;③腹泻或便秘。

舌脉:舌质红,苔黄腻,脉濡或滑数。

治法:清热解毒,利湿消肿。

特色施护:

①饮食宜清淡少油,多进食可淡渗利湿兼以清热的食材如薏苡仁、莲子、茯苓、红小豆、绿豆、冬瓜等。菜肴推荐绿豆南瓜汤、莲子苡仁八宝粥(去桂圆)。

②中药中等量(100~200ml)温服。

③如灌肠,水温以不觉冷刺激为宜。

④协定处方济川清平肠散随症加减50~100ml保留灌肠。

⑤耳穴疗法,特别适合耳穴埋豆,豆选王不留行子或莱菔子均可。

余结合以上共同护理要点。

3.气滞血瘀证

主症:内痔脱出嵌顿,表面紫暗或糜烂。

次症:①肛门肿痛,皮肤色紫;②瘀块疼痛加剧;③便秘溲黄。

舌脉:舌质紫暗,苔黄,脉弦数。

治法:活血祛瘀,行气消肿。

特色施护:

①饮食宜进兼有行气、活血的食物,如白萝卜、茴香、山楂、韭菜、红葡萄酒等,菜肴如萝卜炖猪骨汤、韭菜水饺等。

②中药中等量(100~200ml)温服。

③如灌肠,水温宜略高。

④消肿止痛汤中药坐浴、外敷,或随症加减50~100ml保留灌肠。

⑤耳穴疗法,如耳穴埋豆,豆选王不留行子或莱菔子均可。

⑥微波治疗或TDP肛周照射。

余结合以上共同护理要点。

4.脾虚气陷证

主症:①内痔脱出不易复位;②便血色淡。

次症:①肛门坠胀难忍;②少气懒言,面色无华;③便溏。

舌脉:舌淡,或胖大;苔薄白,脉缓无力。

治法:补气升陷。

特色施护:

①饮食可服黄芪炖猪肚,多食补气类食物如人参、黄芪;忌吃各种冷饮,生冷瓜果。

②中药少量(50~100ml),温服。

③如灌肠,水温宜略高或以高温水灌肠。

④济川补肠散或补中益气汤随症加减50~100ml保留灌肠。

⑤灸法,可隔姜灸、隔附子灸等,选穴可选背俞;或用TDP照射等。注意保暖。

⑥若时有肛门下坠疼痛,可中药热熨小腹中极、天枢(小茴香、肉桂、附子等打粉裹以布包,白酒浸湿加热后置于待熨处、TDP 灯持续照射 20～30 分钟)。

⑦导引,增强体质。

七、健康指导

1. 指导患者正确选择食谱,改变既往不良饮食习惯;饮食清淡,避免饮酒。

2. 注意肛门局部清洁卫生,避免解便时间过长。

3. 倡导提肛运动,锻炼肛门功能;常常导引,如单腿独立,双手抱膝上拉。

4. 适当运动,避免久坐、久卧、久立、久行。

肛裂护理常规

因阴津不足或脏腑热结、肠燥便秘、粪便粗硬、排便努责等所致。以肛门周期性疼痛、出血、便秘为主要临床表现。病位在肛门,与大肠关系密切。

护理评估

1. 饮食、排便习惯及病程长短。

2. 肛门症状。

3. 心理社会状况。

一、临证护理

1. 一般护理

(1)按中医肛肠科一般护理常规进行。

(2)保持大便通畅,防止便秘。

2. 病情观察,做好护理记录

观察肛门疼痛的性质、程度与持续时间,大便是否带血、滴血及出血量。

3. 临证(症)施护

(1)疼痛剧烈时,遵医嘱可针刺镇痛,亦可予中药外敷肛裂局部。

(2)便秘时,切忌努责,可遵医嘱给服润下剂或缓泻剂

二、饮食护理

1. 血热肠燥者多食蔬菜、水果。

2. 气滞血瘀者给予理气活血之品。

3. 阴虚津亏者宜多进滋阴增液之品。

三、给药护理

1. 早期肛裂者,排便后遵医嘱用中药坐浴,或用生肌玉红膏涂于裂伤处。

2. 陈旧性肛裂,遵医嘱给予中药坐浴,以促进创面愈合。

四、情志护理

肛裂患者术后多有疼痛、疑虑,要多给予心理疏导,保持乐观情绪,积极配合治疗。

五、中医辨证施护

1. 血热肠燥证

主症:①大便干燥,排出困难;②口干咽燥。

次症:①出血不多;②饮而不多;③小便黄少。

舌脉:舌红,苔薄,脉细数。

治法:养阴增液,润肠通便。

特色施护:

①饮食可服木瓜蜜枣猪骨汤,常食雪梨、甘蔗、柿子、荸荠、银耳、枸杞以增液滋阴。

②中药少量频服。

③如灌肠,水温宜略温即可。

④增液汤灌肠或协定处方并随症加减 50～100ml 保留灌肠。

2. 阴虚津亏证

主症:①裂口凹陷,周围皮肤颜色晦暗,分泌物清稀;②潮热盗汗,心烦不寐。

次症:①伴或不伴按之有索状物通向肛内;②头晕咽干,夜难入寐;③口渴,食欲不振。

舌脉:舌红少津、少苔或无苔,脉细数无力。

治法:养阴托毒。

特色施护:

①饮食可服木瓜蜜枣猪骨汤,常食雪梨、甘蔗、柿子、荸荠、银耳、枸杞以增液滋阴。

②中药少量(50～100ml)频服。

③如灌肠,水温宜略温即可。

④增液汤灌肠或协定处方并随症加减 50～100ml 保留灌肠。

3. 气滞血瘀证

主症:内痔脱出嵌顿,表面紫暗或糜烂。

次症:①肛门肿痛,皮肤色紫;②瘀块疼痛加剧;③便秘溲黄。

舌脉:舌质紫暗,苔黄,脉弦数。

治法：活血祛瘀，行气消肿。

特色施护：

①饮食宜进兼有行气、活血的食物，如白萝卜、茴香、山楂、韭菜、红葡萄酒等，菜肴如萝卜炖猪骨汤、韭菜水饺等。

②中药中等量（100～200ml）温服。

③如灌肠，水温宜略高。

④消肿止痛汤中药坐浴、外敷，或随症加减50～100ml保留灌肠。

⑤耳穴疗法，如耳穴埋豆，豆选王不留行子或莱菔子均可。

⑥微波治疗或TDP肛周照射。

六、健康指导

1. 注意个人卫生，养成每天定时排便习惯每日早晨可空腹服淡盐水一杯。

2. 指导患者预防便秘的方法，坚持腹肌锻炼，排便时避免蹲坑时间过长。

3. 发生肛裂及时治疗，防止继发性贫血和其他肛门疾病。

肛瘘护理常规

因外感风湿燥热之邪；或过食醇酒厚味，劳伤忧思，房劳过度；痔久不愈而形成的肛管或直肠与肛周皮肤相通的病理性管道，称为肛瘘（或肛漏）。以反复出现的肛周肿痛、流脓为主要临床表现，病位在肛周。各种疾病引起的肛瘘或伴发肛瘘者，可参照本病护理。

护理评估

1. 病程。

2. 主要症状。含肿痛出现频率；有无诱因；脓液的性、量、质以及气味；大便性状；其他伴随症状如排便是否困难等。

3. 既往饮食习惯。

4. 了解对疾病的认识和心理反应。

一、临证护理

1. 一般护理

（1）按中医肛肠科一般护理常规进行。

（2）鼓励并指导患者根据病情做适当的导引锻炼（术后半个月内不宜）。

（3）指导患者进行术后通便的腹部按摩。

2. 病情观察，做好护理记录

观察术后疼痛情况、切口愈合情况(愈合速度、有无感染)、排便情况(是否能自如控制大便及气体),大便性状、有无小便不畅等情况。

3. 临证(症)施护

(1)辨证属实者,遵医嘱给予中药泡水代茶饮。

(2)辨证属虚者,注意饮食进补。

(3)因其他疾病导致肛瘘病,或肛瘘伴有其他基础疾病(如糖尿病)者,参照相关护理常规执行。

二、饮食护理

1. 饮食宜富含粗纤维,多饮水,忌食辛辣、煎炸食物,勿过食生冷。

2. 阴液亏虚者,可每晨饮温开水冲服蜂蜜一杯。

3. 湿热下注证者,可每晨饮冷开水一杯。

4. 正虚邪恋证者,注意饮食营养搭配,可口服肠内营养液。

三、给药护理

中药汤剂应在清晨或睡前服用,观察服药后的效果及反应。

四、情志护理

肛瘘患者术后多有疼痛,要多给予心理疏导,消除疑虑,保持乐观情绪,积极配合治疗。

五、中医辨证施护

1. 湿热下注证

主症:①肛周有溃口,经常溢脓,脓质稠厚,色白或黄;②局部红、肿、热、痛明显。

次症:①伴或不伴按之有索状物通向肛内;②纳呆,形体困重;③大便不爽,小便短赤。

舌脉:舌红、苔黄腻,脉滑数。

治法:清热解毒,除湿消肿。

特色施护:

①饮食宜清淡少油,多进食可淡渗利湿兼以清热的食材如薏苡仁、莲子、茯苓、红小豆、绿豆、冬瓜等。菜肴推荐绿豆南瓜汤、莲子苡仁八宝粥(去桂圆)。

②中药中等量(100~200ml)温服。

③如灌肠,水温以不觉冷刺激为宜。

④协定处方济川清平肠散随症加减50~100ml保留灌肠。

⑤耳穴疗法,特别适合耳穴埋豆,豆选王不留行子或莱菔子均可。

2. 正虚邪恋证

主症:①肛周瘘口经常流脓,脓质稀薄;②外口皮色暗淡。

次症:①肛门隐隐作痛;②时溃时愈,按之较硬,多有索状物通向肛内;③可伴有神疲乏力,面色无华,气短懒言。

舌脉:舌淡、苔薄,脉濡。

治法:扶正祛邪。

特色施护:

①饮食可服黄芪炖猪肚,多食补气类食物如人参、黄芪;忌吃各种冷饮、生冷瓜果。

②中药少量(50~100ml),温服。

③如灌肠,水温宜略高或以高温水灌肠。

④济川补肠散或补中益气汤随症加减50~100ml保留灌肠。

⑤灸法,可隔姜灸、隔附子灸等,选穴可选背俞;或用TDP照射等。注意保暖。

⑥若溃口久而不愈合,注意告知患者局部按揉,以指腹于切口边缘轻压轻揉。

⑦中药坐浴、中药敷贴,以温热药汁进行。

3.阴液亏虚证

主症:①瘘管外口凹陷,周围皮肤颜色晦暗,脓水清稀;②潮热盗汗,心烦不寐。

次症:①伴或不伴按之有索状物通向肛内;②头晕咽干,夜难入寐;③口渴,食欲不振。

舌脉:舌红少津、少苔或无苔,脉细数无力。

治法:养阴托毒。

特色施护:

①饮食可服木瓜蜜枣猪骨汤,常食雪梨、甘蔗、柿子、荸荠、银耳、枸杞以增液滋阴。

②中药少量(50~100ml)频服。

③如灌肠,水温宜略温即可。

④增液汤灌肠或协定处方并随症加减50~100ml保留灌肠。

六、健康指导

1.指导患者正确选择食谱,改变既往不良饮食习惯;饮食清淡,避免饮酒。

2.清单肛门局部清洁卫生。

3.倡导提肛运动,锻炼肛门功能。

4.适当运动,避免久坐、久卧。

肛痈护理常规

肛痈是指直肠周围间隙发生急慢性感染而形成的脓肿。相当于西医学的肛门直肠周围脓肿。肛痈是指肛管、直肠周围软组织内或其周围间隙内发生急性化脓性感染,并形成脓肿的表现,它是比较常见的肛肠病。因过食肥甘、辛辣、醇酒,或肺、脾、肾亏虚,湿热之邪乘虚下注所致。以肛门周围红肿、疼痛、有波动感,伴恶寒发热为主要临床表现。肛门直肠周围脓肿可参照本病护理。

护理评估

1. 患者的饮食、排便习惯及诱发因素。

2. 肛周症状及伴随证。

3. 直肠检查结果。

4. 心理社会状况。

一、临证护理

1. 一般护理

(1)按中医肛肠科一般护理常规进行。

(2)避免坐位,高热及病情较重者,应卧床休息,取侧卧位。

2. 病情观察,做好护理记录。

(1)观察局部皮肤红肿范围、温度、疼痛程度、有无波动感,观察体温变化及全身情况。

(2)对切开排脓术后,应观察伤口情况及引流物的色、质、量,有无出血或渗血,发现异常,报告医生并配合处理。

3. 临证(症)施护

(1)体温超过39℃,按高温护理常规进行。

(2)局部疼痛难忍者,遵医嘱使用止痛剂。

二、饮食护理

1. 饮食宜清淡、富有营养,忌食辛辣刺激之品。

2. 急性期给予少渣半流质。

三、给药护理

1. 大便后遵医嘱用中药熏洗。

2. 火毒蕴结、热毒炽盛者,中药应饭后偏凉服。

3. 阴虚毒恋者遵医嘱用中药泡水当茶饮。

四、情志护理

肛痈患者术后多有疼痛、焦虑,要多给予心理疏导,消除疑虑,积极配合治疗。

五、中医辨证施护

1. 火毒蕴结证

主症：①肛门周围突然肿痛，持续加重；②伴有恶寒发热、便秘、溲赤。

次症：①肛周红肿，触痛明显；②质硬，表面灼热。

舌脉：舌红、苔薄黄，脉数。

治法：清热泻火解毒。

特色施护：

①病室环境安静，干燥，偏凉，避免潮湿。

②肛痛初期，可用具有消肿止痛功效的肿痛软膏。

③饮食宜选择清热解毒的食物，如菊花茶、竹竿茅根水、薏仁冬瓜汤、凉拌马齿苋，少食甜食。

④定时测体温、脉搏、注意舌质舌苔变化。病人体温＞37.5℃时应报告医生处理，嘱病人多饮水。

⑤卧床休息，采取屈膝侧卧位或侧卧位，使肛门括约肌松弛而减轻痛苦，避免一切不必要的活动直至进入恢复期。病人疼痛剧烈、行走不便、生活自理能力下降，协助病人做好生活护理。

⑥做好心理护理，向病人解释有关疾病的知识，指导病人保持乐观的情绪，鼓励病人多与家人聊天，抒发心中郁闷，树立战胜疾病的信心。

⑦中药汤剂宜温服或凉服。

2. 热毒炽盛证

主症：①肛门肿痛剧烈，可持续数日，痛如鸡啄，夜寐不安；②伴有恶寒发热，口干便秘，小便困难。

次症：肛周红肿，按之有波动感或穿刺有脓。

舌脉：舌红，苔黄，脉弦滑。

治法：清热败毒透脓。

特色施护：

①绝对卧床休息。

②患者安居凉爽病室，室内经常通风换气，保持空气新鲜。

③进流质饮食。给予低脂、柔软易消化及富于营养的高热量、高维生素食物，避免摄入生冷、煎炸、硬固及辛辣刺激性食物，适量补充蛋白质。

④给予神农退黄膏穴位贴敷以帮助退黄，1日1次。

3. 阴虚毒恋证

主症：①肛门肿痛、灼热；②表皮色红，溃后难敛。

次症:①伴有午后潮热,心烦口干;②夜间盗汗。

舌脉:舌红,少苔,脉细数。

治法:养阴清热解毒。

特色施护:

①病室空气流通,鼓励病人适当下床活动,以感觉不疲劳为度。

②饮食宜养阴除湿,清热解毒等饮料,如沙参、玉竹、北芪煲鸡汤,青蒿鳖甲煲汤,麦冬水代茶饮。

③脓肿形成后,应及早手术治疗。

④定时测体温、脉搏,注意舌质舌苔变化。病人体温 >37.5℃时应报告医生处理,嘱病人多饮水。

⑤做好心理护理,向病人解释有关疾病的知识,指导病人保持乐观的情绪,鼓励病人多与家人聊天,抒发心中郁闷,树立战胜疾病的信心。

⑥术后三天内不宜排便,每日便后用中药消炎止痛洗剂或痔瘘洗剂 125ml 加温开水 1 000ml 坐浴肛门,先熏后洗,每次 10~15 分钟。

⑦卧床休息,避免久坐久站。以侧卧位为宜,利于脓液引流。

⑧有排尿困难者,可遵医嘱针刺足三里、三阴交、关元、中极等穴位,针刺 20 分钟,必要时加电针;或用新斯的明 2ml 穴位注射,也可艾灸足三里、关元、气海等穴位。无效者遵医嘱导尿。

⑨中药汤剂宜饭后温服或凉服。

4.气血两虚证

主症:①肛门坠胀明显;②溃后久不收口。

次症:①脓液清稀;②面色苍白;③少气懒言。

舌脉:舌红苔薄黄少津,脉细数而弱。

治法:补益气血,清热解毒。

特色施护:

①注意保持病室的安静,温暖,在做各种护理操作时动作尽量轻柔,不要碰撞或摇动床位,以免加重病情。

②重病患者,以卧床休息为主,康复期可安排参加户外活动,如散步、气功等体育锻炼。

③饮食宜少食多餐,以细软、滋补为主,鼓励患者食用多种粗粮、蜂蜜、山楂、香蕉、西瓜等。

④针灸常用穴位有气海、三阴交、足三里、脾俞。梅花针与捏脊疗法,可以改善脾胃功能,有助于患者增进食欲。

六、健康指导

1. 忌油腻辛辣之品,戒烟酒。

2. 养成定时排便习惯,防止便秘,便后清洁肛门或坐浴。

3. 发现肛门局部异常,及时就诊治疗。

4. 保持肛门清洁及大便通畅。

脱肛护理常规

因体虚劳倦产育用力、久泻久痢或经常便秘而致大便努责等所致。以大便后、劳累、下蹲时,直肠黏膜脱出,伴直肠下坠感、疼痛及黏膜充血、水肿等为临床表现。病位在肛门和肠。直肠脱垂可参考本病护理。

护理评估

1. 肛门脱出物情况,有无伴随症状。

2. 肛门指检及其他检查结果。

3. 心理社会状况。

一、临证护理

1. 一般护理

(1)按中医肛肠科一般护理常规进行。

(2)保持大便通畅,防止便秘。

(3)避免劳累,大便时不宜采用蹲位,每日练习提肛运动,增强肛门括约肌功能。

2. 病情观察,做好护理记录

(1)观察脱出物的形态、长度,表面是否充血、水肿、糜烂、出血及伴腹痛。如有情况,应及时报告医生,并配合处理。

(2)指导患者脱肛后及时复位,用中药或温水坐浴,取侧卧位用黄连软膏纱布托住脱出物,轻轻还纳,并用"#"字敷料和"丁"字带压迫固定。

(3)脱垂物发生嵌顿水肿,报告医师并配合处理。

3. 临证(症)施护

二、饮食护理

1. 多食蔬菜水果,多饮水,忌食寒凉及辛辣、煎炸助火之品。

2. 脾虚气陷者饮食宜偏温热,忌食生冷硬物。

3. 湿热下注者可用西瓜、绿豆、赤小豆等清热利湿食物。

三、给药护理

大便后遵医嘱用清热解毒、活血消肿中药熏洗。

四、情志护理

脱肛患者术后多有焦虑感,要多给予心理疏导,保持乐观情绪,积极配合治疗。

五、中医辨证施护

1. 脾虚气陷证

主症:①内痔脱出不易复位;②便血色淡。

次症:①肛门坠胀难忍;②少气懒言,面色无华;③便溏。

舌脉:舌淡,或胖大;苔薄白,脉缓无力。

治法:补气升陷。

特色施护:

①饮食可服黄芪炖猪肚,多食补气类食物如人参、黄芪;忌吃各种冷饮,生冷瓜果。

②中药少量(50~100ml),温服。

③如灌肠,水温宜略高或以高温水灌肠。

④济川补肠散或补中益气汤随症加减50~100ml保留灌肠。

⑤灸法,可隔姜灸、隔附子灸等,选穴可选背俞;或用TDP照射等。注意保暖。

⑥若时有肛门下坠疼痛,可中药热熨小腹中极、天枢(小茴香、肉桂、附子等打粉裹以布包,白酒浸湿加热后置于待熨处、TDP灯持续照射20~30分钟)。

⑦导引正确锻炼,增强体质。

2. 湿热下注证

主症:①内痔脱出,肛门部红肿疼痛;②便血,色鲜红。

次症:①肛门下坠,疼痛难忍,坐卧不安;②大便干燥;③腹泻或便秘。

舌脉:舌质红,苔黄腻,脉濡或滑数。

治法:清热解毒,利湿消肿。

特色施护:

①饮食宜清淡少油,多进食可淡渗利湿兼以清热的食材如薏苡仁、莲子、茯苓、红小豆、绿豆、冬瓜等。菜肴推荐绿豆南瓜汤、莲子苡仁八宝粥(去桂圆)。

②中药中等量(100~200ml)温服。

③如灌肠,水温以不觉冷刺激为宜。

④协定处方济川清平肠散随症加减50~100ml保留灌肠。

⑤耳穴疗法,特别适合耳穴埋豆,豆选王不留行子或莱菔子均可。

六、健康指导

1. 掌握适宜的排便体位、时间、排便环境,多饮水,多摄取粗纤维食物,保持大便通畅。

2. 便后如有脱垂,及时还纳,有嵌顿不易还纳时,立即就医。

3. 病愈三个月内禁重体力劳动,负重劳动、剧烈运动及长时间站立、下蹲或半弯腰体位,避免咳嗽、泄泻、便秘,有感染者及时治疗。

4. 每日做提肛运动练习。

直肠息肉护理常规

多因先天禀赋不耐所致。以便血或便后滴血、伴黏液和肛门坠胀为主要临床表现。病位在直肠和乙状结肠下段。儿童型息肉、炎性息肉、家族性息肉等均可参照本病护理。

护理评估

1. 家族史,既往病史,病程长短和心理社会状况。

2. 排便性质、形态、出血情况。

3. 大便常规和培养、肠镜等检查结果。

一、临证护理

1. 一般护理

(1)按中医肛肠科一般护理常规进行。

(2)便后及时清洗会阴部,保持清洁。

(3)需手术者,做好手术前后护理。

2. 病情观察,做好护理记录

(1)观察便血的色、质、量,有无黏液,是否伴腹痛、腹泻,或腹部不适,有无排便习惯的改变及肛门脱出肿物等。

(2)若见粪块上附着黏液或渗血时,及时报告医师。

3. 临证(症)施护

(1)息肉脱出后及时还纳;脾气亏虚者,可遵医嘱针刺。

(2)息肉脱出不易回纳,疼痛甚者,属气滞血瘀证,可遵医嘱针刺。

二、饮食护理

1. 指导患者多食蔬菜、水果,保持大便通畅,忌辛辣刺激食物。

2. 气滞血瘀及风伤肠络者,宜多食清热、凉血之品。

三、给药护理

便后遵医嘱用清热解毒,活血消肿中药清洗。

四、情志护理

直肠息肉患者术后多惧复发,要给予心理疏导,消除疑虑,保持乐观情绪,积极配合治疗。

五、中医辨证施护

1. 湿热下注证

主症:①内痔脱出,肛门部红肿疼痛;②便血,色鲜红。

次症:①肛门下坠,疼痛难忍,坐卧不安;②大便干燥;③腹泻或便秘。

舌脉:舌质红,苔黄腻,脉濡或滑数。

治法:清热解毒,利湿消肿。

特色施护:

①饮食宜清淡少油,多进食可淡渗利湿兼以清热的食材如薏苡仁、莲子、茯苓、红小豆、绿豆、冬瓜等。菜肴推荐绿豆南瓜汤、莲子苡仁八宝粥(去桂圆)。

②中药中等量(100～200ml)温服。

③如灌肠,水温以不觉冷刺激为宜。

④协定处方济川清平肠散随症加减50～100ml保留灌肠。

⑤耳穴疗法,特别适合耳穴埋豆,豆选王不留行子或莱菔子均可。

2. 肠风下血证:

主症:大便下血,色鲜红或紫黑,量多,肛门不痛或痛。

次症:轻度不适感,肛内指诊可触及息肉样肿物,或无。

舌脉:舌红苔薄,脉浮数。

治法:清肠疏风,清凉止血。

特色施护:

①风入大肠,夹湿者:宜加减四物汤、清脏汤类。

②因阴分虚弱,血不循经者:宜四物汤、地榆散合用。③腹中疼痛,下清血,肛门肿痛者:可用败毒散加槐角、荆芥;或槐花汤、枳壳散。④体格壮实者:予泻青丸,或逍遥散加黄连、羌活、防风、乌梅,体虚者则用人参胃风汤。

⑤或用刘寄奴15g,芽茶30g,墨灰10g,共为散,以乌梅10g煎汤送服,下血立止,尔后可与归脾汤调下。

⑥或用槐花散加四物汤,并入阿胶、地榆、栀子。

⑦或用肠风黑散,治肠风下血,腹疼后重,或肛门脱出。方用:败棕(烧火存性)、木馒头(烧灰存性)、乌梅(去核)、粉甘草(炙)各3g,用水煎服。

3. 气滞血瘀证

主症:内痔脱出嵌顿,表面紫暗或糜烂。

次症:①肛门肿痛,皮肤色紫;②瘀块疼痛加剧;③便秘溲黄。

舌脉:舌质紫暗,苔黄,脉弦数。

治法:活血祛瘀,行气消肿。

特色施护:

①饮食宜进兼有行气、活血的食物,如白萝卜、茴香、山楂、韭菜、红葡萄酒等,菜肴如萝卜炖猪骨汤、韭菜水饺等。

②中药中等量(100~200ml)温服。

③如灌肠,水温宜略高。

④消肿止痛汤中药坐浴、外敷,或随症加减50~100ml保留灌肠。

⑤耳穴疗法,如耳穴埋豆,豆选王不留行子或莱菔子均可。

⑥微波治疗或TDP肛周照射。

4. 脾虚气滞证

主症:自幼出现便血,时有肿物脱出肛外。

次症:腹泻史较长,腹部隐痛,便血时多时少,倦怠懒言。

舌脉:舌淡苔白,脉搏细弱无力。

治法:温中健脾,理气散瘀。

特色施护:

①患者安居凉温适宜病室,保持空气新鲜、环境安静。

②做好情志调护,减轻患者思想负担,嘱病人听音乐散步以调节情志,精神愉快、气机畅达则脾运有序。

③饮食宜清淡,易消化,富含维生素,给予软食,宜进薏苡仁、萝卜、山药、扁豆等健脾食物,适当服用黄芪粥、党参粥、核桃粥等健脾之品,以及柑橘、佛手、萝卜等理气食物。少食甜食、糖类。忌辛辣、酒及油腻之品。

④中药汤剂偏温服。

六、健康指导

1. 保持大便通畅,注意观察粪便有无黏液及血丝。

2. 戒烟酒,忌辛辣刺激性食物。

第二节　肛肠科护理常规

肛肠科手术护理常规

1. 术前护理

（1）遵医嘱完善术前各项检查。

（2）针对患者存在的心理问题做好情志护理。

（3）讲解有关疾病的知识、术前的注意事项、床上使用便器等所需的指导。

（4）术前清洁皮肤，遵医嘱行手术区备皮，并注意脐部的清洁，做好护理记录。

（5）术前晚护理：

①遵医嘱禁食、禁水。

②遵医嘱给予清洁灌肠。

③遵医嘱给予安神镇静药物，保证睡眠休息。

（6）术日晨排空膀胱，遵医嘱给予麻醉用药。

（7）根据手术要求准备术后用床。

2. 术后护理

（1）术后根据病情遵医嘱送入 ICU、普通病房等。

（2）硬膜外麻醉、骶麻患者去枕平卧 6 小时，禁食、禁水。

3. 病情观察，做好护理记录。

①观察生命体征。

②观察肛周有无水肿，肛门有无脱出物，创面有无渗血，发现异常报告医师，及时处理。

4. 手术当日不宜排便。局部处理从术后第二天初次排便开始，创面分泌物或粪便要及时除去。可遵医嘱用中药液坐浴和局部洗涤，预防术后感染。

5. 术后尽早给予普食，进食富含纤维素的食物和足够的水分，忌辛辣刺激，保持排便通畅。

6. 便秘者遵医嘱给缓泻的中药。

7. 尿潴留者给予热敷下腹部或诱导排尿，或遵医嘱针刺。

8. 创口疼痛甚者遵医嘱用局部止痛药，或中药煎液肛门湿热敷或坐浴，或给予耳针止痛。

9. 指导患者做适当的提肛运动，以促进伤口愈合，利于功能康复。

锁肛痔护理常规

锁肛痔是消化道的常见肿瘤。多因毒热内蕴、脾胃运化失常,湿热内停,热毒互结,阻滞气机而致。

一、临床表现

1. 早期排便习惯改变,便次增多或减少,可伴有肛门坠胀。

2. 继则发生便血,色鲜红或暗红,伴有黏液,且便次增多,有里急后重感,或有脓血便。

3. 晚期排便困难,粪便变细变扁,甚至出现肠梗阻征象。

4. 病变可转移至肝、肺等部位。侵及骶丛时,可有剧烈疼痛,全身出现恶病质。

5. 肛门指检,多可触及肿块及溃疡,指套染血。

6. 直肠镜检查,可见肿块及溃疡。活组织病理检查,可明确诊断。

二、临证护理

1. 安慰病人,认真听取病人的不适,并给予及时的处理。

2. 观察疼痛的性质、程度,根据具体情况给予药物镇痛或教会病人一些放松技术以减轻疼痛。

3. 肛周给予冷敷、局部理疗,鼓励病人温水坐浴(1∶5 000 高锰酸钾水溶液)。

4. 保持大便通畅,防止便秘,以减轻排便时的疼痛。

①多食富含粗纤维的食物。

②摄入足够的水。

③口服缓泻剂或石蜡油。

5. 积极治疗原发病,消除引起病人疼痛的根本原因。

三、辨证施护

1. 湿热蕴结

主症:肛门坠胀,便次增多。

次症:大便带血,色泽暗红,或夹黏液,或有里急后重。

舌脉:舌红,苔黄腻,脉滑数。

治法:清热利湿,抗癌解毒。

特色施护:

①注意观察便血的色,质,量及次数,并观察舌苔脉象等。

②中药汤剂宜凉服。

③每晚睡前保留灌肠,药液 80～100ml,温度控制在 36℃～37℃。

④饮食宜清补,多食高蛋白,高维生素,低脂肪食物,如蛋类,鱼虾,大豆制品,小杂粮,新鲜蔬菜水果等。

2. 气滞血瘀证

主症:内痔脱出嵌顿,表面紫暗或糜烂。

次症:①肛门肿痛,皮肤色紫;②瘀块疼痛加剧;③便秘溲黄。

舌脉:舌质紫暗,苔黄,脉弦数。

治法:活血祛瘀,行气消肿。

特色施护:

①饮食宜进兼有行气、活血的食物,如白萝卜、茴香、山楂、韭菜、红葡萄酒等,菜肴如萝卜炖猪骨汤、韭菜水饺等。

②中药中等量(100～200ml)温服。

③如灌肠,水温宜略高。

④消肿止痛汤中药坐浴、外敷,或随症加减 50～100ml 保留灌肠。

⑤耳穴疗法,如耳穴埋豆,豆选王不留行子或莱菔子均可。

⑥微波治疗或 TDP 肛周照射。

3. 气阴两虚

主症:面色无华,消瘦乏力,便溏。

次症:或排便困难,便中带血,色泽紫暗,肛门坠胀,或伴心烦口干,夜间盗汗。

舌脉:舌红或绛,少苔,脉细弱或细数。

治法:益气养阴,抗癌解毒。

特色施护:

①体虚患者适当运动,如打太极拳、练气功、散步等。

②饮食宜富有营养易于消化吸收的食物,多食鱼汤、蘑菇汤、豆浆、玉米粥、红豆粥等。阴虚者忌食羊肉、狗肉等热性食物。

③中药汤剂宜临睡前凉服,气虚者中药汤剂宜早晨热服。

④按摩疗法,可选:迎香、攒竹、风门、肺俞、脾俞、肾俞、气海、关元、足三里、三阴交等穴。

四、饮食护理

1. 少吃或不吃含有大量的饱和脂肪和胆固醇的食物,包括:猪油、牛油、鸡油、羊油、肥肉、动物内脏、鱼子、鱿鱼、墨鱼、鸡蛋黄以及棕榈油和椰子油等。

2. 植物油(花生油、豆油、芝麻油、菜籽油等)。

3.不吃或少吃油炸食品。

4.适量食用含单不饱和脂肪酸的食物,如橄榄油,金枪鱼等。

5.在烹调过程中,避免将动物性食品和植物油过度加热。

6.增加膳食纤维素的摄取,能降低大肠癌的发病率,其原因,可能是膳食纤维素有较强的吸水性,可增加粪便的体积,使粪便成形,利于排便,降低肠道中致癌物质的浓度,从而减少发生大肠癌的危险。多吃新鲜蔬菜和水果,以补充胡萝卜素和维生素。

7.适量食用核桃、花生、奶制品、海产品等,以补充维生素。

8.注意摄入麦芽、鱼类、蘑菇等含大量的微量元素硒的食物。

9.倘若因各种原因,难以保证上述食物的摄取,可适量补充维生素和矿物质合剂。

五、用药护理

1.术前行肠道准备时以口服庆大霉素、红霉素、卡那霉素及甲硝唑大量饮水辅以肠内营养药。

2.手术中手术后除继续输液及应用抗生素外尚需视具体情况输血人体白蛋白等。

3.手术后如发生并发症除调整应用敏感抗生素外,加强支持及对症治疗,必要时直肠饮食提示。

六、并发症护理

1.预防贫血及低血压:患者因手术失血及失液较多,易发生血容量不足所引起的贫血及低血压,因此术后应密切监测患者的血压、脉搏及呼吸,平均每30分钟可检测一次,直至患者病情稳定为止。

2.腹胀的预防及护理:因手术麻醉、开腹及切除肠管等,使患者迷走神经麻痹,肠蠕动消失而发生腹胀。在护理上应注意对胃肠减压,保持其通畅,可酌情适当抽出胃内液及气体减少腹胀。术后12小时应协助患者进行床上翻身活动,促进肠管蠕动。

3.术后疼痛的护理:在术后24小时内,患者若情况稳定,其疼痛多为切口疼痛,可根据病人全身状态给予镇痛药物等;术后2~3日,患者疼痛多为咳痰的振动而引起切口疼痛,此时应协助患者深呼吸,进行翻身,拍背等活动,对痰黏稠不易咳出者应给予雾化吸入,防止患者产生并发症;术后4日,患者若出现疼痛,则应要考虑是否出现切口感染,炎症等,对症处理后即可使疼痛消失。

4.预防褥疮:患者长期卧床导致局部皮肤受压,血液运行不畅,易发生褥疮,因此应保持床铺干燥、平整,两小时协助患者更换一次体位,适当用50%酒精对患者进行按摩,促进患者血液循环以预防褥疮。

七、健康指导

调节饮食结构,注意饮食卫生,应以产气少、易消化的高热量、高蛋白、富含维生素的少渣食物为主,避免食用生冷、油腻、辛辣刺激性食物。帮助患者正视并参与造口(人工肛门)的护理,多给予患者解释和鼓励,指导患者正确使用造口袋,保持造口处清洁,避免穿紧身衣裤,以免摩擦或压迫造口。指导患者出院后每 1~2 周扩张造口 1 次,保持 2~3 个月,若出现造口狭窄、排便困难应及时到医院检查处理。对于术后需要辅助化疗的直肠癌患者,讲解疾病相关知识,定期复查白细胞总数和血小板计数。定期对患者进行随访,告诉患者每 3~6 个月复查一次。鼓励患者参加造口联谊会或造口病人协会,学习交流彼此的经验和体会,在此,患者可以获得完全的人格尊严,互相鼓励,重拾生活的信心,以促进生活质量的提高。

溃疡性结肠炎护理常规

溃疡性结肠炎(泄泻)系因感受外邪,或饮食内伤,致脾失健运,传导失司,以大便次数增多,质稀溏或如水样为主要表现的病症。相当于急、慢性肠炎或肠功能紊乱等疾病。

一、临床表现

起病多数缓慢,少数急性起病,偶见急性暴发起病。病程呈慢性经过,多表现为发作期与缓解期交替,少数症状持续并逐渐加重。临床表现与病变范围、病型及病期等有关。

1. 腹泻:见于绝大多数患者。腹泻主要与炎症导致大肠黏膜对水钠吸收障碍以及结肠运动功能失常有关,粪便中的黏液脓血则为炎症渗出、黏膜糜烂及溃疡所致。黏液脓血便是本病活动期的重要表现。大便次数及便血的程度反映病情轻重,轻者每日排便 2~4 次,便血轻或无;重者可每日 10 次以上,脓血显见,甚至大量便血。粪质亦与病情轻重有关,多数为糊状,重可至稀水样。病变限于直肠或乙状结肠患者,除可有便频、便血外,偶尔反有便秘,这是病变引起直肠排空功能障碍所致。

2. 腹痛:轻型患者可无腹痛或仅有腹部不适。一般诉有轻度至中度腹痛,多为左下腹或下腹的阵痛,亦可涉及全腹。有疼痛—便意—便后缓解的规律,常有里急后重。若并发中毒性巨结肠或炎症波及腹膜,有持续性剧烈腹痛。

3. 其他症状:其他症状可有腹胀,严重病例有食欲不振、恶心、呕吐。

4. 体征:轻、中型患者仅有左下腹轻压痛,有时可触及痉挛的降结肠或乙状结肠。重型和暴发型患者常有明显压痛和鼓肠。若有腹肌紧张、反跳痛、肠鸣音减弱应注意中毒性巨结肠、肠穿孔等并发症。直肠指检可有触痛及指套带血

5. 全身表现:一般出现在中、重型患者。中、重型患者活动期常有低度至中度发热,高热多提示合并症或见于急性暴发型。重症或病情持续活动可出现衰弱、消瘦、贫血、低蛋白血症、水与电解质平衡紊乱等表现。

二、临证护理

1. 病情观察:据病情观察腹泻的频率次数和大便的性状。

突发型患者因大便次数频繁,应观察是否有口渴、皮肤弹性减弱、消瘦、乏力、心悸、血压下降等水、电解质、酸碱平衡失调和营养障碍的表现。

若病情恶化、毒血症明显、高热伴腹胀、腹部压痛、肠鸣音减弱或消失,或出现腹膜刺激征,提示有并发症应立即与医生联系协助抢救。

2. 对症护理:腹痛应用解痉剂时,剂量宜小,避免引起中毒性结肠扩张。

严重发作的患者,应遵医嘱及时补充液体和电解质、血制品,以纠正贫血、低蛋白血症等。

需行结肠内窥镜或钡剂灌肠检查时,以低压生理盐水灌肠做肠道准备,避免压力过高防止肠穿孔。

指导患者以刺激性小、纤维素少、高热量饮食;大出血时禁食,以后根据病情过渡到流质和无渣饮食,慎用牛奶和乳制品等。

3. 一般护理:连续便血和腹泻时要特别注意预防感染,便后温水坐浴或肛门热敷,改善局部循环。并局部涂擦抗生素软膏。轻者适当休息,指导患者晚间安然入眠,重视午睡;重型患者应卧床休息,以减轻肠蠕动和肠痉挛。

三、辨证施护

1. 寒湿困脾

主症:大便清稀或如水样。

次症:腹痛肠鸣,畏寒食少。

舌脉:苔白滑、脉濡缓。

治法:温脾祛湿。

特色施护:

①多喝水,饮食宜清淡,若脾胃虚弱的人,宜食用红枣、山药、扁豆、芡实、莲子肉等;若胃热素盛的人,宜食梨、藕、甘蔗、蜂蜜等干寒生津之品;若气机阻滞的病人,宜多食萝卜、佛手、金橘、或用橘皮做成的调料。

②忌食辛辣食品,忌烟酒,食物勿过苦寒、生冷,忌食肥腻食物。

③内服中药:平胃散加味、藿香正气散。

④外敷药物:大蒜捣烂敷贴足心、炒热盐1包用布包裹熨脐部。

⑤针灸:取中脘、天枢、足三里、关元等,轻刺激,留针5～10分钟,隔日一次,并加灸中脘、天枢等,寒性泄泻为宜。

2. 肠道湿热

主症:腹痛即泻,泻下急迫,粪色黄褐秽臭。

次症:肛门灼热,可伴有发热。

舌脉:舌红,苔黄腻,脉濡数。

治法:清肠化湿。

特色施护:

①应卧床休息,减少活动,避免疲惫。②给以精神上的鼓励和安慰,消除紧张、惧怕、忧虑、烦恼的心理。③便血实热证,饮食宜清淡,忌食辛辣酒烟,出血期宜给软烂少渣,易消化食物。平时常吃一些绿豆百合汤,鲜藕汁加食盐,各种果汁、菜汤、杏仁、茶、柿饼、黑木耳等具有清热、凉血、收敛止血之品。④注重观察便血的时间、量、色、质,如继续排出柏油样便,血压下降,脉细而数,呼吸急促,表示出血未停,要多加关心。若出现心慌、汗出、面色苍白、四肢湿冷,说明有虚脱的可能,应立即采取措施,做好抢求预备工作。⑤因实热证患者常口渴,可用生地、地榆、侧柏叶各10g,煎服代茶饮,冷服清热止渴。⑥便血是痔的主要症状,而痔出血与大便干燥关系密切,如大肠热结可服清热凉血通便药,平时多吃清祛火的蔬菜,减少便秘的发生,并使大便软化易解、便血可止。

3. 食滞胃肠

主症:腹满胀痛,大便臭如败卵,泻后痛减。

次症:纳呆,嗳腐吞酸。

舌脉:舌苔垢或厚腻,脉滑。

治法:健脾和胃,消食去积。

特色施护:

①若进食不久即发生胃痛,可选择探吐法;尽量使积食吐出,胃痛得以缓解。

②严格控制饮食,必要时暂禁食,待症状缓解后,先给予清淡流食,半流食,逐渐过渡到正常饮食。指导患者多食萝卜、金橘、苹果、山楂等有宽中理气作用的食品,有助于消化。控制油腻厚味食物,以免引起食复。

③加强卫生宣教工作,使患者养成饮食有节、定时定量、勿暴饮暴食的习惯。

④做好口腔护理,用淡盐水漱口,或口含槟榔、豆蔻、橘饼等芳香健胃之品。

⑤可按摩中脘、气海、关元、天枢、足三里、脾俞、胃俞、肝俞等穴,或顺时针方向按摩腹部。

4. 肝气郁滞

主症:腹痛肠鸣泄泻,每因情志不畅而发。

次症:泻后痛缓。

舌脉:舌质红,苔薄白,脉弦。

治法:疏肝理气,行气解郁。

特色施护:

①安慰患者使其性情开朗,避免精神刺激或情绪激动,善于克制情志,郁怒、悲伤时应注意避免进食。

②宜清淡饮食,避免过饱,忌食南瓜、芋头、红薯等淀粉类壅阻气机的食物及辛辣、燥热之品。

③有热者饮食宜清凉、多饮水,忌食煎炸、肥厚甘腻之物。

④可配合针刺足三里、中脘、内关,或按摩上腹以止痛。

⑤适当进行锻炼,如练气功、慢跑,既能增强体质,又能分散患者对病痛的注意力。

5.脾虚亏虚

主症:大便溏薄,夹有不消化食物,稍进油腻则便次增多。

次症:伴有神疲乏力。

舌脉:舌质淡,苔薄白,脉细。

治法:益气健脾。

特色施护:

①忌食生冷,辛辣刺激,纤维丰富和油腻食品,如韭菜或摄入过多脂肪性食物。

②注意饮食卫生,不喝生水,不吃剩饭菜,给高蛋白、高维生素等营养丰富、易消化饮食。

③保持乐观情绪,增强战胜疾病的信心。

④若患者有腹胀腹痛,可行热敷中极、天枢等穴,并可指导患者做自我按摩。

6.肾阳亏虚

主症:晨起泄泻,大便夹有不消化食物。

次症:脐腹冷痛,喜暖,形寒肢冷。

舌脉:舌淡胖,苔白,脉沉细。

治法:补肾助阳。

特色施护:

①饮食少食多餐,为减轻肠道负担,食高热量、高蛋白、高维生素、少油少渣饮食,如白薯、萝卜、芹菜等多渣食物。指导患者进食药膳粥,如扁豆薏米粥。

②行中药保留灌肠,宜在晚睡前执行,先嘱患者排空大便,再行低压保留灌肠。

③使患者保持良好心情,避免情绪紧张,加重病情。

四、饮食护理

(1)供给足够的热量、蛋白质、无机盐和维生素,就能避免出现营养不良性低蛋白血症,以增加体质,利于病情缓解。

(2)应避免食用刺激性和纤维多的食物,如辣椒、芥末等辛辣食物以及白薯、萝卜、芹菜等多渣食物。疾病发作时,应忌食生蔬菜、水果及带刺激性的葱、姜、蒜等调味品。刀工要细,不要用大块肉烹调,要经常用碎肉、肉丁、肉丝、肉末和蒸蛋羹、煮鸡蛋等形式。尽量限制食物纤维,如韭菜、萝卜、芹菜等。

(3)腹泻时不宜吃多油食品及油炸食品,烹调各种菜肴应尽量少油,并经常采用蒸、煮、焖、汆、炖,水滑等主方法。可用红茶、焦米粥汤等收敛饮料,加餐宜少量多餐,增加营养。

(4)急性发作或手术前后采用流食或少渣半流食,食物内容:米汤、蒸蛋、藕粉,牛奶一般不主张采用。必须禁用蔬菜水果。可将之制成菜水、菜泥、果汁、果泥、果冻等食用。少渣半流可选用含优质蛋白的鱼肉、瘦肉、蛋类制成软而少油的食物,如汆鱼丸、芙蓉粥、鸡丝龙须面及面包。

五、用药护理

治疗溃疡性结肠炎备用药物为柳氨磺胺吡啶(SASP)与皮质类固醇,为氨基水杨酸类药物,抑制叶酸吸收可引起恶心、呕吐、头痛、食欲减退等,应告知病人餐后服药,减少消化不良反应,还可引起网织红细胞增多、皮疹、周围神经病变和粒细胞减少等反应,服药期间应定期复查血常规,皮质类固醇可引起满月脸、高血压、溃疡出血、继发感染和骨质疏松等不良反应,所以用药过程中应定时测量体温、脉搏、血压、定期复查血象,检查患者四肢感觉并嘱尽量卧床休息,做到早发现早诊断,不可随便停药,减量速度不可过快,防止反跳现象,应严格遵医嘱服药。

并发症护理:

1. 大量便血:便血是本病的主要临床表现之一,便血的多少也是衡量病情轻重的指标,但有时难以绝对定量。这里所说的大量便血是指短时间内大量肠出血,伴有脉搏增快、血压下降及血红蛋白降低,需要输血治疗。

2. 肠狭窄:多发生在病变广泛、病程持续长达 25 年以上的病例,其部位多发生在左半结肠、乙状结肠或直肠。其原因为黏膜肌层的增厚,或假息肉呈团阻塞肠腔。临床上一般无症状,严重时可引起部分肠阻塞。

3. 肠穿孔:多为中毒性肠扩张的并发症,也可出现在严重型。皮质激素的应用被认为是对肠穿孔的一个危险因素。

4. 中毒性肠扩张:这是本病的一个严重并发症,多发生在全结肠的病人,死亡率可高达44%。临床表现为肠管高度扩张并伴有中毒症状,腹部明显胀气,最明显的扩张部位在横结肠,体检腹部可有压痛甚至反跳痛,肠鸣音显著减弱或消失。

5. 结肠癌:目前已共认溃疡性结肠炎并发结肠癌的机会要比同年龄和性别组的一般人群明显为高,一般认为癌变趋势和病程长短有关,病程 15～20 年后,癌变的危险性大约每年增加1%,而国人的发生率较低。对于溃疡性结肠炎病程在 10 年以上者要注意癌变的可能。

六、健康指导

向患者讲解此病的诱发因素、治疗后的效果,并保持情绪稳定。按时正确服药,配合治疗和护理。

便秘的护理常规

便秘是指各种治病因素导致的结肠、直肠、肛门结构改变或功能异常,以排大便困难为主要临床表现的一类疾病。

一、临床表现

1. 自然排便次少,少于每周三次,粪便量少,自然排便间隔时间延长,并可逐渐加重。

2. 排出困难,可分为两种情形。一种为粪便干硬,如板栗状,难以排出。另一种情形是粪便并不干硬,亦难以排出。有的患者自觉肛门上方有梗阻感,排便用力越大,这种梗阻感越强烈,迫使患者过度用力,甚至大声呻吟,十分痛苦。部分女患者有粪块前冲感,自觉粪块不向肛门方向下降,则是向阴道方向前冲;有经验者用手指伸入阴道,向后壁加压,可使粪块较易排出。部分患者觉直肠内胀满,尾骶部疼痛,排便不全,用手指、纸卷、肥皂条插入肛门后可使排便较为容易。上述症状称为出口阻塞症群。这些患者中,多数(占90.0%)有正常直肠型便意,且便意频繁,每次排便时间延长,平均为(23±16)分钟,最长者每次排便达2小时。

除前述原发病的特征性表现外,对于那些常规检查未发现明显异常的。

常见的并发症状腹胀、腹痛、口渴、恶心、会阴胀痛。多数患者均有心情烦躁,部分患者还有口苦、头痛、皮疹等。少数患者表现为神经质,个别有自杀倾向。

临证护理:

1. 便秘病人往往心情焦躁,护理人员要关心、体贴病人,消除其思想顾虑,建立治疗信心,这是非常重要的一点。

2. 按摩腹部对便秘有一定的治疗作用。方法:沿左下腹扪到一条索状物,即乙状结肠,用右手掌根部紧贴腹肌,顺乙状结肠的长轴由上向下轻轻按摩,刺激乙状结肠,驱使大便下行至直肠。按摩每次10分钟,每日2~3次,可促进腹部及结肠血液循环,增加肠蠕动,从而促进排便。

3. 必须养成定时排便的习惯。否则粪便长久的积存于肠道之内就会被"吸干"水分变得十分干燥而更加排出困难。

4. 粗纤维可以刺激肠道蠕动,利于排便。燕麦、韭菜或干笋甚至细麦麸、豆腐渣等食物可以多吃一些。这种通过调整饮食结构来解决便秘的方法可以调节和加强自身肠道的蠕动功能,也没有什么副作用和其他的不良影响。

5.尽量少用那些有轻泻作用的所谓的具有清理肠道作用的保健品和番泻叶等来"洗肠滑肠"。如此时间久了大肠的自身功能就会减弱退化而形成依赖性,成为一种恶性循环。长期便秘者尤其是要注意这一点。

三、辨证施护

1.阴虚肠燥证

主症:①大便干燥,排出困难;②口干咽燥。

次症:①出血不多;②饮而不多;③小便黄少。

舌脉:舌红,苔薄,脉细数。

治法:养阴增液,润肠通便。

特色施护:

①饮食可服木瓜蜜枣猪骨汤,常食雪梨、甘蔗、柿子、荸荠、银耳、枸杞以增液滋阴。

②中药少量频服。

③如灌肠,水温宜略温即可。

④增液汤灌肠或协定处方并随症加减50～100ml保留灌肠。

2.实热秘结证

主症:①大便干燥,排出困难;②肛门灼热坠胀。

次症:①口干喜饮;②小便黄赤;③便血鲜红。

舌脉:舌红,苔黄,脉滑数或滑细数。

治法:清热泻下,润肠通便。

特色施护:

①饮食可服草决明炖茄子、鲜笋拌芹菜,多饮水,以银花、菊花、胖大海、石竹等泡水饮用以清热通便。

②中药中等量顿服。

③如灌肠,水温宜以不感觉到冷刺激即可。

④济川清肠散灌肠,或随症加减50～100ml保留灌肠。

3.脾肾两虚证

主症:①解便努挣困难;②肛门坠胀。

次症:①食少腹胀;②畏冷肢凉;③小便清长或夜尿频多。

舌脉:舌淡苔白滑,脉濡或弱。

治法:补脾益肾、培本通便。

特色施护:

①饮食可服杜仲猪骨汤、牛尾汤,多食牛羊肉、狗肉,水果可选荔枝等温性水果;忌吃

各种冷饮、生冷瓜果。

②中药少量、温服。

③如灌肠,水温宜略高或以高温水灌肠。

④济川补肠散灌肠,或随症加减 50～100ml 保留灌肠。

⑤灸法,可隔姜灸、隔附子灸等,选穴可选背俞;或用 TDP 照射等。注意保暖。

⑥若时有腹中冷痛,可中药热熨小腹中极、天枢(小茴香、肉桂、附子等打粉裹以布包,白酒浸湿加热后置于待熨处、TDP 灯持续照射 20～30 分钟)。

余结合以上共同护理要点。

4.气机郁滞证

主症:①排便困难并腹痛;②大便不爽伴有腹胀。

次症:①抑郁寡欢或忧心忡忡;②常善太息;③或伴胁肋下疼痛。

舌脉:舌淡红苔薄白,脉涩或弦。

治法:顺气行滞,升清降浊。

特色施护:

①饮食可按喜好进行,平和即可;推荐黑木耳炒西芹、绿豆芡实鲫鱼汤等,注意补充绿色蔬菜。口味宜略酸,可食山楂。

②中药中等量温服。

③如灌肠,水温宜略高。

④六磨汤或协定处方济川平肠散灌肠,或随症加减 50～100ml 保留灌肠。

⑤情志疏导,注意开导患者情绪。

⑥耳穴疗法,特别适合耳穴埋豆,豆选王不留行子或莱菔子均可。

⑦导引,转移患者注意力。

5.阴虚肠燥证

主症:①内痔脱出滴血,色鲜红;②大便秘结,肛门疼痛。

次症:①五心烦躁,盗汗;②头晕咽干,夜难入寐。

舌脉:舌质红,苔薄黄,脉细数。

治法:养阴润燥。

特色施护:

①饮食可服木瓜蜜枣猪骨汤,常食雪梨、甘蔗、柿子、荸荠、银耳、枸杞以增液滋阴。

②中药少量(50～100ml)频服。

③如灌肠,水温宜略温即可。

④增液汤灌肠或协定处方并随症加减 50～100ml 保留灌肠。

四、饮食护理

无论什么原因引起的便秘,合理的饮食非常重要:

1. 要多饮开水,每日晨起可饮一杯温开水,以温润肠道。
2. 食多渣、多纤维素饮食。多渣的绿叶蔬菜有菠菜、韭菜、芹菜等。
3. 食用易产气的蔬菜、豆类、萝卜、南瓜,可加速粪便的排出。
4. 食用蜂蜜、香蕉、凉粉,有通便作用。
5. 增加适量油脂(以植物油为主),可滑润肠腔,促进排便。
6. 忌食辛辣刺激性食物。

五、用药护理

可用甘油栓或开塞露,也可用润滑性泻药,如甘油或石蜡油,每次 10～20ml,每晚睡前口服。

并发症护理:

便秘常引起人们情绪的改变,心烦意乱,注意力涣散,影响日常生活与工作,并与下述很多疾病的发生发展有关。

便秘常可导致肛结直肠并发症。长期的便秘可使肠道细菌发酵而产生的致癌物质刺激肠黏膜上皮细胞,导致异形增生,易诱发癌变。便秘引起肛周疾病如直肠炎、肛裂、痔等,因便秘,排便困难、粪便干燥,可直接引起或加重肛门直肠疾患。较硬的粪块阻塞肠腔使肠腔狭窄及压迫盆腔周围结构,阻碍了结肠蠕动,使直肠或结肠受压而造成血液循环障碍,还可形成粪性溃疡,严重者可引起肠穿孔。也可发生结肠憩室、肠梗阻、胃肠神经功能紊乱(如食欲不振、腹部胀满、嗳气、口苦、肛门排气多等。)

便秘也可诱发肠道外的并发症,如脑卒中、影响大脑功能(记忆力下降,注意力分散,思维迟钝)、性生活障碍等。在肝性脑病、乳腺疾病、阿尔茨海默病等疾病的发生中也有重要的作用。临床上关于因便秘而用力增加腹压,屏气使劲排便造成的心血管疾病发作有逐年增多趋势,如诱发心绞痛,心肌梗死发作。

六、健康指导

医疗体操:①主要是增强腹肌及骨盆肌力量。练习方法:站位可做原地高抬腿步行、深蹲起立、腹背运动、踢腿运动和转体运动。仰卧位,可轮流抬起一条腿或同时抬起双腿,抬到40°,稍停后再放下。两腿轮流屈伸模仿踏自行车运动。举双腿由内向外划圆圈以及仰卧起坐等。②快步行走和慢跑:可促进肠管蠕动,有助于解除便秘。③深长的腹式呼吸:呼吸时,隔肌活动的幅度较平时增加,能促进胃肠蠕动。④腹部自我按摩:仰卧在床上,屈曲双膝,两手搓热后,左手平放在肚脐上,右手放在左手背上,以肚脐为中心,顺时针方向按揉。每天做 2～3 次,每次 5～10 分钟。

纤维肠镜检查护理常规

一、检查前护理

1. 向病人解释结肠镜检查的目的、术前准备、操作过程及术后注意,取得病人合作。

2. 术前肠道准备:术前3天开始进少渣流食。术前日晚服泻剂以清洁肠道,也可检查当日清洁灌肠,要求大便为清水样不含粪质为好。

3. 肠道准备期间,若病人出现入量不足脱水等情况,可适当给予静脉补液。并向病人说明肠道准备的重要性,取得病人配合。

4. 对于年老体弱或不能耐受者可于术前给予地西泮(安定)或解痉剂肌肉注射。

5. 安排病人左侧卧于检查床上,脱裤子至膝部,双腿屈曲躺好。

二、检查后护理

1. 术毕协助病人安返病房,卧床休息。

2. 部分病人会有腹胀等不适感,告诉病人此属正常现象,一段时间后可缓解。若出现持续性腹痛,或大便带出血量多情况,及时通知医生处理。

三、健康教育

做活检或切除息肉者,嘱3天内勿剧烈活动,避免做钡剂灌肠,进流质或半流质1~2天。

第三节　外科护理常规

外科一般护理常规

1. 病室环境

(1)病室环境清洁、舒适、安静,保持室内空气新鲜。

(2)根据病证性质,调节适宜的温湿度,一般温度18℃~22℃,新生儿与老年患者室温在22℃~24℃,湿度50%~60%,烧伤病室温度28℃~32℃,湿度70%左右。

(3)根据病种、病情安排病室,护送患者到达指定床位休息。

2. 入院介绍

（1）介绍主管医生、责任护士、护士长、科主任，并通知医生。

（2）介绍病区环境及设施的使用方法，介绍作息时间，探视及相关制度。

（3）根据患者情况，做有关的健康和卫生宣教，使之对疾病、治疗、护理和保健知识有一定了解，使其积极配合。

3. 生命体征监测，做好护理记录

（1）测量入院时体温、脉搏、呼吸、血压、体重，观察舌象、脉象，询问有无过敏史。

（2）新入院患者当日测体温、脉搏、呼吸 3 次，次日起改为每日 1 次常规测试。

（3）若体温 37.5℃ 以上者，每日测体温、脉搏、呼吸 4 次，若体温 39℃ 以上者，每 4 小时测 1 次，或遵医嘱执行，体温正常 3 日后每日测体温、脉搏、呼吸 1 次，或遵医嘱执行。

（4）手术患者从术前 1 天起每日测体温、脉搏、呼吸 3 次，连测 3 天，如有发热。按第 3 条或医嘱执行。体温正常后改为正常测试。

（5）危重、大手术患者，每日测体温、脉搏、呼吸 4 次，或遵医嘱执行，制订护理计划和护理措施，认真实施。

（6）每日记录大便 1 次。

（7）每周测体重、血压 1 次，或遵医嘱执行。

（8）协助医生完成各项检查。

（9）遵医嘱执行分级护理。

4. 定时巡视病房，按级别护理及特殊要求，做好护理记录

（1）严密观察患者生命体征、瞳孔、神志、舌脉、二便等变化，发现异常，及时报告医生，并配合治疗。

（2）保持伤口敷料干燥，发现浸湿、脱落等情况及时处理，或报告医生。

（3）保持各种引流管通畅，不受压，不脱落，注意引流液的量、性质及气味等，引流袋每日更换 1 次，遵守无菌技术原则。

（4）及时了解患者在生活起居、饮食、睡眠和情志等方面的问题，实施相应的护理措施。

（5）急腹症患者，诊断不明前禁用止痛药、泻剂，禁止灌肠、热敷。

（6）手术患者按手术护理常规，做好术前准备、术后护理。

5. 遵医嘱准确给药。服药时间、温度和方法，依病情、药性而定，并向患者做好药物相关知识的宣教。注意观察服药后的效果及反应。

6. 遵医嘱给予饮食护理，指导饮食宜忌。急诊入院、手术患者在无医嘱前，暂不给予任何饮食。

7. 加强情志护理，疏导不良心理，使其安心治疗。

8. 根据患者病情，对患者或家属进行相关健康指导，使对疾病、治疗、护理等知识有一定了解，积极配合治疗。

9. 预防院内交叉感染

（1）严格执行消毒隔离制度。

（2）做好床单位的终末消毒处理。

10. 做好出院康复指导,并征求患者意见。

肠梗阻护理常规

因饮食不节、劳逸失调、情志不畅等而使肠道气血瘀结、通降失调所致。以腹痛、呕吐、腹胀、便闭、无力排便等为临床表现。病位在肠。

一、临床表现

1. 热结腑实:腹痛突发,疼痛剧烈而拒按,肠鸣有声,呕吐食物,口干口苦,大便闭结,苔黄腻,脉洪大或滑数。

2. 寒邪直中:突然腹中绞痛,可触及包块,疼痛拒按,恶寒,脸色青冷,舌质淡而暗、苔白润,脉沉紧。

3. 虫积阻结:腹痛时作时止,面黄肌瘦,或颜面有白色虫斑,突发腹中剧痛,痛在脐周,按之有块,呕吐食物或清水,苔白,脉弦。

4. 血瘀气滞:腹部持续疼痛,胀气较甚,或痛处固定不移,痛而拒按,呕吐,大便闭,舌质紫暗、苔白或黄,脉弦细。

二、临证施护

1. 遵医嘱放置胃肠减压引流管,并使其固定、通畅。

2. 蛔虫、粪石引起的梗阻,遵医嘱口服或胃管注入植物油或液体石蜡。

3. 手术后鼓励患者早期下床活动,以促进肠蠕动恢复,防止肠粘连发生。

4. 术后予耳穴压豆(交感、神门、皮质下、大肠、小肠、胆穴)以促进肠蠕动。

三、饮食护理

1. 肠梗阻未缓解前禁食。

2. 肠梗阻症状缓解后,遵医嘱进食流质、半流质等。

3. 忌食辛辣、油腻、刺激、热燥之品。

四、用药护理

1. 遵医嘱补充液体,纠正水、电解质紊乱和酸碱平衡。

2. 根据辨证分型选用中药汤剂泻热通腑,荡涤积滞;温中散寒,缓急止痛;活血化瘀,行气止痛;驱虫消积等。中药汤剂宜温服,若用胃管注入,应在注入后夹管1~2小时,防止溢出。

五、并发症护理

感染肠瘘术后,尤其是绞窄性肠梗阻术后,若出现腹部胀痛,持续发热,白细胞计数增高,腹壁切口红肿或腹腔引流管周围流出较多带有粪臭味的液体时,应警惕腹腔内或切口感染及肠瘘的可能,应及时报告医生,配合处理。

六、健康指导

1. 饮食有节,避免暴饮暴食和饭后剧烈运动。
2. 养成良好的生活习惯,积极预防和治疗肠道寄生虫病。
3. 有腹部外伤及腹部手术史者,应注意腹部锻炼和及时治疗,以防肠粘连的发生。
4. 老年体弱者,经常保持大便通畅。

胆石症护理常规

急性胆囊炎,胆石症属中医学中的"胁痛""腹痛""黄疸"的范畴,是以上腹持续性疼痛或阵发性绞痛,右肩背部牵涉疼,发热,畏寒,恶心呕吐,黄疸为特征,多因感受湿热之邪,阻滞肝胆,气机受阻,疏泄失常,胆汁外溢或排出不畅而致,病位在肝、胆。

一、临床表现

1. 肝郁气滞证临床表现:胁肋痛或绞痛时牵扯掣背部疼痛,口苦咽干,心烦易怒,脘腹胀满,不欲饮食或呃逆嗳气,舌暗红苔薄白,脉弦。
2. 胆火炽盛证临床表现:胁肋及脘腹灼热疼痛,痛连肩背,口苦咽干,大便干,或有黄疸,舌红苔黄干,脉弦滑或弦数。治疗方法:清热泻火,利胆排石。
3. 毒邪炽盛证临床表现:除有湿热内蕴证候外,尚有寒热往来,神昏谵语,持续腹痛,肌紧张,拒按或反跳痛,休克等征象。
4. 正虚邪陷证临床表现:隐钝痛持续存在,神志不清或昏迷,面色枯萎,语声低微,皮肤黄晦,间成青紫,甚至有出血倾向;腹呈气臌,轻度压痛,肝脏肿大,并多有触痛,小便黄短,大便秘结,舌质绛紫,舌苔干枯如砂皮样。脉象弦数或沉数。

二、临证施护

1. 腹痛发作时可用针刺中脘、支沟、足三里、胆俞等穴,恶心、呕吐针刺双侧内关。
2. 遵医嘱给予禁食,或药物止吐。

3. 给予物理降温,对于手术病人应做好术后健康指导及管道护理。

4. 遵医嘱给予镇静药物,躁动不安或神昏谵语、腹痛加剧、寒战高热不退应尽早做手术准备。

三、饮食护理

1. 饮食宜清淡多维生素,忌生冷、辛辣、酒、海腥、煎炸、油腻及浓烈调味品。

2. 火毒型、湿热型及高热伴恶心、呕吐的患者暂禁饮食,必要时行胃肠减压。

四、用药护理

1. 中药煎剂宜温服,注意观察服药后腹痛,黄疸,发热是否减轻或加重等。

2. 服攻下药时,大便以 3~5 次/日为宜,过多时应减量或停服。

五、并发症护理

1. 应密切观察生命体征,监测血淀粉酶等指标,如有异常立即通知医生并配合处理。

2. 当发现病人,四肢厥冷、血压下降,脉细数无力或细微欲绝,舌红绛,苔黄腻或黄燥,或有芒刺等,说明病情加重已经成为急性梗阻性化脓性胆囊炎,应立即报告医生抢救,同时做好手术前准备。

3. 密切观察腹痛部位,性质,程度,局部压痛,腹肌紧张度,右上腹有无包块,及体温变化。一旦发现寒战高热、腹痛加重腹肌紧张、黄疸加深(感染越重黄疸越深)应及时报告医生并配合处理。

六、健康指导

1. 嘱患者注意休息,起居有常,饮食有节,少食肥甘厚味,即避免暴饮暴食,忌高脂肪、高胆固醇的食物。

2. 积极治疗慢性胆囊感染、胆石症和蛔虫病。

3. 本病与肝气郁结有关,故应保持心情舒畅,避免多愁善感、生气发怒,以免损伤肝脾而导致疾病复发。

4. 纠正便秘,养成定时排便的良好习惯,观察服泻下药后的大便次数和颜色,如大便5~6 次/天以上应及时到医院检查;如大便为陶土色变黄则说明病情好转。

肠痈(阑尾炎)护理常规

阑尾炎属于中医学的"肠痈"范畴。中医认为急性阑尾炎的发病与饮食不节、劳累过度、积垢瘀凝、情志不舒、外感六淫等有关,这些因素均可导致肠道气滞血瘀,以后瘀久化热,进而毒热炽盛,侵入营血而发病。

一、临床表现

1.气滞血瘀证:表现为腹部胀痛、钝痛或隐痛。右下腹压痛,拒按,舌淡红,苔薄白,脉缓或滑。

2.热毒炽盛证:表现腹痛剧烈而拒按,压痛遍及全腹,大便干结,小便短赤,舌红,苔黄腻,脉洪数。

二、临证护理

1.取半卧位以局限炎症,严密观察腹痛部位、性质、程度、时间腹肌紧张度、腹部包块情况及生命体征变化并记录。

2.若腹肌紧张逐渐加重,腹肌紧张度增高,伴高热或腹痛突然减轻,而全身症状加重,应及时报告医生,积极配合抢救。

3.腹痛加剧时可针刺阑尾等穴,伴发热配曲池,伴恶心呕吐配内关、合谷。

4.手术治疗者,做好术前护理。

三、饮食护理

1.热毒型及呕吐频繁者暂禁饮食。

2.瘀滞型和湿热型可进流质或半流质如米汤、稀饭等;肛门排气后酌情给予清淡易消化的少量流质,逐渐增加到全量流质,勿进牛奶,以免腹胀,逐渐改为进食半流质,然后恢复普通饮食。

3.恢复期进高蛋白、新鲜蔬菜、水果,禁烟酒等,忌食肥甘厚腻、辛辣生冷、鱼蟹等物。

四、用药护理

1.医嘱指导患者服药,重患者、年老体弱者须协助服药。

2.凡服中药汤剂者宜少量多次温服,并观察腹痛、局部压痛、腹壁紧张度、体温、大便等变化以判断疗效。

3.服用通里攻下药时,应注意大便情况泻下太过者应及时报告医生处理,并鼓励患者多饮水。

4.观察有无呕吐,如药物吐出及时补服。

五、并发症护理

1.切口感染,咳嗽时,指导患者双手交叉横按在伤口上,以免剧烈咳嗽时伤口撕裂而感染。严格执行无菌原则,定时给予换药。出现切口感染时,予以充分引流,勤换药,加强抗感染。

2.粘连性肠梗阻,鼓励患者术后 24 小时下床活动,以促进肠蠕动,增强血液循环加速伤口愈合,避免肠粘连。使用中药、电频治疗,以促进肠蠕动尽早排气。

3.腹腔感染或脓肿,术后予以半卧位,脓肿处以双柏散外敷,电频照射痛处以清热解毒,行气活血减轻疼痛。

六、健康宣教

1.慎起居,防风寒入侵引起感冒,养成良好的生活方式。

2.生活规律,避免饮食不节及饮食后剧烈运动。

3.保持良好乐观的情绪。

4.热毒壅盛积脓保守治疗的病人,嘱其出院 3 个月后再次行阑尾切除术。

石淋(泌尿系结石)护理常规

泌尿系结石属中医的石淋、砂淋范畴,是以腰腹绞痛伴血尿或排尿困难为症,多因湿热久蕴,煎熬尿液结石,阻滞肾系而成,病位在肾、膀胱、输尿管。

一、临床表现

1.腰腹疼痛:未引起梗阻时为肾区或一侧腹部钝痛或酸胀不适,呈间歇性,活动或劳动可促使发作和加重;若结石梗阻尿路,近端尿路肿胀激发强烈的平滑肌痉挛,引起肾绞痛。查体时患侧腰肌紧张,肾区叩痛明显。

2.膀胱湿热型:疼痛时常伴发血尿,尤其是绞痛发作时,几乎均可见到血尿,多为镜下血尿,少数为肉眼血尿。体力活动后可加重。偶有因无痛性血尿而就医者。慢性尿路感染时有脓尿,可有尿频、尿急、尿痛等症。合并急性尿路感染时,腰痛加重,并伴发烧、寒战及血白细胞升高。输尿管膀胱壁段结石亦可引起尿频、尿急、尿痛,但非感染所致。

3.肾气虚衰型:肾积水,于上腹部或腰部发现囊性肿物。急性无尿,孤立肾或双尿路结石可引起急性无尿,即结石性无尿。

二、临症施护

1.气血瘀滞型应避免劳累,卧床休息,鼓励患者每日饮水量达 2 000~3 000ml。每次排尿时注意有无结石排出。

2.膀胱湿热型应嘱患者多饮水,卧床休息,加强生活护理,保持会阴清洁干燥。

3.肾气虚衰型应注意为患者保暖,保持口腔和会阴清洁,适当增加活动提高机体抵抗力,避免劳累。

三、饮食护理

1. 饮食宜清淡而富含营养,忌辛辣油腻之品,多进清凉饮料等,戒烟酒,宜大量饮水,每日 3 000ml 左右,忌生水、硬水。

2. 可选用玉米须、车前草等煎后代茶频服。

3. 肾气虚衰者饮食宜进营养丰富温补之品,平时可多食用粥、胡桃粥、人参大枣粥、黑木耳羹等。

4. 鼓励多饮水勤排尿,饮食宜清淡丰富,多食新鲜瓜果,忌食炙煿厚味、鱼虾海鲜、辛辣刺激之品,禁烟酒;少食菠菜、番茄、红茶、可可、巧克力、土豆及含钙高的牛奶、奶酪等,少吃肥肉、蛋黄。

四、用药护理

慎用磺胺类药物。对于疼痛难以耐受的病人应使用止痛剂。

五、并发症护理

1. 密切观察疼痛部位、性质、程度及面色、血压、体温、脉象、舌象变化并及时记录。

2. 患者如出现腰腹部剧烈绞痛时,可予局部做热敷,或遵医嘱针灸肾俞、膀胱俞、足三里、三阴交、期门、气海等穴,或注射阿托品、杜冷丁,伴尿闭,尿急不通时,应立即报告医生予以导尿。

3. 小便用纱布过滤,检查结石排出情况。

六、健康指导

1. 注意休息,避免劳累,卧床休息时宜采取自觉舒适的体位或屈曲位可缓解疼痛。

2. 介绍该病的病因机理,及时止疼,安慰患者因疼痛、血尿或排尿不畅等引起的紧张焦虑不安的情绪。

3. 对于手术病人应解释手术的安全性和必要性,鼓励病人战胜疾病的信心和勇气,积极主动配合治疗,手术后做好管道宣教及护理。

4. 对做碎石排石治疗的患者,与治疗前讲解步骤及注意事项,以取得患者合作,并注意观察治疗后的反应。

5. 注意防寒保暖,避免情志刺激,积极治疗尿路感染。

6. 对于肾结石患者多做肾区拍打;对于输尿管结石患者要鼓励多做跳跃运动,如跳绳;对于膀胱结石患者要鼓励多饮水,憋尿后再用力排尿。

疝护理常规

腹部脏器通过腹壁或盆腔薄弱或缺损处向体表突出时致病。常见腹股沟斜疝、腹股沟直疝、股疝、脐疝及切口疝。

一、临床表现

1.寒湿内盛证:少腹坠胀疼痛,可牵引睾丸坠胀、阴囊硬冷,喜暖畏寒。舌淡红苔薄白,脉弦紧。

2.肝气郁滞证:少腹或阴囊肿胀疼痛,阴部坠胀不适,胁肋胀满。多因愤怒、嚎哭、过度劳累而发作。舌淡,苔薄,脉弦。

3.气虚下陷证:肿块时大时小,伴有神疲乏力,气短心悸,食少纳差。舌质淡,苔薄白,脉细弱。

二、临症施护

1.术后去枕平卧6小时,膝下垫一软枕,使膝、髋关节微屈,以减小腹内压力和腹部切口张力,减轻切口疼痛,有利于愈合。次日可改半卧位。

2.预防术后出血:密切观察切口有无渗血。术后切口可放置沙袋压迫6~12小时,以预防出血。

3.保持敷料清洁、干燥,避免污染。注意观察体温、脉搏变化,切口有无红肿、疼痛,一旦发现切口感染,应尽早处理。

4.预防阴囊水肿,因阴囊比较松弛、位置较低,渗血、渗液易积聚于阴囊。为避免阴囊内积血、积液,术后可用丁字带将阴囊托起,并注意观察阴囊肿胀情况。

5.尿潴留的处理:手术后因麻醉或手术刺激引起尿潴留者,可予艾灸关元穴,同时予以诱导排尿,必要时导尿。

6.防治腹内压增高:术后注意保暖,以防因受凉而引起咳嗽,如有咳嗽应及时治疗,并嘱病人在咳嗽时用手按压保护切口。注意保持大小便通畅,指导病人多饮水,多进食蔬菜,每日定时排便,避免用力排便,便秘者予以通便药。

7.一般手术后3天可离床活动,采用无张力疝修补术的病人可以早期离床活动,但术后3天内仍以卧床休息为主。年老体弱、复发性疝、绞窄性疝、巨大疝病人可适当延迟下床活动时间。

三、饮食护理

1.饮食宜清淡易消化,忌食辛辣、煎炸、烟酒类。

2. 术前禁食,术后6～12小时,无恶心、呕吐者可进流质或半流质,次日可进普食。

3. 若行肠切除吻合术后应禁食,待肠功能恢复后方可进流质饮食再到半流质,最后普食。

四、用药护理

中药汤剂宜温服。必要时按医嘱应用抗生素预防感染。

五、并发症护理

1. 嵌顿疝,加强病情观察,腹股沟区肿块突出而不能回纳,有明显的触痛,下腹部疼痛进行性加剧,提示为嵌顿疝;若伴有恶心、呕吐,肛门停止排气、排便,腹部绞痛,考虑可能有肠管嵌顿。

2. 对嵌顿疝的病人应观察是否出现脉搏加快、体温上升、血压下降、神志改变等中毒性休克的表现。及时报告医生配合处理。

六、健康指导

1. 关心体贴病人,讲解本病的病因、治疗及手术、护理等,减轻恐惧心理。

2. 保持心情愉快,避免一切不良情绪刺激,以最佳状态接受治疗及护理。

3. 出院后注意休息,逐渐增加活动量,3个月内不参加重体力劳动,或过量活动。

4. 保持大便通畅,注意保暖防寒、咳嗽。

5. 及时治疗、预防和治疗有关疾病,如肺部疾患、前列腺肥大等。防止复发。

第四节　中医内科护理常规

1. 一般护理常规:病室环境。

(1)病室环境清洁、舒适、安静,保持室内空气新鲜。

(2)根据病证性质,室内温湿度适宜。

2. 根据病种:安排病室,护送患者到指定床位休息。

3. 入院介绍

(1)介绍主管医师、护士,并通知医师。

(2)介绍并区环境及设施的使用方法。

(3)介绍作息时间及相关制度。

4. 生命体征监测,做好护理记录

(1)测量入院时体温、脉搏、呼吸、血压、体重。

（2）新入院患者每日测体温、脉搏、呼吸 4 次，连续三日。

（3）若体温 37.5℃ 以上者，每日测体温、脉搏、呼吸 4 次。

（4）若体温 39℃ 以上者，每 4 小时测体温、脉搏、呼吸，或遵医嘱执行。

（5）体温正常 3 日后，每日测体温、脉搏、呼吸 3 次，或遵医嘱执行。

（6）危重患者生命体征监测遵医嘱执行。

5. 每日记录大便次数一次。

6. 每日测体重、血压一次，或遵医嘱执行。

7. 协助医生完成各项检查。

8. 遵医嘱执行分级护理。

9. 定时巡视病房，做好护理记录。

（1）严格观察患者生命体征、神志、瞳孔、舌脉、二便等变化，发现异常，及时报告医师，并配合治疗。

（2）注意观察分泌物、排泄物、治疗效果及不良反应等，发现异常，及时报告医师。

（3）及时了解患者在生活起居、饮食、睡眠和神志等方面的问题，实施相应的护理措施。

10. 加强情志护理，疏导不良心理，使其安心治疗。

11. 根据病情，对患者或家属进行相关健康指导，使其对疾病、治疗、护理等知识有一定了解，积极配合治疗。

12. 遵医嘱准确给药。服药的时间、剂量和方法，依病情、药性而定，注意观察服药后的效果和反应，并向患者做好药物相关知识的宣教。

13. 遵医嘱给予饮食护理，指导饮食宜忌。

14. 预防院内交叉感染

（1）严格执行消毒隔离制度

（2）做好病床单元的终末消毒处理。

15. 做好出院指导，并征求意见

肺痈的中医护理常规

一、临床表现

因风热邪毒蕴滞于肺，使热壅血瘀，血腐化脓所致。以发热、胸痛、咳吐腥臭脓血痰为主要临床表现。病位在肺，肺脓肿、支气管扩张等可参照本病护理。

二、中医辨证

初期：恶寒发热，胸痛，呼吸不利，口干，舌苔薄黄，脉浮滑而数。

成痈期:壮热寒战,胸痛转侧不利,咳吐腥臭脓痰,舌苔黄腻,脉滑数。

溃脓期:咳吐脓血,腥臭异常,气喘甚则不能平卧,身热,烦渴欲饮。舌质红或红绛,苔黄腻,脉滑数。

三、临证护理

1. 一般护理:按中医一般护理常规

2. 病室空气清新,避免烟尘等刺激性气味,禁止吸烟。

3. 急性期及咯血时应卧床休息,咳而喘急则取半卧位,恢复期适当下床活动。

4. 定时漱口,保持口腔卫生。

5. 病情观察,做好护理记录:观察体温、咳嗽、胸痛、咯血和痰的颜色、性状、痰量、气味和分层情况。

6. 高热时给予物理降温,汗出要避风。

7. 痰热壅肺,痰黏难咯,给予雾化吸入,促使痰液排除,必要时吸痰,有气道阻塞时,做好气管插管及气管切开准备工作,及时协助医师进行抢救。

8. 溃脓根据其部位予以体位引流排痰,轻拍其背,记录痰量,保持气道畅通。

9. 呼吸困难喘甚者,给予吸氧。

10. 保持乐观心情,积极配合治疗。

四、饮食护理

1. 饮食宜清淡,多食蔬菜,忌食油腻厚味、辛辣刺激之品及海腥发物,高热者,给予流食或半流食,多食水果等润肺化痰之品。

2. 口干明显者,遵医嘱给予中药煎水代茶饮。

3. 大便秘结者,遵医嘱给予中药泡水代茶饮。

五、给药护理

中药汤剂一般宜温服,服药后观察效果和反应。

六、并发症护理

1. 大咯血者,按咯血护理常规进行。

2. 咳吐瘀血块或有痰液阻塞气道征兆时,立即报告医师,配合处理。

3. 大量咯血后出现心烦、胸闷、汗出、面色苍白、血压骤降时,立即报告医师,配合处理。

4. 患者体温突降、烦躁不安、面色苍白,伴紫绀、冷汗出、四肢不温时,立即报告医师,配合处理。

七、健康指导

1. 起居有常,适时加减衣服,注意保暖,冬季外出时戴好口罩。

2. 饮食有节,向患者讲解饮食宜忌。

3. 向患者讲解疾病的基本知识及不良情绪对健康的影响。对病情迁延、反复发作者,耐心疏导,使其保持良好心态,积极配合治疗与护理。

4. 加强身体锻炼,谨防感冒。

风湿的中医护理常规

一、临床表现

多因人体正气虚弱,或过分劳倦、起居不当、风热毒邪所致。以发热、恶风、头痛、咳嗽、多痰、烦渴、胸痛为主要临床表现。病位在肺,涉及心、肾,流行性感冒、肺炎、急性气管炎等。

二、中医辨证分型

风热痹证:高热、咽痛、烦渴、关节红、肿、热及游走性疼痛,皮肤环形红斑。舌红,苔黄,脉滑数。本型常见于急性风湿热。

风寒痹证:不发热或低热,关节不温无红,但痛如刀割,遇寒尤剧。面色白,皮下结节。舌淡黯,苔薄白或白腻,脉弦紧。本型常见于慢性风湿性关节炎。

风湿痹证:关节肿胀、麻木疼痛或伴关节冷痛。或伴身热不扬,关节热痛,口渴不欲饮,多汗。本型见于慢性风湿性关节炎。

邪痹心脉证:关节疼痛微肿,或伴咽痛,胸闷或痛,气短,自汗,或心悸少寐。舌胖,色红或黯红,脉细数或结代。本型见于风湿病累及心脏,出现心脏瓣膜病变者。

三、临证护理

1. 一般护理。按中医内科一般护理常规进行。

2. 风湿初期,注意保暖防寒;邪入营血者,有条件者安置在单人病室,避免强光刺激。发热期卧床休息,多饮温开水。

3. 气息喘促不能平卧者给予半卧位,并遵医嘱吸氧。

4. 汗出过多者,用毛巾擦干,及时更换湿衣和床单。

5. 病情观察,做好护理记录:密切观察生命体征、神志、咳嗽、胸痛、汗出,痰的性状、颜色、气味及量。

6. 为患者创造舒适、和谐的生活环境,避免不良刺激。高热不退、无汗者,可物理降温或遵医嘱针刺。

7. 痰热壅肺、咳痰不爽者,遵医嘱给予雾化吸入以稀释痰液,必要时吸痰。

8. 呼吸困难、紫绀者,遵医嘱给予吸氧。

9. 大便秘结者,遵医嘱给予淡盐水灌肠或番泻叶泡茶饮。

10. 高热多汗者,可遵医嘱给予鲜芦根煎水代茶饮。

四、饮食护理

1. 饮食以清淡、宜消化、富营养为主。

2. 高热多汗烦渴者,可给予生津清热之品;饮食宜流质或半流质,少食多餐,忌食肥腻、辛辣、硬固、海鲜等物。

3. 鼓励患者适当饮水。

五、给药护理

中药汤剂宜温服,实热证可偏凉服,服药后观察效果和反应。

六、并发症护理

1. 热入心包,神昏、谵语等症时,及时报告医师,配合处理。

2. 邪陷正脱、体温骤降、汗出肢冷、面色苍白时,立即报告医师,配合处理。

3. 邪热内陷、津气枯竭,皮肤等部位出现斑疹和瘀斑连成大片、色紫时,立即报告医师,配合处理。

七、健康指导

1. 起居有常,劳逸适度,饮食有节。加强锻炼以增强体质。

2. 注意四时天气变化,随时增减衣服,避免受凉。

3. 流感流行期间减少去公共场所的次数,服用预防药物。

4. 避免对呼吸道的不良刺激,鼓励患者戒烟。

感冒的中医护理常规

一、临床表现

因外感风邪,客于肺卫所致。以鼻塞、流涕、咳嗽、恶寒、发热和头身疼痛为主要临床表现。病位在肺卫。上呼吸道感染可参照本病护理

二、中医辨证分型

风寒感冒:恶寒重、发热轻、头痛无汗、四肢酸痛、鼻塞不通、流清涕、说话声音重、咳嗽痰稀、咽痒、舌苔白、脉浮紧等症。

风热感冒:发热重、恶寒轻、有汗不多、头胀痛、四肢酸懒、咳嗽痰黄、咽红肿痛、口干欲饮、舌苔薄黄、脉浮数等症。

暑湿感冒:恶寒发热、头痛头胀、胸膈痞满、腹痛肠鸣、呕吐腹泻、身乏无力、口淡无味、食欲不振等症。

时行感冒:病人的症状与风热感冒的症状相似但发病快、病情重、高烧、怕冷寒战、头痛剧烈、肢体酸痛、疲倦无力、舌质红、苔黄、脉浮数有力等症。

三、临证护理

1.一般护理。按中医内科一般护理常规进行。

2.重症感冒宜卧床休息,热退后适当下床活动。若汗出热退时,宜用温毛巾或干毛巾擦身,更换衣服,避免受凉。

3.病情观察,做好护理记录:密切观察体温、寒热、汗出、咳嗽、咯痰、痰色、舌脉及服药后反应。

4.情志护理:因感冒多次反复发作,情绪低落,鼓励患者树立战胜疾病的信心。

四、饮食护理

1.饮食以淡为主,多饮水。忌辛辣、油腻厚味食物。

2.风寒感冒者,宜热食,忌生冷;风热感冒者,可多食水果;气虚感冒者,宜多选温补、易消化食物。

五、给药护理

风寒感冒者,汤药宜热服,服药后可给予热饮料,或盖被保暖,以助微汗出。
风热感冒者,汤药宜温服。

六、并发症护理

1.服解热药后体温骤降、面色苍白、出冷汗时,立即报告医师,配合处理。

2.药后无汗、体温继续升高、咳嗽、胸痛、咯血,或热盛动风抽搐时,立即报告医师,配合处理。

七、健康指导

1.起居有常,饮食有节。加强锻炼以增强体质。

2. 自我穴位按摩,坚持每日凉水洗脸,预防感冒。

3. 注意四时气候变化,天暑地热时,切忌坐卧湿地,汗出勿当风。

咳嗽的中医护理常规

一、临床表现

因邪客肺系,肺失宣肃,肺气不清所致。以咳嗽、咯痰为主要临床表现。病位在肺,涉及脾、肾。呼吸道感染、急性及慢性支气管炎、肺炎、支气管扩张、肺结核、肺脓肿等可参照本病护理。

二、中医辨证分型

1. 风寒咳嗽证:头痛、鼻塞、身痛、发热,或恶风自汗,或恶寒无汗,咳嗽声重,吐痰易出,脉浮。

2. 风热咳嗽证:头痛、头晕、发热、舌红、苔薄黄,口渴喉痒,咽干疼痛,咳黄稠黏痰,不易咳出,面色较红,脉浮数。

3. 暑热咳嗽证:身热体倦,口渴引饮,烦躁汗出,咳嗽气短,面垢,脉虚弱。

4. 燥热咳嗽证:咳嗽喉干,痰少且不易咳出,甚或带血丝,口渴唇燥,脉数或豁大无力。

5. 痰湿咳嗽证:夜间嗽多,因吐痰而咳嗽,痰易吐出,身重嗜卧,口干但不思饮,胃部饱闷,大便溏软,舌苔白腻,脉滑或缓。

6. 气火咳嗽证:面青,两胁痛,时有长吁,咳而少痰,食欲不振,口苦尿黄,脉弦或弦数。

7. 阴虚咳嗽证:下午嗽多,五心烦热,干咳少痰,或痰中带血,舌质软红,脉细数少力。

8. 气虚咳嗽证:咳嗽气短,咳痰清稀,食欲缺乏,少气懒言,精神不振,脉虚软濡缓。

9. 肾虚咳嗽证:行动则咳嗽甚,腰痛膝冷,面色黧黑,或觉有冷气自脐腹间上逆而咳,尺脉沉小。

三、临证护理

1. 按中医内科一般护理常规进行。

2. 咳嗽严重者卧床休息,痰多者取侧卧位,经常变换体位,将痰排出,必要时协助翻身拍背。

3. 病情观察,做好护理记录。宜观察咳嗽声音、时间、性质、节律和咯出痰的性状、颜色气味等特征,以及有无恶寒发热、紫绀、汗出等伴随症状。

4.保持精神愉快,对久咳不愈和肝火肺咳嗽的患者,做好情志调护,避免精神刺激,学会自我调节。

5.风寒束肺咳甚者,遵医嘱给予背部拔火罐或镇咳药。

6.风热、燥邪犯肺咳嗽,干咳痰少、黏稠难咯,遵医嘱用西药雾化吸入。

四、饮食护理

1.饮食宜清淡、易消化、富营养之品,忌肥甘、油腻、煎炸辛辣刺激性饮食及烟酒。

2.风热、燥邪犯肺咳嗽宜食清热润肺化痰之品。

3.肺肾阴虚咳嗽宜生津、润肺、止咳之品。

五、给药护理

1.中药汤剂一般宜温服。

2.风寒阳虚者中药宜热服,药后加盖衣被,以助微汗出。

六、并发症护理

1.胸痛气促、久咳、痰中带血,立即报告医师,配合处理。

2.痰呈黄绿色脓性痰,或大咯血时,立即报告医师,配合处理。

3.年老久病,痰不易咯出,出现体温骤降、汗出、尿少、头昏、心悸、嗜睡、四肢不温等脱证时,报告医师,配合处理。

七、健康指导

1.鼓励患者适当户外活动,平时注意身体锻炼,以增强体质,改善肺功能。

2.注意四时气候变化,随时增减衣物,注意寒暖,预防感冒。

内伤发热的中医护理常规

一、临床表现

因脏腑功能失调,气血阴阳亏虚所致。以低热,少数患者高热,或患者自觉身热,或五心烦热但体温不高等为主要临床表现。病位涉及各相关脏腑。功能性发热、肿瘤、血液病、内分泌病、结核病、结缔组织疾病等具有发热症状时,可参照本病护理。

二、中医辨证分型

1.气郁发热证:发热多为低热或潮热,热势常随情绪波动而起伏,精神抑郁,胸胁胀满,烦躁易怒,口干而苦,饮食减少,舌红,苔黄,脉弦数。

2. 肝瘀发热证:午后或夜晚发热,或自觉身体某些部位发热,口燥咽干,但不多饮,肢体或躯干有固定痛处或肿块,面色萎黄或晦暗,舌质青紫或有瘀点、瘀斑,脉弦或涩。

3. 湿郁发热证:低热,午后热甚,胸闷脘痞,全身重着,不思饮食,渴不欲饮,呕恶,大便稀薄或黏滞不爽,舌苔白腻或黄腻,脉濡数。

4. 气虚发热证:发热,热势或低或高,常在劳累后发作或加剧,倦怠乏力,气短懒言,自汗,易于感冒,食少便溏,舌质淡,苔薄白,脉细弱。

5. 血虚发热证:发热,热势多为低热,头晕眼花,身倦乏力,心悸不宁,面白少华,唇甲色淡,舌质淡,脉细弱。

6. 阴虚发热证:午后潮热,或夜间发热,不欲近衣,手足心热,烦躁,少寐多梦,盗汗,口干咽燥,舌质红,或有裂纹,苔少甚至无苔,脉细数。

7. 阳虚发热证:发热而欲近衣,形寒怯冷,四肢不温,少气懒言,头晕嗜卧,腰膝酸软,纳少便溏,面色㿠白,舌质淡胖,或有齿痕,苔白润,脉沉细无力。

三、临证护理

1. 按中医内科护理常规进行。

2. 高热或有出血倾向者卧床休息。

3. 自汗、盗汗量多者,用干毛巾擦拭后及时更换衣被。

4. 病情观察,做好护理记录。密切观察发热的时间、程度、特性和规律。

5. 消除顾虑,和鼓励患者战胜疾病的信心。

6. 安置患者及向患者家属介绍疾病的特点及调养的方法,以取得其配合,能安心治疗。

7. 注意伴发症状,如怕冷、出汗、口渴及面色、舌脉、神志及二便等变化情况。

四、饮食护理

1. 饮食以清淡、易消化、富营养为原则。多食新鲜水果和蔬菜,忌煎炸、肥腻、辛辣等助湿生热之品。

2. 气虚发热可食健脾益气食物,阴虚发热可食滋阴清热食物,血虚发热可食益气养血之品。

3. 肝郁发热可食健脾益气食物,清热解郁之品。

五、给药护理

1. 中药汤剂一般宜温服,阴虚发热者宜凉服,气虚发热者宜热服。

2. 低热盗汗者,遵医嘱可给予中药煎水代茶饮。

3.耗伤,肠燥便秘者,遵医嘱给予通便药或中药泡水代茶饮。

六、并发症护理

体温过高或过低,发热程度与伴随症状不符时,报告医师并配合处理。

七、健康指导

1.内伤发热常缠绵反复,体温正常后嘱患者仍注意体温变化。
2.保持良好的心态,避免急躁、焦虑、忧思等不良情绪刺激。
3.应加强身体锻炼,以增强体质。
4.遵医嘱按时服药,定时到医院复查。

哮喘的中医护理常规

一、临床表现

因外邪、饮食、情志、劳倦等因素,使气滞痰阻,气道挛急、狭窄所致。以发作性喉中哮鸣有声、呼吸困难,甚则喘息,不得平卧为主要临床表现。病位在肺、脾、肾。支气管哮喘、喘息性支气管炎等可参照本病护理。

二、中医辨证分型

肺气虚证:可由劳伤、久咳、暑热及重病之后,或脾虚不能上升清气于肺,而致肺气亏少,功能活动减弱。

脾气虚证:由久咳肺虚,子盗母气,津液不布,脾运呆滞而成;或脾气不足,运化不及,精微不布,土不生金,而致脾肺两虚。

肾气虚证:由久病喘咳,肺损及肾,金不生水,气不归源,肾失摄纳所致。

三、临证护理

1.一般护理:按中医内科一般护理常规进行。
2.哮喘发作时应卧床休息,取半卧位或端坐位,立即给予氧气吸入。
3.哮喘缓解后可适当下床活动。
4.病情观察,做好护理记录。密切观察哮喘发作时间、特点、咯痰难宜程度、痰色、痰量、神志、面色、汗出、体温、舌脉及哮喘发作与季节、气候、饮食和精神等因素的关系,以及伴随症状。
5.情志护理。

6.解除患者思想顾虑,消除紧张心理。

7.满足患者的心理需求,积极配合治疗与护理。

8.痰气交阻,哮喘发作时遵医嘱针刺。

四、饮食护理

1.饮食宜清淡、富营养,不宜过饱、过甜、过咸,忌生冷、辛辣、鱼腥发物、烟酒等食物。

2.喘憋多汗者,嘱多饮水。

3.注意饮食调护,保持大便通畅。

五、给药护理

1.中药汤剂一般宜温服,寒哮宜热服。

2.哮喘发作有规律者,可在发作前1~2小时服药以缓解症状,服药后观察其效果和反应。

3.对喘证患者慎用镇静剂。

六、并发症护理

1.突然出现呼吸急促,张口抬肩,胸部满闷,不能平卧时,立即报告医师,配合处理。

2.哮喘持续发作、汗出肢冷、面青唇紫、烦躁不安、神昏时,立即报告医师,配合处理。

3.夜间喘甚、咯稀泡沫痰、心悸尿少、浮肿时,立即报告医师,配合处理。

4.服用含麻黄的汤药后,心率明显加快、血压升高时,立即报告医师,配合处理。

5.患者主诉鼻、咽、眼部发痒、咳嗽、流鼻涕等,报告医师,配合处理。

6.出现痰热闭阻、喘息不止、咳痰不利、精神恍惚、烦燥不安、嗜睡时,立即报告医师,配合处理。

七、健康指导

1.起居有常,注意四时气候变化,防寒保暖。

2.居室内切勿放置花草,禁止养宠物及铺设地毯等。

3.戒烟酒,忌食海鲜发物等宜引发过敏的食物。

4.保持良好的情绪,防止七情内伤,诱发哮喘发作。

悬饮的中医护理常规

一、临床表现

因肺气不足,外邪乘虚侵袭,肺失宣通,胸络郁滞,气不布津,使饮停胸胁所致。以咳唾胸胁引痛,或见胁肋饱满为主要临床表现。病位在胸胁。结核性渗出性胸膜炎、胸肺肿瘤等可参照本病护理。

二、中医辨证分型

1. 邪郁少阳证:寒热往来,汗少或有汗,热不退,咳嗽痰少,气急,胸刺痛,呼吸转侧加重,心下痞硬,干呕,口苦,咽干

2. 饮停胸胁证:咳唾引痛渐减,气喘息促加重,胸胀满,甚则可见偏侧隆起,不能平卧,或仅能偏卧于患侧。

3. 络脉不和证:胸疼痛,胸闷,呼吸不畅,或有闷咳,迁延经久不已。

4. 阴虚内热证:呛咳时作,咯吐少量黏痰,或午后潮热,口干咽燥,颧红,心烦,手足心热,盗汗,胸闷痛,消瘦。

三、临证护理

1. 一般护理:按中医内科一般护理常规进行。

2. 胸水量多、胸满气急者,取半卧位休息。恢复期适当运动,并逐渐增加活动量。

3. 体弱、长期卧床者,预防压疮发生。

4. 发热期执行呼吸道隔离。

5. 病情观察,做好护理记录。观察体温、呼吸、咳嗽、胸痛与胸水消长情况及疼痛的性质、程度。

6. 保持良好的心态,对水饮消退较慢者或病情反复者,耐心疏导,使患者树立治愈疾病的信心,配合治疗。

7. 胸痛严重,取患侧卧位,减轻疼痛。

8. 水饮积聚较多,呼吸困难明显,遵医嘱做好胸腔穿刺术术前准备及术后的护理。

9. 患者喘促、气急、呼吸困难,遵医嘱给予氧气吸入。

四、饮食护理

1. 饮食宜清淡、富营养,忌食肥腻、煎炸、酸性收敛及助湿生热之品。

2. 阴邪亢盛时,可选用行气利水之品,适当限制饮水量。

3. 气阴两虚者,可给予补中益肺之品。

五、给药护理

中药汤剂宜温服,如服用逐水祛饮药时,应向患者讲明服药方法、药物作用及服后可能发生的反应等,并做好记录。

六、并发症护理

1. 胸胁疼痛严重时,报告医师并配合处理。
2. 呼吸困难、张口抬肩、面色紫绀时,立即报告医师,配合处理。

七、健康指导

1. 慎起居,预防感冒。
2. 劳逸结合,选择适当的锻炼方法,以增强体质改善肺功能。
3. 学会自我心理调节,保持愉快、乐观、开朗的心情。
4. 定期到医院复查,预防并发症的发生。

肺胀的中医护理常规

一、临床表现

因反复发作迁延不愈,使肺气胀满,不能敛降所致。以胸中胀满,痰涎壅盛,喘咳上气,动后尤显,甚者面色、唇舌发绀,心慌浮肿为主要临床表现。病位在肺,涉及心、脾、肾。慢性气管炎、肺气肿、肺源性心脏病等可参照本病护理。

二、中医辨证分型

1. 外寒内饮证:咳逆喘促,胸部膨隆胀满,不得卧,痰稀泡沫样,量多,鼻塞流涕,口干不欲饮,或伴恶寒重,发热,肢体酸楚,舌淡暗苔白滑,脉浮紧。

2. 痰浊阻肺证:咳喘胸闷,痰多黏稠,口黏不渴,兼有呕恶纳呆,便溏,舌淡红,苔白腻,脉弦滑或濡滑。

3. 痰热郁肺证:咳喘气涌,咳吐黄黏痰,难咯,或痰兼血丝,伴烦热,身热汗出,尿赤,大便或秘,舌红,苔黄腻,脉滑数。

4. 瘀血壅肺证:咳喘胸闷,喘息不能平卧,胸部膨满,憋闷如塞,舌质暗红,边有瘀斑,舌底脉络青紫或粗胀,脉弦。

5. 气阴两虚证:喘咳,气短,动则喘甚,咳嗽,少痰,神疲乏力,纳呆,舌红苔少,脉细弱。

6. 肺脾两虚证:胸闷气短,动则气促心悸,咳嗽,痰白量少,神疲,时自汗出,纳差,舌淡苔薄白,脉细弱。

7. 肺脾肾虚证:咳嗽,喘促,动则加重,痰白质稀,语声低怯,纳差,舌淡。

三、临证护理

1. 一般护理：按中医内科一般护理常规进行。

2. 重症患者卧床休息，胸闷喘息取半卧位，病情缓解或轻症可适当活动，逐渐增加活动量，不宜过劳。

3. 重症患者做好口腔及皮肤护理，浮肿者记录出入量。

4. 鼓励患者咳嗽、排痰，必要时体位引流。

5. 病情观察，做好护理记录。密切观察生命体征、喘息、浮肿、咳嗽、咳痰等变化。

6. 本病缠绵难愈，患者精神负担较重，指导患者自我排解方法，树立战胜疾病信心，积极配合治疗与护理。

7. 痰热郁肺、痰黏稠难咯出时，给予雾化吸入，必要时吸痰，保持呼吸道通畅。

四、饮食护理

1. 饮食宜清淡可口、富营养、易消化，忌食辛辣、煎炸或过甜、过咸之品。

2. 寒饮束肺者，忌食生冷水果。

3. 痰热郁肺者，可饮清热化痰之品。

4. 有心衰和水肿者，给予低盐或无盐饮食。

5. 多汗者，注意补液，给予含钾食物。

6. 纳呆者，可少食多餐，并注意饮食的色、香、味。

五、给药护理

中药汤剂一般宜温服，服药后观察效果和反应，并做好记录。

六、并发症护理

1. 出现呼吸困难、呼多吸少、动则喘促、紫绀时，立即给予低流量持续吸氧，观察吸氧效果，并做好气管插管或气管切开准备工作，随时准备协助医师进行抢救。

2. 躁动不安者，遵医嘱使用镇静药。

3. 出现神志恍惚、面色青紫、痰声辘辘、四肢发凉时，立即报告医师，配合处理。

4. 出现面赤谵语、胸中闷胀、烦躁不安、舌强难言时，立即报告医师，配合处理。

5. 出现神志不清、气促、冷汗、四肢厥冷、脉微欲绝时，立即报告医师，配合处理。

七、健康指导

1. 加强锻炼，劳逸适度。

2. 慎风寒，防感冒。

3. 饮食有节,戒烟酒。

4. 积极治疗原发病,定期到医院复查。

胃脘病的中医护理常规

一、临床表现

因胃气郁滞,气血不畅所致。以上腹近心窝处经常发生疼痛为主要临床表现。病位在胃,涉及肝、脾。急慢性胃炎、胃与十二指肠溃疡等可参照本病护理。

二、中医辨证分型

1. 肝气犯胃证:胃脘胀痛,攻窜不定,连及胸胁,得嗳气或矢气稍减,遇恼怒或抑郁则复发或加重,胸闷纳呆,泛吐酸水,口苦,大便成形而排出不畅,舌淡红,苔薄白或黄,脉弦或沉弦。

2. 脾胃虚寒证:胃脘隐痛,绵绵不休,喜温喜按,劳累或受凉后发作或症状加重,空腹痛重,得食减轻,稍食即饱,食后脘胀,口淡不渴,纳呆,时吐清水,身倦乏力,神疲懒言,畏寒肢冷,大便溏薄,或先硬后溏,舌淡苔薄白或白滑,脉沉迟或细。

3. 胃阴亏虚证:胃脘隐隐灼痛,空腹时重,似饥不欲食,口干喜饮,消瘦乏力,大便干燥,或见手足心热,舌红少苔,或见花剥苔及裂纹,脉细数或弦细。

4. 瘀血停胃证:胃痛屡发,痛如针刺刀割,痛有定处而拒按,食后较甚,入夜为重,或见黑便,时嗳气,舌质紫暗或有瘀点或唇黑,脉沉涩或细。

5. 寒邪客胃证:胃脘痛胀,灼热感,心下痞满作痛,按之不舒,心下恶寒,大便时结时溏,泛吐清涎,嘈杂吞酸或牙龈肿痛,食冷则痛作,口苦心烦,舌尖偏红,苔白厚腻或薄黄,脉滑数或弦。

6. 饮食停滞证:胃脘疼痛,胀满拒按,嗳腐吞酸或呕吐不消化食物,吐后则病减,纳差厌食,大便不畅,得矢气后及便后稍舒,舌苔厚腻,脉滑弦。

7. 脾胃郁热证:胃脘灼热,脘内嘈杂,胀满疼痛,呕恶厌食,肢体困重,大便不爽,小便短赤不利,口干不欲饮,舌淡红,苔薄黄或黄腻。脉弦数或滑数。

三、临证护理

1. 一般护理:按中医内科一般护理常规进行。

2. 胃痛持续不已,疼痛较剧烈,或呕血、黑便者,应卧床休息,缓解后可下床活动。

3. 病情观察,做好护理记录

(1)密切观察疼痛的部位、性质、程度、时间、诱发因素,及与寒热、饮食的关系。

(2)注意呕吐物和大便的颜色、性状、量。

4.帮助患者消除紧张、恐惧等不良情绪的影响,使其保持乐观情绪。

5.胃痛发作可遵医嘱给予针刺止痛。

四、饮食护理

1.食滞胃痛者,暂时禁食;缓解后给予流质或半流质饮食。

2.饮食以质软、少渣、易消化、少量、多餐为原则。

3.戒烟酒、浓茶、咖啡。忌食辛辣、肥甘之品。

五、给药护理

1.中药汤剂一般宜温服。

2.脾胃虚寒或寒凝气滞者,中药汤剂宜热服。

3.虚寒性胃痛者,遵医嘱热敷或药熨胃脘部,或艾灸,或中药膏剂贴敷。

六、并发症护理

1.呕血、黑便者,按血证护理常规进行。

2.胃痛突然加剧,或伴呕吐、寒热,或全腹硬满而疼痛拒按时,报告医师,配合处理。

3.出现呕血或黑便、面色苍白、冷汗时出、四肢厥冷、烦躁不安、血压下降时,立即报告医师,配合处理。

七、健康指导

1.禁烟、酒、浓茶、咖啡等刺激性食物。了解患者饮食习惯,必要时推荐食谱,改善原有饮食习惯。

2.生活规律,劳逸结合,保证睡眠,保持乐观情绪。

3.如出现疼痛、反酸、呕吐等症状时,及时就医。

4.指导患者和家属了解本病的性质,掌握控制疼痛的简单方法,减轻身体痛苦和精神压力。

呕吐的中医护理常规

一、临床表现

因胃失和降,胃气上逆所致。以胃内容物从口吐出为主要临床表现。病位在胃,涉及肝、脾。急性胃炎、幽门或贲门痉挛、胆囊炎、肝炎、胰腺炎等出现呕吐时可参照本病护理。

二、中医辨证分型

1. 脾胃虚寒证:饮食稍有不慎,或稍有劳倦,即易呕吐,时作时止,胃纳不佳,脘腹痞闷,口淡不渴,面白少华,倦怠乏力,舌质淡,苔薄白,脉濡弱。

2. 胃阴亏虚证:呕吐反复发作,但呕吐量不多,或仅吐唾涎沫,时作干呕,口燥咽干,胃中嘈杂,似饥而不欲食,舌红少津,脉细数。

3. 痰饮停胃证:呕吐物多为清水痰涎,胸脘满闷,不思饮食,头眩心悸,或呕而肠鸣,苔白腻,脉滑。

4. 肝气犯胃证:呕吐吞酸,嗳气频作,胸胁胀满,烦闷不舒,每因情志不遂而呕吐吞酸更甚,舌边红,苔薄白,脉弦。

5. 寒邪犯胃证:突然呕吐,可伴发热恶寒,头身疼痛,胸脘满闷。苔白腻,脉濡缓。

6. 食滞胃肠证:呕吐酸腐,脘腹胀满,嗳气厌食,得食愈甚,吐后反快,大便秽臭或溏薄或秘结。苔厚腻,脉滑实。

三、临证护理

1. 一般护理:按中医内科一般护理常规进行。

2. 呕吐严重者,卧床休息,不宜过多翻身,吐后不宜立即进食。

3. 呕吐时宜取侧卧位为好,轻拍其背,吐后用温水漱口。对卧床不起或神志不清者,可将头偏向一侧,以免呕吐物呛入气道而窒息。

4. 必要时将呕吐物留样送检。

5. 观察病情,做好护理记录:观察和记录呕吐物内容、颜色、气味、量、次数和时间等。

6. 情志护理:消除患者恐惧、紧张心理,肝气犯胃者,保持心情舒畅。

7. 肝气犯胃,稳定患者情绪,遵医嘱针刺。

8. 脾胃虚寒者,胃脘部要保温、热敷或遵医嘱隔姜灸或按摩胃脘部。

四、饮食护理

1. 寒邪犯胃,可用鲜生姜煎汤加红糖适量热服。

2. 时滞肠胃,欲吐不得吐者,可先饮用温盐水,后用压舌板探吐。

3. 痰饮停胃,可频服少量生姜汁。

4. 进食时保持心情舒畅,宜少食多餐。

5. 肝气犯胃者,可给予理气降气食物。

6. 食积者应节食。

7. 虚寒性呕吐宜食温热性饮食,忌生冷不洁和肥甘厚味之品,尤忌甜食。

五、给药护理

1.中药汤剂宜小量渐进热服。

2.胃阴亏虚者遵医嘱给予中药泡水代茶饮。

六、并发症护理

1.呕吐剧烈、量多,伴皮肤干皱、眼眶下陷、舌质光红时,报告医师,配合处理。

2.呕吐呈喷射状,伴剧烈头痛、项强、神志不清时,立即报告医师,并配合处理。

3.呕吐物中带咖啡样物或鲜血时,立即报告医师,并配合处理。

4.呕吐频繁,不断加重或呕吐物腥臭,伴有腹胀痛拒按无大便及矢气时,报告医师,并配合处理。

5.呕吐频作,头昏头痛、烦躁不安、嗜睡、呼吸深大时,报告医师,并配合处理。

七、健康指导

1.注意生活起居,避免受寒或过于劳累。

2.讲究饮食卫生,做到饮食有节。

3.饮食一般宜软、易消化,切忌过饱。

泄泻的中医护理常规

一、临床表现

因感受外邪,或饮食内伤,使脾失健运,传导失司所致。以大便次数增多,便稀溏或如水样为主要临床表现。病位在大、小肠,涉及脾胃。急慢性肠炎、肠结核、肠功能紊乱等。可参照本病护理。

二、中医辨证分型

1.寒湿困脾证:泄泻清稀,甚则如水样,腹痛肠鸣,脘闷食少,或伴有恶寒发热,鼻塞头痛,肢体酸痛,苔薄白或白腻,脉濡缓。

2.肠道湿热证:泄泻腹痛,泻下急迫,或泻而不爽,粪色黄褐而臭,肛门灼热,烦热口渴,小便短黄,舌苔黄腻,脉濡数或滑数。

3.食滞肠胃证:腹痛肠鸣,泻下粪便臭如败卵,泻后痛减,伴有不消化之物,脘腹痞满,嗳腐酸臭,不思饮食,舌苔垢浊或厚腻,脉滑。

4.肝气郁滞证:每因抑郁恼怒或情绪紧张之时,发生腹痛泄泻。平时多有胸胁胀痛,嗳气食少,舌淡红,脉弦。

5. 脾气亏虚证:大便时溏时泻,水谷不化,稍进油腻之物,则大便次数增多,饮食减少,脘腹胀闷不舒,面色萎黄,肢倦乏力,舌淡,苔白,脉细弱。

6. 肾阳亏虚证:泄泻多在黎明之前,腹部作痛,肠鸣即泻,泻后则安,形寒肢冷,腰膝酸软,舌淡苔白,脉沉细。

三、临证护理

1. 一般护理:以内科一般护理常规进行。

2. 急性泄泻者,应卧床休息。

3. 具有传染性者,执行消化道隔离。

4. 长期卧床者,应定时翻身,泄泻后清洁肛门,保持肛周皮肤清洁干燥。

5. 遵医嘱及时、准确的留取大便标本送检。

6. 病情观察,做好护理记录

(1)大便的量、色、质、气味及次数,有无里急后重的情况。

(2)观察体温、脉搏、舌苔、口渴、饮水、尿量和皮肤弹性等变化。

7. 慢性泄泻患者常有焦虑、恐惧心理,给予安慰,消除疑虑,保持心情愉快。

8. 肝气郁滞者,忌恼怒,保持心情舒畅。

9. 寒湿困脾,腹痛者,可做腹部热敷。

10. 食滞肠胃,腹痛者,遵医嘱给予针刺。

四、饮食护理

1. 饮食以清淡、易消化、无渣及营养丰富的流质或半流质为宜,忌食油腻、生冷、辛辣等刺激性食物。

2. 肠道湿热者,饮食宜清淡爽口,忌食生冷助湿之品。

3. 食滞胃肠者,暂禁食,待好转后给予软食。

4. 脾气亏虚者,以清淡饮食为宜,可食健脾食物。

五、给药护理

1. 中药汤剂趁热服用,服后盖被静卧。

2. 肠道湿热,肛门灼热疼痛者,遵医嘱中药熏洗。

六、并发症护理

1. 泄泻严重、眼窝凹陷、口干舌燥、皮肤干枯无弹性、腹胀无力时,报告医师,并配合处理。

2.呼吸深长、烦躁不安、精神恍惚、四肢厥冷、尿少或无尿时,立即报告医师,并配合处理。

七、健康指导

1.注意饮食清洁、有节。

2.生活规律,劳逸结合,保持心情舒畅。

3.指导患者遵医嘱正确服药。

黄疸的中医护理常规

一、临床表现

因感受湿热病邪,阻滞肝胆,气机受阻,疏泄失常,胆汁外溢所致。以目黄、身黄、溲黄为主要临床表现。病位在肝、胆,涉及脾、胃。病毒性肝炎、肝硬化、肝癌、胆道疾病等出现黄疸者,可参照本病护理。

二、中医辨证分型

1.肝胆湿热证:多由外感湿热之邪,或湿邪内生,郁久化热所致。症见胁肋胀痛灼热,腹胀厌食,口苦泛恶,小便短赤或黄,大便不调,或身目发黄,舌红苔黄腻,脉弦数等。

2.湿困脾胃证:由于脾胃虚弱,脾失健运,运化无权,湿邪就会留恋在中宫,中为中焦也就是脾胃困湿,湿困脾胃的症状有:胸痞呕恶、脘腹胀满、或发黄疸,或为便溏等。

3.热毒炽盛证:热毒炽盛,损伤肝胆,胆汁外溢,以黄疸急起,迅即加深,高热烦渴,呕吐频作,脘腹满胀,疼痛拒按,大便秘结,小便短少,烦躁不安,舌边尖红,苔黄糙,脉弦数或洪大等为常见症的急黄证候。

三、临证护理

1.一般护理:按中医内科一般护理常规进行。

2.凝似传染性疾病时,执行消化道隔离。

3.发病期间宜卧床休息。

4.口臭、齿衄、呕吐者,做好口腔护理。

5.皮肤瘙痒者,保持皮肤清洁。定时翻身,预防压疮。

6.病情观察,做好护理记录。

7.密切观察黄疸部位:色泽、程度,体温、血压、舌脉、二便以及有无呕吐、腹胀、腹水、神昏等情况。

8.向患者及家属进行疾病知识的宣教,解除忧虑,积极配合治疗。

四、饮食护理

1.饮食以低脂、低蛋白、清淡、半流质为宜,忌食肥腻、辛辣、烟酒之品。

2.黄疸消退后可食健脾祛湿之品。

五、给药护理

1.中药汤剂宜温服。神昏不能口服时遵医嘱鼻饲给药或保留灌肠。

2.肝胆湿热者,遵医嘱用中药泡水频服。

3.湿困脾胃,涨腹满重者可遵医嘱用葱熨法;恶心、呕吐者,遵医嘱针刺。

六、并发症护理

1.热毒炽盛,病势急者,按有关急症护理进行。

2.24小时尿量少于500ml和黄疸急骤加深时,立即报告医师,并配合处理。

3.言语不清、神昏谵语,或四肢震颤时,立即报告医师,并配合处理。

4.呕吐、便血或高热烦渴、恶心呕吐时,报告医师,并配合处理。

七、健康指导

1.注意饮食清洁、有节、慎起居。适劳逸,防过劳。

2.保持心情舒畅。

3.禁吸烟、饮酒,注意保暖,防止感染。

4.保持大便通畅,定期门诊复查。

积聚的中医护理常规

一、临床表现

因七情、饮食、寒湿等疾病因素交错夹杂,血瘀、虫积、食积、燥屎、痰凝等缚结所致。以腹腔内有可触及、有形可征的包块为主要临床表现。病在肝、脾。腹部肿瘤、肝脾肿大、内脏下垂、肠梗阻等可参照本病护理。

二、中医辨证分型

1.肝郁气滞证:腹中气聚,攻窜胀痛,时聚时散,脘胁之间适或不适,病情常随情绪而起伏,苔薄,脉弦。

2.食滞痰阻证:腹胀或痛,便秘,纳呆,时有如条状物聚起在腹部,重按则胀痛更甚,舌苔腻,脉弦滑。

3.气滞血阻证:积证初起,积块软而不坚,固着不移,胀痛并见,舌苔薄白,脉弦。

4.气结血瘀证:腹部积块渐大,按之较硬,痛处不移,饮食减少,体倦乏力,面黯消瘦,时有寒热,舌质青紫,或有瘀点瘀斑,脉弦滑或细涩。

三、临证护理

1.一般护理:按中医内科一般护理常规进行。

2.有无黄疸、臌胀、血证、神昏、水肿、发热、呕吐等预兆。

3.关心、体贴和安慰患者,使其保持乐观愉快的情绪,积极配合治疗。

四、饮食护理

1.饮食宜清淡、有营养、易消化,忌食肥腻、煎炸、硬固、辛辣、生冷、醇酒之品。

2.食欲正常者,可给予补益气血及化瘀之品。

五、给药护理

1.中药汤剂温服,观察用药后效果和反应。

2.遵医嘱给予外贴消癥散结药膏,有助于消积散瘀。

六、并发症护理

1.腹部突然剧痛,伴恶心呕吐,腹部及结块有明显压痛时,报告医师,并配合处理。

2.出现吐血或便血、面色苍白、汗出肢冷、头晕心悸、血压下降、脉细弱时,报告医师,并配合处理。

七、健康指导

1.注意锻炼身体,保持心情愉快,避免精神刺激。

2.饮食上少食肥甘厚味及辛辣之品。

糖尿病的中医护理常规

一、临床表现

因禀赋不足阴虚燥热所致。以口渴引饮为上消、善食易饥为中消、饮一溲一为下消统称消渴为主要临床表现。病位在肺、胃、肾。糖尿病、尿崩症等可参照本病护理。

二、中医辨证分型

1. 脾虚湿热:精神不振,四肢乏力,口渴引饮,能食便溏,或食少腹胀,舌淡苔白而干,脉细弱无力。

2. 气阴两虚:倦怠无力,汗出气短,口干渴,小便频数,舌红少苔,脉细弱。

3. 脾肾气虚:神疲肢倦,纳差便溏,头晕耳鸣,腰膝酸软,夜尿多,甚者水肿,舌淡苔白,脉沉细无力。

三、临证护理

1. 一般护理

(1)按中医内科一般护理常规进行。

(2)遵医嘱定期检查血糖和尿糖的变化。

(3)准确记录 24 小时出入量,每周定时测体重。

2. 病情观察,做好护理记录

(1)观察患者神志、视力、血压、舌脉、皮肤等情况。

(2)患者突然出现心慌头晕、出虚汗、软弱无力等低血糖现象时,报告医师,并配合处理。

(3)出现头痛头晕、食欲不振、恶心呕吐、烦躁不安、呼出烂苹果气味时,报告医师,并配合处理。

(4)出现神昏、呼吸深快、血压下降、肢冷、脉微欲绝时,报告医师,并配合处理。

四、饮食护理

个体化糖尿病饮食,强调膳食平衡。节制肥甘厚味辛温助阳之品,禁烟酒。膳食与药膳调配:尽可能基于中药食物性味理论,进行药膳饮食治疗。单纯饮食控制者,可配合使用糖尿病治疗仪。

五、用药护理

严格按医嘱服用降糖类药物。

六、并发症护理

注意观察病情,防止水肿发生,及时发现阴虚阳浮或阴阳离绝等所致的为重变证。

七、健康指导

1. 指导病人学习和掌握监测血糖、血压、体重的方法。

2.强调病员饮食治疗的重要性,控制总热量,戒烟酒。指导病员饮食清淡,烦渴多饮,尿频量多者可常食苦瓜、冬瓜、白菜、油菜、番茄、洋葱、豆制品,瘦猪肉、鸡蛋等,忌辛辣之品。

3.情志调节,注意情绪、精神压力对疾病的影响,指导病人正确处理疾病所致的生活压力。保持情志畅达,树立战胜疾病的信心。

4.指导病人及家属熟悉糖尿病常见并发症的观察方法和处理措施。根据自身情况选择运动方式,如打太极拳、散步、快步走等。

5.指导病人定期复诊。一般2~3月复检GHbA1c,1~2月检测血脂,体重每1~3月测一次,以了解病情控制情况,及时调整用药剂量,每年全身体检1次,以便尽早防治慢性并发症。

6.预防意外发生,病人外出时随身携带识别卡,以便发生紧急情况及时处理。

水臌的中医护理常规

一、临床表现

因肝脾受伤,输运失常,气血交阻,水起内停所致。以腹满胀大为主要临床表现。病位在肝、脾,久则及肾。肝硬化、结核性腹膜炎、腹腔肿瘤等可参照本病护理。

二、中医辨证分型

1.气滞湿阻证:肝气郁滞,水湿内停,以腹大腹满,胀而不坚,胁下痞胀或疼痛,恶心欲吐,纳食减少,食后胀甚,嗳气,肢体困重,头晕嗜睡,小便短少,大便不爽,舌淡,苔白腻,脉弦等。

2.寒湿困脾证:腹大胀满,按之如囊水,甚则颜面微浮,下肢浮肿,脘腹痞胀,得热则舒,精神困倦,祛寒懒动,小便少,大便溏,舌苔白腻,脉缓。

3.湿热蕴结证:湿热互结,热不得越,湿不得泄,以身热不扬,口渴不欲多饮,头痛,身重而痛,腹满食少,小便短黄,大便泄泻,舌红苔黄腻,脉滑数等。

4.肝肾阳虚证:善恐、忧郁、胁下虚闷或坠胀、畏寒肢冷、神疲乏力、腰膝酸软,舌质胖大苔白、脉沉。

5.肝肾阴虚证:肝肾阴液亏虚,虚热内扰,以晕眩耳鸣,五心烦热,低热颧红,头胀胁痛,视力减退,腰膝酸软,舌红少苔,脉弦细数等为常见症的证候。

三、临证护理

1.一般护理:按中医内科一般护理常规进行。

2. 疑似传染性疾病者,执行消化道隔离。

3. 重症患者宜卧床休养,因腹胀而致呼吸困难者,可取半坐卧位。轻者可适当活动。

4. 脾肾阳虚者,宜住向阳病室。

5. 对长期卧床和重症行动不便患者,应加强皮肤护理。

6. 每日记录出入量。

7. 病情观察,做好护理记录。注意观察神志、腹部形态、尿量及喘促、出血、呼吸、气味等情况。

8. 加强情志护理,鼓励患者树立战胜疾病信心,坚持治疗。

四、饮食护理

1. 饮食以富于营养、易消化为宜。

2. 厌食者,饮食宜清淡可口并多样化,忌食辛辣、油腻、生冷、煎炸、刺激性或硬固食物限制钠盐的摄入。

3. 高血氨禁用高蛋白饮食。

4. 气滞湿阻者,可多食理气健脾之品;脾肾阳虚者,可食健脾益肾之品;寒湿困脾者,可食健脾利水之品。

五、给药处理

1. 中药汤剂浓煎温服,寒湿困脾者趁热服用,湿热蕴结者凉服,服药后观察效果和反应。

2. 服攻下逐水药前,应嘱患者趁热服用,湿热蕴结者凉服,服药后观察效果和反应。

3. 服攻下逐水药前,应向患者解释服药方法、作用、服药后可能出现的反应及注意事项。

4. 食管静脉曲张者,药丸研碎后服用。

5. 气滞湿阻者,遵医嘱用中药捣烂贴脐。

6. 肝肾阳虚者,遵医嘱艾灸或热敷。

7. 抽放腹水时,应注意观察并记录腹水的量、颜色、性质等情况,遵医嘱送检。

六、并发症护理

1. 密切观察抽放腹水后的病情变化,防止肝昏迷、出血、腹腔感染等并发症发生。

2. 骤然大量吐血、便血或神昏时,立即报告医师,并配合处理。

3. 出现烦躁失眠或静卧嗜睡、语无伦次、神昏谵语等肝昏迷先兆时,报告医师,并配合处理。

4. 出现腹大如鼓、脉络怒张脐心突出、下痢频繁、四肢消瘦时,报告医师,并配合处理。

七、健康指导

1. 戒烟酒,避免过度劳累。

2. 指导患者和家属掌握测腹围、记录尿量、测体重等一般知识。

3. 保持心情舒畅。

4. 预防口腔、皮肤感染。

5. 保持大便通畅。

6. 用药之后定时测量腹围及体重,准确记录出入量。

水肿的中医护理常规

一、临床表现

因肺脾肾对水液宣化输布功能失调,使体内水湿滞留,泛溢肌肤所致。以头面、四肢腹部,直至全身浮肿为主要临床表现。病位其本在肾、其标在脾,涉及膀胱、三焦。肾性、心源性、营养不良性水肿等均可参照本病护理。

二、中医辨证分型

1. 风水相搏证:发病急,初起面目浮肿,继则遍及全身,小便不利;偏于寒者,形寒无汗,苔白滑,脉浮紧;偏于风热者,咽喉肿痛,苔薄黄,脉浮数。

2. 水湿浸渍证:全身浮肿,以四肢为重,小便短少,神疲乏力,纳差胸闷,苔白腻,脉濡缓,阴水多脾肾阳虚而致。

3. 湿热内蕴证:发病缓慢,足先肿,渐及全身,按之凹陷,沥色萎黄,神疲肢冷,脘闷腹胀,纳差便溏,小便短少,舌淡苔白滑,脉沉缓。

4. 阳虚水泛证:全身浮肿,腰以下尤甚,按之凹陷,腰部冷痛,心悸气短,四肢厥冷,怯寒神疲,面色白,尿量减少,舌质淡胖苔白,脉沉细。

三、临证护理

1. 一般护理

(1)按中医内科一般护理常规进行。

(2)重症患者绝对卧床休息,对水肿而致胸闷憋气者,可取半卧位,下肢水肿者,适当抬高患肢。

(3)重症患者做好口腔及皮肤护理。对长期卧床的患者,预防压疮发生。

(4)饮水量视尿量而定,一般以总入量对于前 1 日总储量 500ml 为宜,高热、呕吐、泄泻者测适当增加入量。

（5）水肿严重者，经常变换体位；眼睑及面部水肿时，可垫高枕；阴囊水肿者，用提睾带托起。

（6）准确记录24小时出入量，定期测量体重和血压。

2.病情观察，做好护理记录。观察水肿的部位、程度、消长规律，尿量及颜色、体温、血压、舌脉等变化。

3.鼓励患者消除恐惧、忧虑、急躁、悲观等情绪。积极配合治疗。

4.胸闷、气促、口唇紫绀者。遵医嘱吸氧。

四、饮食护理

1.饮食宜清淡、易消化。忌食辛辣、肥腻之品。

2.水肿初期遵医嘱给予无盐饮食，肿势消退后可改低盐饮食。

3.阳水证者，可给予清热利水之品。

4.阴水证者，饮食宜富于营养。

5.脾虚湿困者，可给予补脾利湿之品。

6.腹胀者，少食产气食物。

7.有呕吐、发热时，宜食清热利水之品。

五、给药护理

1.阳水兼风者，中药宜热服，盖被，饮热粥或姜糖水后安卧，以助汗出。

2.阴水证者，中药宜温服；若伴恶心呕吐者，在服药前生姜擦舌，或少量频服。

3.服攻下逐水药者，中药应频服，并观察二便情况。

4.风水相搏，浮肿尿少时，遵医嘱给予中药煎水代茶饮。

5.湿毒上泛，恶心呕吐不止者，可服热姜糖水，或遵医嘱使用止吐药。

六、并发症护理

1.24小时尿量少于500ml或尿闭时，报告医师并配合处理。

2.表情淡漠、疲乏无力、腹胀、呼吸深长、胸满气急、恶心呕吐，报告医师并配合处理。

3.出现吐白色泡沫、面白唇紫、冷汗肢厥、烦躁心悸时，报告医师并配合处理。

七、健康指导

1.注意调摄，起居有常，随气候变化增减衣服。

2.适当参加体育锻炼，严防感冒。

3.劳逸适度，尤应节制房事，戒怒，以保护元气。

肾衰的中医护理常规

一、临床表现

因暴病及肾,损伤肾气或肾病日久所致。以少尿甚至无尿,继而多尿,或以精神萎靡,面色无华、口中尿味等为主要临床表现。病位在肾,涉及膀胱、三焦。急、慢性肾功能减退可参照本病护理。

二、中医辨证分型

1. 脾肾阳虚证:下利清谷或久泻滑脱或五更泄泻,少腹冷痛,腰膝酸软,小便不利、面目肢体浮肿,甚则腹胀如鼓,形寒肢冷,面色苍白,舌淡胖,苔白滑,脉沉细。

2. 肾阴虚证:肾阴虚证的临床表现以腰膝酸痛、头晕耳鸣、失眠多梦、潮热盗汗、五心烦热、咽干颧红、舌红少津、脉细数为主症。

3. 肾虚寒湿证:肾经阳气亏虚,寒湿浸着,以腰膝沉重冷痛,活动受限,畏冷肢凉,苔白腻,脉濡缓等为常见证候。

4. 浊泛三焦证:腰沉重,头晕,恶心,嗜睡,水肿,小便不利或兼有淋证,气短、身略黄、烦渴等舌淡胖,脉沉迟等为辨证要点。

三、临证护理

1. 一般护理:按中医内科一般护理常规进行。

2. 减少探视,以防交叉感染。

3. 脾肾阳虚者,病室向阳,避免潮湿阴冷。

4. 重者卧床休息,轻者适当活动。

5. 勤洗澡,勤漱口,预防口腔感染和压疮发生。

6. 准确记录24小时出入量,定时测量体重、血压,有腹水者定时测量腹围。

7. 病情观察,做好护理记录:严密观察患者神志、呼吸、血压、口中气味、水肿、二便、舌脉,以及皮肤瘙痒等变化。

8. 神志不清、躁动不安后抽搐者,实施保护性约束。

9. 加强情志护理,进行心理疏导,消除悲观绝望情绪,增强战胜疾病的信心,以配合治疗。

四、饮食护理

饮食宜低盐、低脂及富含优质蛋白质之品。

五、给药护理

1. 中药汤剂宜浓煎,少量频服。

2. 应用大黄煎剂灌肠治疗时,观察药后效果及反应。并注意保护肛门周围皮肤。

3. 脾肾阳虚,呕吐频繁时,遵医嘱给予针刺。

4. 燥结便秘时,遵医嘱给予中药泡水代茶饮。

5. 口中尿味时,遵医嘱给予中药煎汤含漱。

六、并发症护理

1. 24 小时尿量少于 400ml 时,报告医师,并配合处理。

2. 恶心呕吐、腹泻,甚至吐血、便血时,报告医师,并配合处理。

3. 表情淡漠、头痛嗜睡、烦躁不安、精神恍惚,或神昏谵语、呼吸或深而慢时报告医师并配合处理。

七、健康指导

1. 指导患者积极治疗原发病,增强抵抗力,减少感染的发生,避免使用损伤肾脏的食物和药物。

2. 指导患者根据肾功能检查结果采用合理饮食。

3. 向患者及家属详细讲解食物选择的范围、烹调方法、进食量等。

4. 注意保暖,避免风寒侵袭,预防继发感染。

5. 按时服药,定期门诊复查。

淋证的中医护理常规

一、临床表现

因外感湿热、饮食不节,湿热蕴结下焦、膀胱气化不利所致。以小便频数短涩、滴沥刺痛、欲出未尽、小腹拘急,或痛引腰腹为主要临床表现。病位在膀胱、肾。泌尿系统感染或结石、前列腺炎、乳糜尿等参照本病护理。

二、中医辨证分型

1. 湿热蕴结证:湿热互结,热不得越,湿不得泄,以身热不扬,口渴不欲多饮,头痛,身重而痛,腹满食少,小便短黄,大便泄泻,舌红苔黄腻,脉滑数等为常见症的证候。

2. 肝气郁滞证:胁肋疼痛、脘腹胀满、午后尤甚、肢困乏力、食欲不振、口苦、口干、厌油腻、头昏目眩、大便溏稀、舌淡苔薄白、脉弦、弦沉细。

3. 脾肾两虚证:直肠滑脱不收,肛门有下坠感,兼见头晕,耳鸣,神疲困倦,动则气促,腰膝酸软无力,夜晚尿频,大便溏泄或干结难排,舌淡,脉沉弱。

临床根据症状不同分为热淋、血淋、气淋、石淋、膏淋及劳淋。

三、临证护理

1. 按中医一般护理常规进行。

(1)多饮水,以通利湿热。

(2)做好外阴部清洁卫生。

(3)遵医嘱及时准确留取尿培养标本送检。

2. 病情观察,做好护理记录,观察排尿的次数、尿量、尿色及有无尿痛。

3. 安慰患者,给予心理疏导,消除紧张、急躁或悲观情绪,积极配合治疗。

4. 石淋,肾绞痛发作时,穴位按压。

5. 膏淋发作时,按压肾俞、三阴交、足三里等穴位。

6. 劳淋,腰酸甚者,在睡眠时腰下垫棉垫。

四、饮食护理

1. 饮食宜清淡,多食蔬菜水果,多饮水。忌食辛辣、煎炸、肥腻、烟酒等刺激之品。

2. 膏淋虚证和劳淋者,遵医嘱进补。

3. 石淋者,应根据结石成分性质的不同,注意饮食宜忌。

五、给药护理

1. 中药汤剂宜温服,注意药后反应,并做好记录。

2. 热淋,高热不退者,遵医嘱针刺。

六、并发症护理

1. 排尿不畅或尿闭时,报告医师,并配合处理。

2. 腰腹绞痛,或伴恶心、呕吐、出冷汗时,报告医师,并配合处理。

3. 血尿多,或引起虚脱危象时,报告医师,并配合处理。

七、健康指导

1. 坚持按医嘱服用药物,切勿自行中断,以免复发。

2. 按时复诊,如有发病征象,及时就医,以免延误。

3. 起居有常,饮食有节,节制房事,保持心情舒畅。

4. 做好个人卫生,防止尿路感染。

5. 每日坚持多饮水,并限制含钙及草酸丰富的饮食。

6. 病情缓解后适当活动。石淋者应增加活动量,指导患者进行跳跃、拍打等活动。

癃闭的中医护理常规

一、临床表现

因膀胱气化不利所致。以尿液排出困难、小便不利、点滴而出为"癃",小便不痛、欲解不得为"闭",一般合称癃闭。病位在膀胱。前列腺肥大、尿路肿痛、尿潴留等可参照本病护理。

二、中医辨证分型

1. 湿热下注证:小便量少难出,点滴而下,甚或涓滴不畅,小腹胀满,口干不欲饮,舌红,苔黄腻,脉数。

2. 肝郁气滞证:小便突然不通,或通而不畅,胁痛,小腹胀急,口苦,多因精神紧张或惊恐而发,舌苔薄白,脉弦细。

3. 瘀浊阻塞证:小便滴沥不畅,或尿如细线,甚或阻塞不通,小腹胀满疼痛,舌质紫暗,或有瘀斑,脉涩。

4. 肾气亏虚证:小腹坠胀,小便欲解不得出,或滴沥不爽,排尿无力,腰膝酸软,精神萎靡,食欲不振,面色㿠白,舌淡,苔薄白,脉沉细弱。

三、辨证护理

1. 一般护理。按中医内科护理学常规进行。

2. 病情急重或尿闭者,卧床休息。轻者可适当活动,但不宜过劳。

3. 让患者听流水声或温水冲洗会阴部,已诱导排尿。

4. 针灸及诱导无效者,遵医嘱给予导尿术,必要时留置导尿。

5. 病情观察,做好护理记录:观察排尿的难易、尿色及量,有无结石,必要时留标本送检。

6. 肝郁气滞者,做好情志疏导,解除患者忧郁情绪,保持安静,或用耳针。

四、饮食护理

1. 饮食宜清淡。

2. 脾肾亏虚者,多选补脾益肾之品,忌食生冷、忌辛辣之物。

3. 湿热下注者,宜食偏凉、滑利渗湿之物,忌辛辣、肥甘助火之品。

4. 除膀胱湿热者之外,适当限制水量。

五、给药护理

1. 中药宜温服,注意观察服药后的排尿情况。

2. 湿热下注者,遵医嘱给予中药泡水代茶饮。

3. 瘀浊阻塞者,遵医嘱用活血化瘀中药研末开水调敷少腹。

4. 肾气亏虚者,可用食盐 250g 炒热,熨烫腹部,或用艾灸。

六、并发症护理

1. 尿潴溜 6 小时以上,经诱导、针刺无效者,报告医师,并配合处理。

2. 耐心做好解释工作,消除患者紧张或恐惧心理,保持心情平静,积极配合治疗。

七、健康指导

1. 向患者和家属讲解本病的相关知识,使其掌握缓解症状的简单方法。

2. 生活有规律,饮食有节制。

3. 保持心情舒畅,坚持参加体育锻炼,增强抗病能力。

4. 切忌忧思恼怒。

心悸的中医护理常规

一、临床表现

因心失所养和邪扰心神所致。以心跳异常、自觉心悸为主要临床表现,病位在心。神经官能症、心律失常、甲状腺功能亢进等可参照本病护理。

二、中医辨证分型

心脾气血两虚证:心悸气短,头晕目眩,少寐多梦,健忘,面色无华,神疲乏力,纳呆食少,腹胀便溏,舌淡红,脉细弱。

阴虚火旺证:心悸易惊,心烦失眠,五心烦热,口干,盗汗,思虑劳心则症状加重,伴有耳鸣,腰酸,头晕目眩,舌红少津,苔薄黄或少苔,脉细数。

心虚胆怯证:心悸不宁,善惊易恐,坐卧不安,少寐多梦而易惊醒,食少纳呆,恶闻声响,苔薄白,脉细略数或细弦。

心阳虚弱证:症见心悸气短,神疲乏力,心烦失眠,五心烦热,自汗盗汗,胸闷,面色无华,舌淡红少津,苔少或无,脉细数。

心血瘀阻证:痛如刀割,悸惕不安,面色青白,唇暗肢冷,自汗,疼痛沿左上肢内侧后缘之手少阴经脉循行路线放散,舌色紫暗或有瘀斑,脉沉微欲绝,或细涩结代等。

水气凌心证:由于脾肾阳虚,气化障碍,水液停留体内,不能正常排泄,产生痰饮,水肿等。

三、临证护理

1. 一般护理:按中医内科一般护理常规进行。

2. 重者卧床休息,轻者适当活动。

3. 病情观察,做好护理记录。

4. 观察患者心律、心率、血压、呼吸、神色、汗出等变化。

5. 观察心悸发作与情志、进食、体力活动等关系密切。

6. 心悸发作时有恐惧感者,应有人在旁陪伴,并予以心理安慰。

7. 平时多向患者解释紧张、恐惧、激动、思虑对病情的不良影响。

8. 指导患者掌握自我排解不良情绪的方法,如自慰法、转移法、音乐疗法、谈心释放法等。

9. 心阳虚弱,水气凌心,喘促不能平卧者,取半卧位,并给予吸氧。

10. 心血瘀阻,心阳虚弱,脉结代者,应正确测量短绌脉。

11. 心悸时,遵医嘱给予针刺。

12. 水气凌心伴水肿者,做好皮肤护理,避免皮肤损伤。

四、饮食护理

1. 饮食注意营养、水分和钠盐的摄入量,尤其对水气凌心水肿者,应限制水和钠盐的摄入。

2. 饮食有节制,宜清淡可口,忌食辛辣、醇酒、咖啡之品。

3. 便秘者给予润肠通便之物,多食含纤维素的食物。

五、给药护理

1. 中药汤剂宜温服,心阳不振者应趁热服用。

2. 观察并记录服药后的效果及反应。

六、并发症护理

1. 出现面色苍白、汗出肢冷、口唇青紫时,报告医师,并配合处理。

2. 出现脉结代急促、心前区出现剧烈疼痛时,报告医师,并配合处理。

七、健康指导

1. 积极治疗原发病,避免诱发因素。

2. 起居有常,避免过劳。注意增进体质的保健锻炼,要适量、适度。

3. 教会患者监测脉搏和听心率的方法。

4. 指导患者正确进食低脂、易消化、清淡、富营养饮食,少食多餐。

5. 控制食盐摄入量,少饮浓茶、咖啡。

6. 保持大便通畅,切忌排便时因用力过度而发生意外。

7. 使患者了解坚持服药的重要性。

眩晕的中医护理常规

一、临床表现

因风阳上扰、痰瘀内阻,使脑窍失养,脑髓不充所致。以头晕目眩、视物旋转为主要临床表现。病位肝、肾、脾。内耳性眩晕、颈椎病、椎－基底动脉供血不足等可参照本病护理。

二、中医辨证分型

1. 风阳上扰证:眩晕耳鸣,头痛且胀,每因烦劳或恼怒而头晕、头痛加剧,面色潮红,急躁易怒,少寐多梦,口苦,舌红苔黄,脉弦。

2. 气血亏虚证:眩晕动则加剧,劳累即发,面色㿠白,唇甲不华,发色不泽,心悸少寐,神疲懒言,饮食减少。

3. 痰浊上蒙证:眩晕而见头昏如蒙,胸闷,恶心,食少多寐,苔白腻,脉濡滑。

4. 肝肾阴虚证:眩晕而见精神萎靡,少寐多梦,健忘,腰膝酸软,遗精,耳鸣。偏于阴虚者,五心烦热,舌红,脉弦细数;偏于阳虚者,四肢不温,形寒怯冷,舌淡,脉沉细无力。

三、辨证护理

1. 一般护理:按中医内科一般护理常规进行。

2. 重症宜卧床休息,轻症可闭目养神。

3. 改变体位时动作要缓慢,避免深低头、旋转等动作,眩晕严重者的座椅、床铺避免晃动。

4. 观察做好护理记录。

5. 观察眩晕发作的时间、程度、诱发因素、伴发症状及血压等变化。

6. 关心体贴患者,使其心情舒畅。

7. 对肝阳上亢、情绪易激动者,减少情绪激动刺激,掌握自我调控能力。

8. 对眩晕较重,宜心烦、焦虑者,需介绍有关疾病知识和治疗成功的经验,以增强其信心。

四、饮食护理

1. 饮食宜清淡,忌食辛辣、肥腻、生冷、烟酒之品。

2. 风阳上扰者,可食滋阴潜阳之品。

3. 肾阴不足者,多食滋阴益肾之品。

五、给药护理

1. 中药汤剂宜温服,观察药后效果及反应。

2. 吐者中药宜冷服,或姜汁滴舌后服用,采用少量频服。

六、并发症护理

1. 眩晕而昏仆不知人事,急按人中穴,并立即报告医师。

2. 眩晕伴恶心呕吐者,遵医嘱至此或用梅花针叩打穴位。

3. 头痛剧烈、呕吐、视物模糊、语言謇涩、肢体麻木或行动不便、血压持续上升时,应报告医师,并配合处理。

七、健康指导

1. 保持心情舒畅、乐观。

2. 注意劳逸结合,切忌过劳和纵欲过度。

3. 加强体育锻炼,增强体质。

4. 为避免强光刺激,外出时配戴变色眼镜。

5. 不宜从事高空作业。

6. 有高血压病史者要坚持服药,定期测量血压。

不寐的中医护理常规

一、临床表现

因脏腑机能紊乱,气血亏虚,阴阳失调所致。以不能获得正常睡眠为主要临床表现。病位在心。失眠症可参照本病护理。

二、中医辨证分型

1.肝郁化火证:不寐,情绪急躁易怒,不思饮食,口渴喜饮,目赤口苦,小便黄赤,大便秘结,青红,苔黄,脉弦而数。

2.痰热内扰证:不寐,心烦,痰多胸闷,恶食嗳气,吞酸恶心,口苦,头重目眩,苔腻而黄,脉滑数。

3.阴虚火旺证:心烦不寐,心悸不安,头晕耳鸣,健忘,腰酸梦遗,五心烦热,口干津少,舌红,脉细数。

4.心脾两虚证:多梦易醒,心悸健忘,头晕目眩,肢倦神疲,饮食无味,面色少华,舌淡,苔薄,脉细弱。

5.心虚胆怯证:不寐多梦,易于惊醒,胆怯心悸,遇事善惊,气短倦怠,小便清长,舌淡,脉弦细。

三、临证护理

1.一般护理:按中医内科一般护理常规进行。

2.指导患者养成良好的睡眠习惯,就寝前不做剧烈活动,看电视、小说书不宜过久,避免过度兴奋。

3.病情观察,做好护理记录。

4.观察患者睡眠总时数、睡眠形态及睡眠习惯等情况。

5.了解是否饮用刺激性饮料,如咖啡、茶或可乐等。

6.观察患者夜尿情况。

7.向患者讲解不良情绪对睡眠的影响,使其树立治疗信心。

8.嘱其家属及亲友劝导患者不能思虑过度。

9.睡前用热水泡脚,或热水浴。

10.心脾两虚者,水清按摩背部夹脊穴。

四、饮食护理

1.饮食宜清淡可口,忌食辛辣、肥腻之品。

2.晚餐不宜过饱,临睡前不宜进食,饮浓茶、咖啡等,可于睡前饮适量牛奶。

五、给药护理

1.中药汤剂宜温服,观察用药后的效果及反应。

2.心气虚弱者,予酸枣仁睡前冲服,或遵医嘱指导患者用安神补心类药物。

六、健康指导

1. 嘱患者注意精神调摄,喜怒有节,心情愉快。
2. 每日应有适当的活动,以增强体质。
3. 注意生活起居按时作息。

痉证的中医护理常规

一、临床表现

因阴津亏虚、阴阳失调所致。以项背强直、四肢抽搐,甚至角弓反张为主要临床表现。病位在肝。各种脑膜炎、脑血管病、高热惊厥等可参照本病护理。

二、中医辨证分型

1. 邪壅经络证:邪气壅阻经络,以头痛,项背强直,恶寒发热,无汗或汗出,肢体酸重,甚至口噤不能语,四肢抽搐,苔薄白,脉浮紧等。
2. 热甚发痉证:邪热炽盛,以发热,胸闷,心烦,急躁,口噤,齘齿,项背强直,甚则角弓反张,手足挛急,腹胀便秘,苔黄腻,脉弦数等。
3. 阴血亏损证:面色无华、头昏耳鸣、心悸失眠、眼睛干涩、视力减退、五心烦热、潮热盗汗、咽干口燥、腰膝酸软。

三、临证护理

1. 一般护理:按中医内科一般护理常规进行。
2. 具有传染性者,执行传染病隔离制度。
3. 重症患者应住单间,必要时实施保护性约束。
4. 有义齿者,取下义齿,垫上牙垫,以免脱落而堵塞气道。
5. 治疗与护理力求集中进行,动作轻柔,减少刺激,以免加重病情或引起抽搐。
6. 观察病情,做好护理记录。
7. 观察发痉的次数、持续时间、发作时和发作后的情况。
8. 观察体温、呼吸、血压、舌、面色、神志、汗出、二便等变化。
9. 患者有紧张、恐惧心理,向患者讲解与疾病相关的知识,以增强其信心,使其安心养病。
10. 对高热心烦者,要耐心劝慰。同时做好家属工作,使之配合治疗与护理。
11. 患者抽搐时平卧,头偏向一侧,松解领扣,保持呼吸道通畅,遵医嘱给氧。

12. 抽搐较重者应用牙垫,防止咬破自己的舌头。

13. 抽搐时,适时约束以免发生意外损害。

14. 发作时遵医嘱给予针刺。

四、饮食护理

1. 发作期禁食。

2. 一般给予富有营养、易于消化的食物。

3. 热甚发痉者,给予流食,以保证足够的水分。

4. 阴血不足者,多食血肉有情之品。

五、给药护理

1. 中药宜温服,少量频服。

2. 吞咽困难者,遵医嘱鼻饲给药。

六、并发症护理

目瞪口呆、汗出如油时,报告医师,并配合处理

七、健康指导

1. 易感外邪而致痉者,注意顺应四时气候变化,重视锻炼身体。

2. 阴血亏虚致痉者,注意饮食调养,避免过劳。

3. 高热致痉者,及早就医,并及时采取降温措施。

痿病的中医护理常规

一、临床表现

邪热伤津或气阴不足使经脉失养所致。以肢体软弱无力、筋脉弛缓,甚则肌肉萎缩或瘫痪为主要临床表现。病位在肝、脾、肾。周围性神经病变、脊髓病变等可参照本病护理。

二、中医辨证分型

1. 肺热伤津证:病起发热之时,或热退后突然肢体软弱无力,皮肤枯燥,心烦口渴,咽干咳呛少痰,小便短少,大便秘结,舌红苔黄,脉细数。

2. 湿热浸淫证:四肢痿软,肢体困重,或微肿麻木,尤多见于下肢,或足胫热蒸,或发

热,胸脘痞闷,小便赤涩;舌红苔黄腻,脉细数而濡。

3. 脾胃亏虚证:肢体痿软无力日重,食少纳呆,腹胀便溏,面浮不华,神疲乏力,舌淡,舌体胖大,苔薄白,脉沉细或沉弱。

4. 肝肾亏虚证:起病缓慢,四肢痿弱无力,腰脊酸软,不能久立,或伴眩晕、耳鸣、遗精早泄,或月经不调,甚至步履全废,腿胫大肉渐脱,舌红少苔,脉沉细数。

三、临证护理

1. 一般护理:按中医内科一般护理常规进行。

2. 重症患者卧床休息,保持床铺平整、干燥。

3. 生活不能自理者,协助做好生活护理。

4. 病情观察,做好护理记录

5. 观察痿软发生的部位、肌肉萎缩的程度、皮肤的感觉、肢体活动等情况。

6. 关心患者,使之正确对待疾病,坚强面对人生。

7. 劝导家属重视患者,经常探视,创造温馨氛围,增强其治病的信心。

8. 遵医嘱给予针刺。

9. 发生癃闭,或淋证,按有关病症护理常规进行。

四、饮食护理

1. 饮食以清淡、高营养、多纤维为宜,忌食辛辣、肥甘、醇酒之品。

2. 肺热伤津者,多食新鲜水果。

3. 脾胃亏虚者,可食益气健脾之品。

五、给药护理

中药汤剂宜温服。

六、并发症护理

出现呼吸变浅、微弱,甚至呼吸骤停等危象时,立即抢救,再报告医师,并配合处理。

七、健康指导

1. 饮食有节,调养脾胃,起居有常,不妄劳作。

2. 舒畅情志,保持乐观情绪。

3. 坚持服药鼓励患者加强肢体功能锻炼,重症者卧床休息其每日多做被动活动,或进行按摩,防止肌肉萎缩。

痹证的中医护理常规

一、临床表现

因风寒湿热等外邪入侵,闭阻经络,客于关节,气血运行不畅所致。以全身关节和肌肉呈游走性红、肿、重着、酸楚、疼痛或晨僵为主要临床表现。病位在关节、经络。风湿性关节炎、类风湿性关节炎等可参照本病护理。

二、中医辨证分型

1. 风痹证:风痹初起,邪气较浅,尚未入脏腑,多发于膝、腕等关节证见肢体关节酸痛,游走不定,关节屈伸不利,或见恶风发热,苔薄白,脉浮。

2. 寒痹证:寒气偏盛,入于筋骨,肢体关节为主要疼痛部位。证见肢体关节疼痛较剧,痛有定处,得热痛减,遇寒痛增,关节不可屈伸,局部皮肤不红,触之不热,苔薄白,脉弦紧。

3. 湿痹证:湿为阴邪,其性黏滞,最易阻遏气血津液的流通。证见肢体关节重着,肿胀,痛有定处,活动不便,肌肤麻木不仁,苔白腻,脉濡缓。

4. 热痹证:风、寒、湿痹后期化热伤阴,高热、久热不解而形成。证见关节疼痛,局部灼热红肿,得冷稍舒,痛不可触,可病及一个或多个关节,多兼有发热、恶风、口渴、烦闷不安等全身症状,苔黄燥,脉滑数。

三、临证护理

1. 一般护理:按中医内科一般护理常规进行。

2. 恶寒发热、关节肿痛、屈伸不利者,宜卧床休息,病情稳定后可适当下床活动。

3. 脊柱变形者宜睡硬板床,保持衣被清洁干燥,出汗多时及时擦干,更换衣单。

生活不能自理的卧床患者,要经常帮助其活动肢体,适时更换卧位,受压部位用软垫保护,防止发生压疮。

4. 病情观察,做好护理记录。

5. 观察痹痛的部位、性质、时间,及与气候变化的关系。

6. 观察皮肤、汗出、体温、舌脉及伴随症状等变化。

7. 病程缠绵,行动不便,患者心情抑郁,要关心患者,给予心理安慰,减轻其痛苦使其积极配合治疗与护理,劝说家属给予患者家庭温暖及生活照顾,使其心情舒畅。

8. 风、寒、湿痹者的患者可用热水袋或遵医嘱给予热水袋热敷,也可用食盐、大葱热熨,局部注意保暖,疼痛部位可用护套。

四、饮食护理

1. 饮食宜高营养、高维生素,清淡可口,易于消化。
2. 风、寒、湿痹者,应进食温热性食物,适当饮用药酒,忌食生冷。
3. 热痹者,宜食清淡之品,忌食辛辣、肥甘、醇酒等食物,鼓励多饮水。

五、给药护理

1. 风寒湿痹者,中药汤剂宜热服。
2. 热痹者,汤剂宜偏凉服。
3. 用药酒治疗时注意有无酒精过敏反应。
4. 热痹者遵医嘱给予中药熏洗,局部禁用温热疗法。

六、并发症护理

注意服药后的效果及反应,出现唇舌手足发麻、恶心、心慌等症状时,及时报告医师。

七、健康指导

1. 注意防风寒、防潮湿,出汗时忌当风,被褥常洗常晒,保持干燥清洁。
2. 需继续服药者,应告知期特殊药物的煎煮法,并注意药后反应,若有不适,及时就诊。
3. 均衡饮食,肥胖者需指导患者减轻体重,以减轻关节负荷。
4. 痛风性关节炎患者应减少嘌呤类食物,根据病情和体质,适当活动。

汗证的中医护理常规

一、临床表现

因人体阴阳失调,营卫不和,腠理开阖不利所致。以异常的出汗为主要临床表现。病位在肺,于心、肝、脾、肾均有关。自主神经紊乱、甲状腺功能亢进、低血糖等可参照本病护理。

二、中医辨证分型

1. 阴虚火旺证:夜寐盗汗,五心烦热,潮热,口干,舌红少苔,脉细数。
2. 心血不足证:睡则汗出,醒则汗止,心悸少寐,面色不华,气短神疲,舌淡苔薄,脉细虚。
3. 营卫不和证:汗出恶风,周身酸楚,时寒时热,或半身、某局部出汗,苔薄白,脉缓。
4. 肺气不足证:汗出畏风,动则益甚,易感冒,面白,疲乏,气短,舌质淡,脉细弱。

三、临证护理

1. 一般护理:按中医内科一般护理常规进行。
2. 鼓励患者加强体育锻炼,提高机体免疫力,防止感冒。
3. 汗出后用干毛巾擦拭,及时更换衣被,安静休息。
4. 病情观察,做好护理记录。
5. 观察出汗部位、时间、性质、量等情况。
6. 注意体温、心率、血压、舌脉、精神、面色、皮肤等变化。
7. 保持乐观情绪,避免精神紧张和劳累。
8. 自汗者,可用大枣煎水代茶饮,或遵医嘱给予针刺。

四、饮食护理

1. 饮食宜营养丰富、易于消化、注意补充水分,忌食辛辣之品。
2. 盗汗者,可给予酸性饮料及滋补之品。
3. 自汗者,可食清淡、滋养之品。

五、给药护理

1. 中药汤剂宜温服,观察服药后汗出的情况,做好记录。
2. 盗汗者,遵医嘱给予五倍子、枯矾研末,加醋调成糊状,入睡前敷于肚脐处。
3. 脱汗者,遵医嘱艾灸百会、涌泉穴。

六、并发症护理

出现大汗淋漓、汗出如油、面白神萎、喘促息微、肢冷脉细时,报告医师,并配合处理。

七、健康指导

1. 加强体育锻炼,增强体质。
2. 生活规律、饮食有节、适应寒温、增减衣服。
3. 注意劳逸结合,保持良好心态,积极治疗原发病。

高血压的中医护理常规

一、临床表现

高血压指临床上收缩压或舒张压增高,高血压作为主要临床表现而病因不明者称为原发性高血压。它是以头晕、头痛、血压升高为主要表现的全身性疾病,晚期可导致心、脑、肾等器官的病变。本病属于中医的"眩晕""头痛""肝阳"等范畴。

二、中医辨证分型

肝阳上亢:头痛、头晕、头胀、急躁易怒,面红升火,口苦口干,心烦失眠,形体实,大便干,舌红苔黄,脉弦有力。

肝肾阴虚:头痛、头晕、耳鸣健忘,心悸失眠,手足心热,腰背酸痛,舌红苔少,脉弦细数。

阴阳两虚:头痛、头晕耳鸣、心悸不安,气促胸闷,肢冷畏寒,腰酸易倦,筋惕肉瞤,夜间多尿,或尿少浮肿,舌红或淡,苔薄白,脉弦细。

风痰上扰:眩晕体倦,头重昏蒙,胸脘痞闷,呕恶纳呆,苔白腻脉濡滑。

瘀血阻络:头痛、痛有定处、眩晕耳鸣、肢体麻木,心悸胸憋或痛,舌质暗红或瘀血点,脉弦细涩。

三、临证护理

1.病情观察:注意有无剧烈头痛、眩晕、血压升高,肢体麻木感,舌强等中风先兆,有无心悸,小便改变等心、脑、肾的继发病变,如发现上述情况,立即报告并配合处理。

2.康复:肝风内动先兆应绝对卧床休息,减少搬动,针灸内关、曲池、三阴交、足三里,心悸加内关,惊厥者可针刺人中、内关、涌泉等穴,并采用中西医结合治疗。

3.情志护理:肝阳上亢重病人烦躁易怒,要做好思想工作,使病人心情舒畅,消除焦虑急躁情绪。

四、饮食护理

饮食宜清淡,忌甘肥油腻,戒烟酒,多食水果蔬菜、豆类制品、山楂、芥菜,宜低盐,不宜过饱。

五、用药护理

密切观察使用利尿降压药物的副作用和毒性反应,以防低钾和体位性低血压。

六、并发症护理

定时测量血压,如有病情变化随时测量。如有合并症,应按各种合并症护理常规进行护理。

七、健康指导

1.避免过度劳累,生活要有规律,起居定时,尽量减少睡眠前的兴奋,保持充足的睡眠,加强体育锻炼,坚持气功、太极拳等,以利于稳定血压,减少并发症。

2. 控制体重,注意平衡饮食。对中重度高血压患者应限盐,一般每日摄盐3.5~4.0g。

冠心病的中医护理常规

一、临床表现

指冠状动脉粥样硬化使血管腔狭窄或闭塞导致心肌缺血缺氧而引起的心脏病,它包括冠状动脉功能性改变(痉挛)。本病相当于中医"心痛""胸痹"的范畴。

二、中医辨证分型

气阴两虚证:隐痛阵作,气短乏力,五心烦热,汗多口干;眩晕耳鸣,惊慢潮热,面色少华,纳差腹胀;舌红少苔或舌淡苔薄黄,脉细数或代、促。

心阳不振证:闷痛时作,形寒心惕,面白肢冷;精神倦怠,自汗肿胀;舌淡胖,苔薄白,脉细沉或沉迟或结代,甚则脉微欲绝。

心血亏损证:忧思隐痛,虚烦心惕,心慌不宁,少寐多梦;面白色淡,健忘头晕;舌尖淡少苔或舌淡苔薄白,脉沉细弱或细数。

痰浊闭塞证:闷痛痞满,口黏乏味,纳呆脘胀;恶心呕吐,头重身困,痰多且稠;苔腻或白滑或黄,脉滑或数。

心血淤阻证:定处刺痛,面晦唇青,怔忡不宁;肌肤甲错,毛发干枯,爪甲发青;舌质紫暗或见紫斑或舌下脉络紫痕,脉涩或结代。

寒凝气滞证:遇寒则痛,彻痛擎肩,手足欠温;胃寒口淡,胁胀急躁;舌淡苔白,脉沉迟或弦紧或促。

三、临证护理

1. 观察病情:询问病因及诱发因素,疼痛的性质、程度,有否放射,观察脉象、舌象、脉搏、呼吸、血压,是否合并呼吸困难,四肢厥冷,自汗出,及时汇报医师。

2. 情志护理:解除顾虑及恐惧心理,心情保持愉快,能与医师很好的配合。

康复:急性期绝对卧床休息,疼痛缓解后可在床边适当活动,然后随病情好转逐渐增加活动。

四、饮食护理

严禁烟酒,宜低脂肪、低胆固醇、低盐,忌酸辣饮食,食物应煮烂,少量多餐,禁忌过饱饮食,肥胖者应减肥,控制热量。

五、用药护理

观察抗心绞痛类药物的不良反应。如亚硝酸类用药后常有头痛、头胀、面红、头晕等血管扩张作用的表现,对此药物敏感者易发生直立性低血压。

六、并发症护理

胸痛较剧烈者氧气吸入,服救心丹等,如经处理后病情无好转应及时报告医师,考虑心肌梗死,特别是心绞痛频繁、时间延长、大汗、心率加快或减慢、脉细弱者按心肌梗死护理。

七、健康指导

1. 合理饮食:低脂、低热量、低胆固醇易消化饮食,多食素菜,水果等平淡食物,戒烟酒,严禁暴饮暴食或过饱,不饮浓咖啡和浓茶。

2. 心态平衡:避免紧张、焦虑、情绪激动和发怒,保证充足睡眠。

3. 保持大便通畅:大便时切忌用力过度。

4. 介绍心绞痛的预防方法,发作时立即停止活动,就地休息,舌下含服硝酸甘油、心痛定或速效救心丸,如频发发作时应立即去医院就诊。

5. 做好情志护理,心绞痛发作时病人有濒死恐惧感,要关心安慰病人,解除思想顾虑。

6. 教会病人使用硝酸甘油及其保管方法,熟悉药物的副作用,并告知其随身携带。

7. 坚持按医嘱服药,家庭备有急救药物。

第五节　康复科护理常规

康复科一般护理常规

1. 患者入院后及时办理入院手续,介绍医院及病区情况,住院注意事项,及时报告医师。

2. 按原发疾病护理常规。

3. 入院时测量身高、体重一次。

4. 根据各类康复治疗和疾病类别、特点、制定适合于患者的饮食。

5. 加强心理护理,帮助患者克服各种心理障碍,增强信心,配合治疗,促进功能恢复。

6. 评估患者残疾状况(智力、心理、运动能力、脏器功能等)和 ADL(日常生活能力),制订相应的康复护理计划。

7. 重视患者个人卫生,预防并发症(如皮肤、肺部、尿道感染等),定时给患者翻身及皮肤护理并做好记录。

8. 熟悉各类康复治疗及程序,配合康复医师、治疗师等,做好药物治疗、物理治疗、作业治疗、语言治疗。

9. 观察患者对康复治疗的反应,定期评估治疗效果,检查和修订护理计划。

10. 心血管患者必要时应在心电监护下进行康复治疗。

11. 做好康复指导,将康复知识和康复护理要点传授给患者及其家属,指导家属帮助督促患者继续实施康复计划,巩固治疗效果。

颈椎病康复护理常规

一、临床表现

颈椎病是一种常见病、多发病,好发于 40 ~ 60 岁之间的成人,男性较多于女性。病变主要累及颈椎椎间盘和周围的纤维结构,伴有明显的颈神经根和脊髓变性。本病主要的临床症状有头、颈、臂、手及前胸等部位的疼痛,并可有进行性肢体感觉及运动障碍,重者可致肢体软弱无力,甚至大小便失禁、瘫痪,累及椎动脉及交感神经则会出现头晕、心慌、心跳等相应的临床表现。

二、临证护理

1. 按康复科一般护理常规。

2. 纠正头颈部的不良体位,避免处于过度屈曲位,或者长期固定于同一姿势,保持正确体位。

3. 指导患者良好的睡眠体位,使头颈部保持自然仰伸位,胸部及腰部保持自然曲度,上髋及双膝略呈屈曲状。枕头的要求:长度 40 ~ 60cm 为宜,高度以 10 ~ 16cm 为宜,或按公式计算:(肩宽 − 头宽)÷2,枕芯内容物选择荞麦、蒲绒、绿豆壳等,若加上适量的茶叶或薄荷则更好。

三、饮食护理

应进易消化、富营养的食品,嘱患者勿过食肥甘厚味,少饮酒,多饮水,多食蔬菜水果以增加肠蠕动,防止便秘。

四、给药护理

中药汤剂一般宜温服,服药后观察效果和反应,并做好记录。

五、并发症护理

1. 颈部血肿,应严密观察,及时巡视,观察局部有无红肿热痛等炎症表现。

2. 出现高血压危象的患者,应立即告知医生控制血压。

3. 出现呼吸困难、呼多吸少、动则喘促、紫绀时,立即给予低流量持续吸氧,观察吸氧效果,随时准备协助医师进行抢救。

六、健康指导

1. 加强锻炼,劳逸适度。

2. 慎风寒,防感冒。

3. 指导患者保持正确的工作体位,定期改变头颈部体位,定期远视,调整桌面或工作台的高度与倾斜度,坚持工间活动,纠正生活中的不良体位。

肩关节周围炎康复护理常规

一、临床表现

发病早期主要症状是肩部疼痛难忍,尤以夜间为甚,睡觉时常因患肩怕压而取特定卧位,翻身困难,影响入睡。肩关节活动受限,影响日常生活,病人不能梳头、洗脸、洗澡。端碗用筷以及穿衣提裤也感到困难等,病重者生活不能自理,日久者可见患肢肌肉萎缩,患肩比健肩略高耸、短窄,肩周有压痛点。局部肌肉粗钝变硬,肩关节活动范围明显受限,甚至不能活动。如做 X 线拍片检查,久病者有骨质疏松、钙化影,一般无异常变化。

二、临证护理

1. 按康复科一般护理常规。

2. 一般取健侧卧位,在患者胸前放置普通木棉枕,将患肢放置上面。患侧卧位时,在患侧肩下放置一薄枕,使肩关节呈水平位,如此可使肌肉、韧带及关节获得最大限度的放松与休息,避免俯卧位,因为俯卧位既不利于保持颈、肩部的平衡及生理曲度,又影响呼吸道的通畅。

3. 缓解疼痛。在早期疼痛较重时,可服用消炎镇痛药物,或舒筋药物,也可外用止痛喷雾剂、红花油等;适当物理治疗可改善血循环,消除肌肉痉挛,防止粘连,并有一定的止痛作用。

4. 对功能障碍者指导功能锻炼。如下垂摆动练习、上肢无痛或轻痛范围内的功能练习等。

5. 配合手法松动治疗护理。肩关节松动术,可改善血液循环、减轻肌痉挛、松解关节粘连等。治疗时,嘱咐患者全身完全放松,感觉到舒适。实施者抓握和推动关节切记手法粗暴,不应引起疼痛,避免出现骨折、脱位等并发症。治疗结束指导患者立即进行主动活动,否则常不能收到预期的效果。

6. 保护肩关节。在同一体位下避免长时间患侧肩关节负荷;维持良好姿势,减轻对患肩的挤压;维持足够关节活动度范围和肌力训练;在疼痛时要注意局部肩关节的休息,防止有过多的运动;在疼痛减轻时,要尽量使用患侧进行 ADL 技能的训练。

三、饮食护理

1. 饮食宜清淡可口、富营养、易消化、忌食辛辣、煎炸或过甜、过咸之品。

2. 忌吃肥腻食品。如肥肉、奶油、油炸食品等均属肥腻食品。肩关节周围炎属中医的"痹症"范畴。中医认为,痹症主要是由于体内气血痹阻不畅所致,而高脂厚味的食物容易影响脾胃的运化而生湿。湿属阴邪,易加重气血痹阻。医学专家发现,患有肩关节周围炎的病人,如果每天吃大量的高脂肪类食物,将出现关节强直、疼痛肿胀以及功能障碍,关节炎的症状明显加重。

3. 忌吃用铁锅烧的饭菜。关节中过多的铁,导致铁蛋白饱和,它和游离的铁能促进关节炎的发作。因此,患肩关节周围炎的病人最好不要用铁锅煮饭。

4. 忌吃海味。因为海参、海带、海菜、海鱼等含有一定的尿酸,这些尿酸被身体吸收后,能在关节中形成尿酸盐结晶,使关节炎的病情加重。因此,患有肩关节周围炎的病人不宜吃海产品。

5. 忌饮酒及大量饮咖啡、浓茶。

四、给药护理

中药汤剂一般宜温服,服药后观察效果和反应,并做好记录。

五、并发症护理

1. 活动受限,遵医嘱协助病人完成相关检查,明确诊断,对症处理。
2. 睡眠受到影响,报告医师,配合处理。
3. 情绪烦躁,报告医师,配合处理。

六、健康指导

1. 预防措施。劳逸结合,保护关节不受风寒,注意夏季夜晚不要露宿,防止肩关节长时间受冷风吹袭。肩关节损伤后及时治疗,以免遗留后遗症。老年人应每日做各种体育锻炼如做体操、打太极拳等。

2. 社区康复护理指导。如锻炼爬墙、划圈、拉轮、梳头动作及屈肘甩手、展翅，站立牵拉、头枕双手、旋肩等。

腰椎间盘突出症康复护理常规

一、临床表现

1. 腰部疼痛：几乎所有本病患者都有此症状，主要表现为下腰部肌腰骶部的钝痛，平卧时减轻，活动后加重，重者呈痉挛性剧痛，这主要是神经根受压引起的炎症性疼痛。

2. 下肢放射性疼痛或麻木：疼痛主要沿臀部、大腿及小腿后侧至足根或足背，呈放射性刺痛。严重者可呈电击样，一般多发于单侧，这是由于椎间盘突出早期神经根底部的炎症化学性刺激造成的，后期炎症和消退后机械性压迫往往出现麻木或下肢发凉。

3. 肌肉力量减弱或瘫痪：一般可出现胫前肌群及足背肌群麻痹，出现足下垂。继发产生椎管狭窄可出现间歇性跛行。

4. 马尾神经症状：中央型突出较重者，压迫马尾神经可出现会阴部麻木、刺痛，排便、排尿无力，女性可出现尿失禁，男性可出现阳痿。

二、临证护理

1. 按康复科一般护理常规。

2. 卧床休息是治疗腰椎间盘突出的一种传统而有效的方法。要求卧硬板床或较硬的棕床，减少腰部屈曲、侧屈、侧转等动作，已不致引起腰部疼痛或不适。

3. 仰卧位。仰卧位时，床垫要平，以免腰部过度后伸，可在腰部另加一薄枕，髋保持一定的屈曲，这样可使肌肉充分放松，并使腰椎间隙压力明显降低，减轻腰椎间盘后突。侧卧位时宜右侧卧位最好，并在双上肢之间放置一软枕，在其后背放置硬枕，已稳定脊柱的受压，同时右侧卧位时不压迫心脏，不影响胃肠蠕动功能。

4. 保持正确的姿势，并进行腰背肌的训练，在着重锻炼腰背肌的基础上，兼顾加强腰部和双下肢功能运动，调整腰椎两侧和下肢肌张力，而达到缓解症状的功效。

5. 严格遵医嘱佩戴腰围。选择腰围的规格应与患者体形相适应，一般上至下肋弓，下至髂脊下，后侧不宜后分前凸，前方也不宜束扎过紧，应保持良好的生理屈度。

三、饮食护理

给予患者高蛋白、高维生素等易消化的食物，多食蔬菜、水果，禁烟、酒。咳嗽、打喷嚏、便秘均可使腹压增加，诱发或加重疼痛。每日协助患者按摩腹部预防便秘，训练卧床排便方式，定时排便，便秘患者适当予以缓泻剂。

四、给药护理

中药汤剂一般宜温服,服药后观察效果和反应,并做好记录。

五、并发症护理

1. 椎间隙感染:椎间隙感染是术后较为严重的并发症。主要和医源性及患者自身免疫功能两个方面有关。为预防椎间隙感染,在术前可以预防性使用抗生素;术后严密观察病人生命体征;保持手术切口干燥,敷料及时更换;协助完成相关检查,如细菌培养、血常规等;保持切口引流管通畅。在对症治疗的同时,进行心理护理,安慰病人,增强其信心。

2. 脑脊液漏:脑脊液漏多发生在手术后 3 ~ 4 天,拔除引流管后出现,表现为切口敷料渗出增多,渗出液为淡红或淡黄色。术后需严密观察引流液量和性状,及时发现,通知医生换药,以保持切口敷料清洁。嘱病人保持平卧位。加压包扎。给予抗炎及补液治疗。

3. 硬脑膜外血肿:硬脑膜外血肿主要表现为术后数小时至 1 天内切口胀痛,双下肢及会阴部呈进行性加重的疼痛、麻木、无力、排尿困难,预防应做到术后平卧 6 小时,以达到压迫伤口、减少伤口出血的目的;并保持引流管通畅。

4. 神经根粘连:神经根粘连多发生在术后 1 ~ 2 周,表现为平卧时直腿抬高小于 30℃,并伴有牵拉痛,直腿抬高锻炼有助于缓解神经根粘连。

六、健康指导

避免因日常生活不良姿势而引起腰痛,如电视机放置的高度和人体视线相平,选择合适的坐具,长时间开会作报告时最好不要坐沙发。要注意调整身体的姿势,适当时候站起来活动腰部,这样可以避免腰痛,做一些腰保健体操。合理使用空调,空调的风切忌对着腰背及后背吹。开车时应把座位适当地移向方向盘,使方向盘在不影响转向的情况下尽量靠近胸前,同时靠背后倾角度以 100°为宜,不要使后倾角度太大,并调整座位与方向盘之间的高度。

脑瘫病护理常规

一、临床表现

脑性瘫痪(俗称脑瘫)是描述运动性功能的一专业术语,病人可表现出肢体痉挛,手足搐动症,肌张力下降,共济失调或这些症状的混合症状。根据运动功能障碍的类型可将脑瘫分为痉挛型、手足搐动型、共济障碍型;根据运动障碍所波及的肢体分布可分为偏瘫型、双瘫型、四肢瘫型。

二、临证护理

1. 遵医嘱定时观察病人的生命体征变化。
2. 保障病人的安全,防止摔伤、烫伤、冻伤,设专人陪护。
3. 做好康复知识的宣教,指导和教会病人对肌萎缩术后病人肢体康复训练。
4. 做好基础护理,满足病人的基本生活需要。
5. 同神经外科手术前后一般护理常规。

三、饮食护理

1. 脑性瘫痪患儿的食物要选择容易消化吸收,营养丰富,要选高蛋白质的食物,蛋白质是智力活动的基础与脑的记忆、思维有密切的关系。要以碳水化合物如米饭、面食、馒头、粥、粉为主食,过多杂食会影响食欲,造成营养障碍。

2. 脑性瘫痪患儿饮食要有定时,一般早、午、晚各进食一次,有条件者可以在上下午各增加点心一次,按时进食,可以增加食欲。每日要适当进行户外活动,让阳光照射皮肤,可增进食欲,帮助吸收。要多吃蔬菜和水果,少吃脂肪肥肉,蔬菜和水果含有维生素和纤维,能保持大便通畅,如小孩不吃蔬菜,可以把菜剁烂,做成菜肉包子、菜肉饺子、菜泥、菜汤,教育孩子养成吃蔬菜的习惯。不要吃油炸、辣、油腻、辛热等有刺激性食物和难消化的食物,因小儿体质多热,再食油炸等辛热食品易引起热病;不宜滥食温补,因小儿为纯阳之体,只宜滋养清润食物;不要过多食糖,因口腔内的细菌会使糖发酵,易患蛀齿而影响食欲;不要偏食,因偏食会造成营养不良;不要过多食用姜、葱、味精、胡椒、酒等调味品。

四、给药护理

中药汤剂一般宜温服,服药后观察效果和反应,并做好记录。

五、并发症护理

1. 小儿脑瘫合并智力、情绪及行为障碍,报告医师,配合处理。
2. 小儿脑瘫合并癫痫,报告医师,配合处理。
3. 小儿脑瘫合并健康和体力的障碍,报告医师,配合处理。

六、健康指导

家长心理指导:向家长讲解脑瘫的基本知识、发病的原因、类型、症状、并发症、康复方法等，让患儿及家长明白小儿脑瘫不是不治之症，是可以通过现代医疗康复手段治疗的；告知家长小儿脑瘫早期治疗的重要性，患儿治疗起步时间越早，康复的效果越好，确诊后一定不要错过时机，抓紧治疗；向家长讲解小儿脑性瘫痪不同于儿科感冒、肺炎、腹泻等疾病，通过几日十几日的治疗即可治愈，必须全家人共同参与，经过持续不断地、反复地、全面地综合性康复，才有可能最大限度地恢复患儿正常的功能。

面瘫的护理常规

一、临床表现

多数病人往往于清晨洗脸、漱口时突然发现一侧面颊动作不灵、嘴巴歪斜。病侧面部表情肌完全瘫痪者，前额皱纹消失、眼裂扩大、鼻唇沟平坦、口角下垂，露齿时口角向健侧偏歪。病侧不能作皱额、蹙眉、闭目、鼓气和噘嘴等动作。鼓腮和吹口哨时，因患侧口唇不能闭合而漏气。进食时，食物残渣常滞留于病侧的齿颊间隙内，并常有口水自该侧淌下。由于泪点随下睑内翻，使泪液不能按正常引流而外溢。

二、临证护理

1. 按神经科一般常规护理。
2. 保护眼睛，眼睑不能闭合时，涂眼膏、戴眼罩。
3. 保持口腔清洁，食后漱口，防止再度受凉，避免夜间开窗或靠窗边睡，外出戴口罩。
4. 眼睑闭合良好，口角不歪斜，局部疼痛消失，为基本治愈。
5. 未完全治愈者，每 1 ~2 个月门诊或通讯随访 1 次，检查口眼闭合情况。

三、饮食护理

积极的摄取一些利于面肌机能恢复的食物，如钙及维生素 B 族元素。

四、给药护理

中药汤剂一般宜温服，服药后观察效果和反应，并做好记录。

五、并发症护理

1. 眼部症状比较严重的时候，应该直接去医院接受手术治疗。
2. 应该经常给病人患侧的眼睛局部应用抗生素眼药水，如 3% 的润舒或是角膜宁等眼药水，用来预防感染或是保持角膜表面的湿润。
3. 在晚上睡觉的时候，可以用抗生素眼膏，如红霉素眼膏涂眼睛，可以使暴露的角膜和空气隔开,还应该避免污染和干燥。

4.此外,也可以食用专用眼罩,为了减少角膜表面的水分蒸发,同时达到预防的作用。进食后要及时漱口,清除患侧颊齿间的食物残渣,保持口腔清洁。

六、健康指导

1.适当活动,加强身体锻炼,常听轻快音乐,心情平和。

2.减少光源刺激,如:电视、电脑、紫外线等。

3.面瘫疾患者应注意功能性锻炼,如抬眉、双眼紧闭、鼓气、张大嘴、努嘴、示齿耸鼻,湿热毛巾热脖,每晚3~4次以上,勿用冷水洗脸,遇风、雨寒冷时,注意头面部保暖。

4.面部抽搐时,应双眼紧闭,嘴紧闭(痉挛患者禁食酸性食物)。

5.冬天室内比较温暖,如果面部遭到冷风的侵袭,必然会使血管发生收缩,时间一长自然变容易发生面瘫。相对来说,老年人患面瘫的概率更高一些。从中医角度说,面瘫,面肌痉挛多由人体正气不足,经脉空虚,风邪乘虚入侵面部经络,出现经络阻滞,气血运行不畅,经脉失养而导致。

脑卒中康复护理常规

一、临床表现

以猝然昏扑、不省人事或突然发生口眼歪斜、半身不遂、舌强言謇、智力障碍为主要特征。脑中风包括缺血性中风(短暂性脑缺血发作、动脉粥样硬化性血栓性脑梗死、腔隙性脑梗塞、脑栓塞)、出血性中风(脑出血、蛛网膜下腔出血)、高血压脑病和血管性痴呆。

二、临证护理

1.按康复科一般护理常规。

2.急性期应绝对卧床休息,避免搬动(脑出血患者一般在生命体征平稳后进行,如需搬动,应在固定头部情况下,出血情况已控制时)。取仰卧位,患侧肩部下垫以小枕,髋部亦用枕垫起,健侧取舒适位,上肢伸展,前臂外旋,患肩拉向前方,患肢伸展放于枕上,手指张开,患膝屈曲,垫枕,患侧瘫痪肢体保持功能位,但早期应进行肢体的被动训练。

(1)局部按摩和上下伸展活动。

(2)患侧卧位时,患肩向前,垫软枕,肘伸直。手指张开,掌面朝上,健侧下肢在前,患肢在后,屈膝。小腿及脚掌成垂直,垫以软枕,指间填以布卷或垫软垫。

(3)健侧卧位时,患肩向前,肘伸直,手腕部垫一小枕,患侧髋前伸,屈膝,下肢不外旋,脚掌与小腿尽力保持垂直,防止关节脱位、挛缩。

3.恢复期待出血控制,梗死、血栓溶栓后,血压、颅内压稳定后,应做主动训练,先在他人帮助下,然后循序渐进地自我进行,护士应密切观察血压、心率和呼吸情况,指导上下肢活动、翻身、逐步过渡到健侧肢体的主动翻身。根据患者情况及时调整康复计划,及时评估训练效果。

4.后遗症期的康复护理。继续做好心理护理;教会患者使用各种辅助训练用具,指导患者进行日常生活功能训练;指导患者以健侧带动患侧,做好上下肢、站立、行走及轮椅训练,循序渐进;指导患者全身运动。

5.语言训练。从发音→单字咬字→语言纠正→读字,反复进行。

6.ADL训练,训练患者生活自理,参加适当的家务劳动,有计划地进行肌力训练,恢复相应功能,尤其是注重手部活动,避免手部肌肉萎缩。

三、饮食护理

1.要注意合理平衡饮食,限制脂肪和胆固醇的摄入,多吃蔬菜瓜果和含有较多膳食纤维的食物,不要吃生冷的食品,不要进食过多的冷饮。

2.要戒烟、限酒,尤其是夏天天热,乘凉时不要抽烟,不要喝太多的酒,更不要为了一时爽快喝冰冻的啤酒。

四、给药护理

中药汤剂一般宜温服,服药后观察效果和反应,并做好记录。

五、并发症护理

1.肺部感染护理:每2小时1次翻身拍背,做好体位引流,鼓励病人咳嗽,保持呼吸道通畅,及时吸痰吸氧以防窒息,遵医嘱给予足量有效抗生素。

2.褥疮护理

①保持床单清洁、干燥、平整,2~3小时翻身1次,观察受压部位皮肤情况。②用温热毛巾擦洗及按摩骨骼隆起受压处,每日至少2次,消瘦显著者可用50%的乙醇或红花乙醇按摩。如皮肤干燥且脱屑者,可涂少量润滑油,以免干裂出血。③长期卧床者及显著消瘦者,肢体接触处及其骨骼隆起处易受压应垫以海绵垫、软枕或气圈以免受压。④对水肿及肥胖患者不宜应用气圈,因局部压力重,反而影响局部血循环及汗液蒸发而刺激皮肤,肢体如有浮肿,可垫软枕于腿下,以抬高肢体,并经常按摩,更换体位。⑤更换体位及取放便盆时,动作要轻巧,防止损伤皮肤。⑥对于局部红肿者用50%硫酸镁溶液温敷,以促进其吸收和消散,并可酌情增加翻身及按摩次数。⑦对有水疱者,在无菌操作下用注射器抽出疱内溶液后,涂适当的消毒剂,如0.1%洗必泰、1%新霉素,盖无菌纱布,加以包扎或用腹带固定。⑧对已发生红肿者,也可配合理疗,如红外线、烤灯、激光照射,

2～3次/日,每次 10～15 分钟。照射时随时调节距离,防止烫伤。

3. 水电解质失衡护理

①轻症和神志清醒病人应积极动员病人进食,不要偏食;应多吃水果、蔬菜和高纤维食物,少量多餐。②记录出入量,根据出入量的多少来调整进食和输液,尿量多的病人应多吃含钾多的食物,尿量少或无尿病人禁忌补钾。③对于重症昏迷病人 48 小时后不能进食应插胃管,定时注入食物,补充足够能量。④随时抽查血、电解质,补充水分和电解质。

4. 尿潴留、泌尿系感染的护理

①注意观察病人小便颜色及性状,勤换内衣,定时更换床单。②尿潴留病人导尿时应严格无菌操作。③插导尿管者嘱患者多饮水,每天 2 000～3 000ml。④随时复查尿常规,如有异常,应作尿培养及药敏试验,选用有效抗生素。⑤遵医嘱予膀胱冲洗每日 2次。⑥尿袋应低于耻骨联合水平。

5. 便秘护理

①向患者说明便秘的危害应引起重视。②协助患者定时排便。③给予饮食指导,嘱多饮水,多吃含粗纤维多的蔬菜水果。④按摩与锻炼,排便时按压天枢穴(脐旁 2 寸)。平时经常做缓慢腹式呼吸促进肠蠕动。

六、健康指导

1. 良姿位摆放

①患侧卧时,使患肩前伸,将患肩拉出,避免受压和后缩,肘关节伸直,前臂外旋,指关节伸展,患侧髋关节伸展,膝关节微屈,健腿屈曲向前置于体前支撑枕上。该体位可以增加患侧感觉输入,牵拉整个偏瘫侧肢体,有助防治痉挛。②健侧卧位是患者最舒适的体位,患肩前伸,肘、腕、指各关节伸展,放在胸前的枕上,上肢向头顶上举约 100°,患腿屈曲向前放在身体前面的另一个支撑枕上,髋关节自然屈曲,足不要内翻。③仰卧位:因受颈紧张反射和迷路反射的影响,异常反射活动较强,也容易引起骶尾部、足跟外侧或外踝部发生压疮,因此,脑卒中病人应以侧卧位为主。必须采取仰卧位时,患臂应放在体旁的枕上,肩关节前伸,保持伸肘,腕背伸,手指伸展,患侧臀部和大腿下放置支撑枕,使骨盆前伸,防止患腿外旋,膝下可置小枕,使膝关节微屈,足底避免接触任何支撑物,以免足底感受器受刺激,通过阳性支撑反射加重足下垂。应避免半卧位,因该体位的躯干屈曲和下肢伸直姿势直接强化了痉挛模式。

2. 肌肉按摩:按摩对患侧肢体是一种运动感觉刺激,并可促进血液和淋巴回流,对防治废用性或营养性肌萎缩、深静脉血栓形成有一定作用。按摩动作应轻柔、缓慢而有规律。

3. 被动活动关节:对昏迷或完全偏瘫的病人,应做患肢关节的被动活动,以利于防治关节挛缩和变形。活动顺序应从近端关节至远端关节,活动幅度应由小逐渐至全范围,2次/日,直至组织损伤,要多做一些抗痉挛的模式的活动,如肩外展、外旋,前臂旋后,腕背伸,指伸展,伸髋,屈膝,踝背伸等。

4.床上活动:要使患者尽快从被动活动开始,通过自助的活动过渡到主动的康复训练程序上来。急性期主动型训练都是在床上进行的,目的是使患者独立完成各种床上的早期训练后达到独立地完成从仰卧位到床边坐位的转换。①上肢自助被动运动。②桥形运动:仰卧位,两腿屈曲,双腿平踏床面,伸髋并将臀部抬离床面。

5.运动训练应按照发育的顺序和不同姿势反射水平进行:翻身→坐→坐位平衡→双膝立位平衡→单膝立位平衡→坐到站→站立平衡→步行。

6.站立的平衡训练:先站起立床,然后逐步进入扶持站立,平行杠间站立,让患者逐渐脱离支撑,重心移向患侧,训练患者的持重能力,能徒手站立后,再实施站立平衡训练,最后达到站立位的三级平衡。

7.步行训练:先进行扶持步行或平行杠内步行,再到徒手步行,改善步态的训练,重点是纠正画圈步态。

8.日常生活活动能力(ADL)的训练:包括床椅转移、穿衣、进食、上厕所、洗澡、行走、上下楼梯、个人卫生等。通过作业治疗,使患者尽可能实现生活自理。

脊髓损伤后康复护理常规

一、临床表现

由于外界直接或间接因素导致脊髓损伤,在损害的相应节段出现各种运动、感觉和括约肌功能障碍,肌张力异常及病理反射等的相应改变。脊髓损伤的程度和临床表现取决于原发性损伤的部位和性质。在中医学属外伤瘀血所致"腰痛""痿证""癃闭"等病证范畴。脊髓损伤可分为原发性脊髓损伤与继发性脊髓损伤。前者是指外力直接或间接作用于脊髓所造成的损伤。后者是指外力所造成的脊髓水肿、椎管内小血管出血形成血肿、压缩性骨折以及破碎的椎间盘组织等形成脊髓压迫所造成的脊髓的进一步损害。

二、临证护理

1.按康复科一般护理常规。

2.卧床休息,卧硬板床,垫以棕垫或软枕,保持脊柱平直位。

3.为脊髓损伤患者翻身时,应在固定好颈、胸、腰、双下肢情况下进行同步协调翻身。

4.预防压疮发生。保持皮肤及床单元整洁。

5.预防并发症的发生,注意观察呼吸及排便情况,指导吸气呼气训练,给予高纤维饮食,鼓励多饮水和多吃水果。训练患者养成定时排大小便的习惯,每日按摩腹部 3~5 次。鼓励患者进行被动运动,防止肌肉萎缩和关节挛缩,循序渐进地进行上下肢、翻身坐起的被动、主动训练,轮椅训练,直到行走训练。

三、饮食护理

制定合理食谱,加强营养以适应康复训练的需要。

四、给药护理

中药汤剂一般宜温服,服药后观察效果和反应,并做好记录。

五、并发症护理

1. 呼吸衰竭与呼吸道感染:立即给予低流量持续吸氧,观察吸氧效果,并做好气管插管或气管切开准备工作,随时准备协助医师进行抢救。

2. 泌尿生殖道的感染和结石:报告医师,配合处理。

六、健康指导

1. 利用文娱、体育手段使患者进行全身综合训练及轮椅的使用训练(如耐力和技巧训练),并且为进行社会活动做出适应训练。

2. 理疗:利用水疗、光疗、生物反馈等有针对性促进康复。

3. 中医康复:利用祖国传统医学,进行针灸、按摩、电针、中药离子导入等手段,促进康复,另外针对合并症治疗,亦可广泛使用中药内服、外用。

痛风护理常规

一、临床表现

急性痛风性关节炎发病前没有任何先兆。轻度外伤,暴食高嘌呤食物或过度饮酒,手术,疲劳,情绪紧张,内科急症(如感染,血管阻塞)均可诱发痛风急性发作。常在夜间发作的急性单关节或多关节疼痛通常是首发症状。疼痛进行性加重,呈剧痛。体征类似于急性感染,有肿胀,局部发热,红及明显触痛等。局部皮肤紧张,发热,有光泽,外观呈暗红色或紫红色。大趾的跖趾关节累及最常见(足痛风),足弓、踝关节、膝关节、腕关节和肘关节等也是常见发病部位。全身表现包括发热、心悸、寒战、不适及白细胞增多。

二、临证护理

1. 对于急性期痛风患者应禁止运动、限制嘌呤食物,并且应卧床休息,将患肢抬高。

2. 痛风患者应注意保暖避寒、注意劳逸结合;定期复查血尿酸,定时足量服药;进行并且使用排酸护肾全息疗法进行治疗。

3. 注意饮食调节:低嘌呤饮食,避免动物内脏、海鲜。尽管食物中所含的嘌呤不是痛风发病的主要原因,但却使血尿酸浓度迅速升高,达到发作临界状态。控制含嘌呤高的食物,能减少关节炎的急性发作次数。避免酒精饮料,包括啤酒和葡萄酒。

三、饮食护理

痛风病人都知道多吃素少吃荤,痛风病人最好根据食物嘌呤含量表制定适合自己的食谱,以减少发作诱因,提高生活质量。根据嘌呤含量,将食物分为低嘌呤食物(每100g食物含嘌呤<25mg)、中等嘌呤食物(每100g食物含嘌呤25～150mg)和高嘌呤食物(每100g食物含嘌呤150～1 000mg)三类。但这只是个原则估计,在临床实践中需按实际情况作必要的调整

1. 含嘌呤较高的食物,无论处于急性期或缓解期的痛风病人均属禁食食品。①肉类:家禽及家畜的肝、肠、心、肚与胃、肾、肺、脑、胰、等内脏、肉脯、浓肉汁、肉馅等。②水产类:鱼类(鱼皮、鱼卵、鱼干以及沙丁鱼、凤尾鱼等海鱼)、贝壳类、虾类等。③其他:酵母粉、白酒、啤酒等。

2. 含有中等量嘌呤食物,因此凡属缓解期的病人,可从其中选用一份动物性食品和一份蔬菜,但食用量不宜过多。

四、给药护理

中药汤剂一般宜温服,服药后观察效果和反应,并做好记录。

五、并发症护理

1. 痛风性关节炎:遵医嘱完成相关检查,对症治疗。

2. 合并高血压、高血脂、肥胖、糖尿病、动脉硬化、冠心病,遵医嘱有效地控制血尿酸就能够积极预防和减少并发症发生。

六、健康指导

1. 运动护理:鼓励患者多做有氧运动,如散步、骑自行车、游泳等,步行每日1～2次,每次30分钟以上,以出微汗为度,防止剧烈运动,剧烈运动可使代谢产物乳酸增加,同时可因大量出汗,机体血中水分减少,导致血流减少影响尿酸排泄,引起一些尿酸血症。如因运动使汗出多时,应鼓励患者适量补液,频饮弱碱性饮料。

2. 生活起居护理:痛风患者尤应注意饮食调节,起居有常,不可过劳,情绪稳定防止受寒过劳,注意双足的保温,易发部位不要裸露,不可风吹、湿冷等。穿保暖、宽松适度的

鞋,少走路避免损伤。尿酸的排泄途径主要为小便、大便和汗液。可以每天汗蒸 1 次,汗蒸时随时补充水分,有助排除尿酸。

3. 合理用药:不可擅自用药,尤其是阿司匹林、青霉素、利尿药、抗结核药等,这类药物有抑制肾小管排泄尿酸的副作用,而高尿酸常使痛风发作,引起脏器器质性病变,甚至痛风性肾病肾衰等。

第四章　中医护理方案

第一节　肛肠科中医护理方案

痔中医护理方案

一、常见证候要点

（一）风伤肠络证

大便带血、滴血或喷射状出血,血色鲜红,或有肛门瘙痒。

舌脉:舌红,苔薄白或薄黄,脉浮数。

（二）湿热下注证

便血色鲜,量较多,肛内肿物外脱,可自行回缩,肛门灼热。

舌脉:舌红,苔黄腻,脉滑数。

（三）气滞血瘀证

肛内肿物脱出,甚或嵌顿,肛管紧缩,坠胀疼痛。甚则肛缘的血栓,水肿,触痛明显。

舌脉:舌质暗红,苔白或黄,脉弦细涩。

（四）脾虚气陷证

肛门坠胀,肛内肿物外脱,需手法复位。便血色鲜或淡,可出现贫血,面色少华,头昏神疲,少言懒语,纳少便溏。

舌脉:舌淡胖,边有齿痕,舌苔薄白,脉弱。

二、常见症状/证候施护

(一)大便带血、肛门瘙痒

1. 饮食可注意适当增加偏于收涩的食物,如芡实、山药、甘薯、莲子、砂仁、豆蔻等,注意补充绿色蔬菜,水果可食苹果、银杏、石榴等。口味可略酸,菜肴推荐杏仁排骨、香菇菜心。

2. 中药中等量(100~200ml)温服。

3. 如灌肠,水温宜略高。

4. 十灰散随症加减50~100ml保留灌肠,或加入云南白药粉。

5. 导引锻炼,增强体质。

6. 耳穴疗法,特别适合耳穴埋豆,豆选王不留行子或莱菔子均可。

(二)便血色鲜,量较多,肛内肿物外脱

1. 饮食宜清淡少油,多进食可淡渗利湿兼以清热的食材如薏苡仁、莲子、茯苓、红小豆、绿豆、冬瓜等。菜肴推荐绿豆南瓜汤、莲子苡仁八宝粥(去桂圆)。

2. 中药中等量(100~200ml)温服。

3. 如灌肠,水温以不觉冷刺激为宜。

4. 协定处方济川清肠散随症加减50~100ml保留灌肠。

5. 耳穴疗法,特别适合耳穴埋豆,豆选王不留行子或莱菔子均可。

(三)肛内肿物脱出,甚或嵌顿,甚则肛缘的血栓、水肿、触痛明显

1. 饮食宜进兼有行气、活血的食物,如白萝卜、茴香、山楂、韭菜、红葡萄酒等,菜肴如萝卜炖猪骨汤、韭菜水饺等。

2. 中药中等量(100~200ml)温服。

3. 如灌肠,水温宜略高。

4. 消肿止痛汤中药坐浴、外敷,或随症加减50~100ml保留灌肠。

5. 耳穴疗法,如耳穴埋豆,豆选王不留行子或莱菔子均可。

6. 微波治疗或TDP肛周照射。

(四)肛门坠胀,肛内肿物外脱

1. 饮食可服黄芪炖猪肚,多食补气类食物如人参、黄芪;忌吃各种冷饮,忌吃各种生冷瓜果。

2. 中药少量(50~100ml)温服。

3.如灌肠,水温宜略高或以高温水灌肠。

4.济川补肠散或补中益气汤随症加减 50～100ml 保留灌肠。

5.灸法,可隔姜灸、隔附子灸等,选穴可选背俞;或用 TDP 照射等。注意保暖。

6.若时有肛门下坠疼痛,可中药热熨小腹中极、天枢(小茴香、肉桂、附子等打粉裹以布包,白酒浸湿加热后置于待熨处、TDP 灯持续照射 20～30 分钟)。

7.引导正确锻炼,增强体质。

三、中医特色治疗护理

(一)内服中药

遵医嘱用药,观察用药后反应;中药汤剂根据证型予温服或温凉服;中西药之间间隔 30 分钟以上。

1.汤剂类:湿热下注证者宜温凉服;脾虚气陷证者宜温服。

2.用药过程中观察有无不良反应。

(二)特色技术

1.耳穴贴压(耳穴埋豆):根据病情需要选择耳穴。

2.穴位贴敷:遵医嘱选择手三里、足三里、涌泉等穴位,首次贴敷 2 小时左右即可,以后每日一次,每次保留 4 小时,4 周为一疗程。

3.艾灸:适用于阳虚者,遵医嘱取肺俞、脾俞、大椎、神阙、足三里、关元等穴位。

4.穴位按摩。

5.中药保留灌肠:适用于血热肠燥者,遵医嘱选用增液汤。

四、健康指导

(一)饮食指导

1.饮食可注意适当增加偏于收涩的食物,如芡实、山药、甘薯、莲子、砂仁、豆蔻等,注意补充绿色蔬菜,水果可食苹果、银杏、石榴等。口味可略酸,菜肴推荐杏仁排骨、香菇菜心。

2.饮食宜清淡少油,多进食可淡渗利湿兼以清热的食材如薏苡仁、莲子、茯苓、红小豆、绿豆、冬瓜等。菜肴推荐绿豆南瓜汤、莲子苡仁八宝粥(去桂圆)。

3.饮食宜进兼有行气、活血的食物,如白萝卜、茴香、山楂、韭菜、红葡萄酒等,菜肴如萝卜炖猪骨汤、韭菜水饺等。

4.饮食可服黄芪炖猪肚,多食补气类食物如人参、黄芪;忌吃各种冷饮,忌吃各种生冷瓜果。

（二）生活起居

1. 环境温、湿度适宜,顺应四时及时增减衣物。
2. 起居有常,戒烟限酒。
3. 保持眼、口腔、会阴、皮肤等清洁卫生。
4. 建立较完善的痔疾病教育管理体系,通过健康大讲堂、小组式教育或个体化的饮食和运动指导,为患者提供生活方式干预和药物治疗的个体化指导。

（三）情志调理

1. 护士多与患者沟通,了解其心理状态,增强其与疾病作斗争的信心,保持乐观心态。
2. 鼓励家属理解支持患者,避免不良情绪的影响。
3. 应用中医七情归属,了解患者情志状态,指导采用移情易性的方法,分散患者对疾病的注意力,改变其不良习性。

五、护理难点

1. 保持大便通畅,防止便秘。
2. 减少术后疼痛。
3. 避免劳累,大便时不宜采用蹲位,每日练习提肛运动,增强肛门括约肌功能。
4. 术后痔核结扎线脱落时间无法确定,可因活动、排便等情况发生出血,应密切观察,及时处理。
5. 病情观察,做好护理记录
解决思路:
1. 指导患者正确选择食谱,改变既往不良饮食习惯;饮食清淡,避免饮酒。
2. 清洁肛门局部清洁卫生,避免解便时间过长。
3. 提倡提肛运动,锻炼肛门功能;常常引导,如单腿独立,双手抱膝上拉。
4. 适当运动,避免久坐、久卧、久立、久行。

六、护理效果评价

附:痔中医护理效果评价表

成都肛肠专科医院痔病中医护理效果评价表

患者姓名：　　性别：　　年龄：　　ID：　　文化程度：　　入院日期：

证候诊断:风伤肠络证□　湿热下注证□　气滞血瘀证□　脾虚气陷证□　其他:□

一、护理效果评价

主要症状	主要辨证施护方法	中医护理技术	护理效果
疼痛 □	1.饮食指导□ 2.观察疼痛、频次□ 3.其他护理措施	1. 耳穴贴压□　应用次数：＿＿次,应用时间：＿＿天 2. 穴位按摩□　应用次数：＿＿次,应用时间：＿＿天 3. 穴位贴敷□　应用次数：＿＿次,应用时间：＿＿天 4. 中药保留灌肠□应用次数：＿＿次,应用时间：＿＿天 5. 其他：＿＿应用次数：＿＿次,应用时间：＿＿天 （请注明,下同）	好　□ 较好□ 一般□ 差　□
肛门坠胀 □	1.饮食指导□ 2.观察排便次数□ 3.其他护理措施	1. 耳穴贴压□　应用次数：＿＿次,应用时间：＿＿天 2. 穴位按摩□　应用次数：＿＿次,应用时间：＿＿天 3. 穴位贴敷□　应用次数：＿＿次,应用时间：＿＿天 4. 中药保留灌肠□　应用次数：＿＿次,应用时间：＿＿天 5. 其他：＿＿应用次数：＿＿次,应用时间：＿＿天 （请注明,下同）	好　□ 较好□ 一般□ 差　□
肛门瘙痒 □	1.饮食指导□ 2.观察瘙痒程度□ 3.其他护理措施	1. 耳穴贴压□　应用次数：＿＿次,应用时间：＿＿天 2. 穴位按摩□　应用次数：＿＿次,应用时间：＿＿天 3. 穴位贴敷□　应用次数：＿＿次,应用时间：＿＿天 4. 中药保留灌肠□　应用次数：＿＿次,应用时间：＿＿天 5. 其他：＿＿应用次数：＿＿次,应用时间：＿＿天 （请注明,下同）	好　□ 较好□ 一般□ 差　□
其他：□ （请注明）			好　□ 较好□ 一般□ 差　□

二、护理依从性及满意度评价

评价项目	患者对护理的依从性			患者对护理的满意度		
	依从	部分依从	不依从	满意	一般	不满意
耳穴贴压(耳穴埋豆)						
中药贴敷						
艾　灸						
穴位按摩						
中药保留灌肠						
TDP						
签名	责任护士签名：			上级护士或护士长签名：		

三、对本病中医护理方案的评价:实用性强□　实用性较强□　实用性一般□　不实用□
改进意见:

四、评价人(责任护士)姓名_____　　技术职称_____　　护士长签字:_____

肛裂中医护理方案

一、常见证候要点

(一)血热肠燥证

血分热盛,耗伤阴液,肠道失濡,以发热口渴,面赤烦躁,大便干燥、秘结,甚或便血。
舌脉:舌红绛少津,脉细数。

(二)阴虚津亏证

阴津亏虚,形体失养,以口渴引饮,皮肤干涩,眼眶凹陷,小便短黄,大便干结,五心烦热,形瘦盗汗。
舌脉:舌红苔少而干,脉细数。

(三)气滞血瘀证

气滞久则可引起血瘀,形成气滞血瘀,使局部的疼痛加剧(刺痛、拒按),甚则结成肿块或腐损肌肉。
舌脉:舌紫暗,苔黄,脉弦数。

二、常见症状/证候施护

(一)血分热盛、便血

1.饮食可服木瓜蜜枣猪骨汤,常食雪梨、甘蔗、柿子、荸荠、银耳、枸杞以增液滋阴。
2.中药少量频服。
3.如灌肠,水温宜略温即可。

4.增液汤灌肠或协定处方并随症加减 50～100ml 保留灌肠。

（二）形瘦盗汗、皮肤干涩

1.饮食可服木瓜蜜枣猪骨汤,常食雪梨、甘蔗、柿子、荸荠、银耳、枸杞以增液滋阴。

2.中药少量(50～100ml)频服。

3.如灌肠,水温宜略温即可。

4.增液汤灌肠或协定处方并随症加减 50～100ml 保留灌肠。

（三）疼痛加剧（刺痛、拒按）,腐损肌肉

1.饮食宜进兼有行气、活血的食物,如白萝卜、茴香、山楂、韭菜、红葡萄酒等,菜肴如萝卜炖猪骨汤、韭菜水饺等。

2.中药中等量(100～200ml)温服。

3.如灌肠,水温宜略高。

4.消肿止痛汤中药坐浴、外敷,或随症加减 50～100ml 保留灌肠。

5.耳穴疗法,如耳穴埋豆,豆选王不留行子或莱菔子均可。

6.微波治疗或 TDP 肛周照射。

三、中医特色治疗护理

（一）内服中药

遵医嘱用药,观察用药后反应;中药汤剂根据证型予温服或温凉服;中西药之间间隔 30 分钟以上。

1.汤剂类:血热肠燥者宜温凉服;阴虚津亏证和气滞血瘀证者宜温服。

2.用药过程中观察有无不良反应。

（二）特色技术

1.耳穴贴压(耳穴埋豆):根据病情需要选择耳穴。

2.穴位贴敷:遵医嘱选择手三里、足三里、涌泉等穴位,首次贴敷 2 小时左右即可,以后每日一次,每次保留 4 小时,4 周为一疗程。

3.艾灸:适用于阳虚者,遵医嘱取肺俞、脾俞、大椎、神阙、足三里、关元等穴位。

4.穴位按摩。

5.中药保留灌肠:适用于血热肠燥者,遵医嘱选用增液汤。

四、健康指导

（一）饮食指导

1. 血热肠燥证：饮食可服木瓜蜜枣猪骨汤，常食雪梨、甘蔗、柿子、荸荠、银耳、枸杞以增液滋阴。

2. 阴虚津亏证：饮食可服木瓜蜜枣猪骨汤，常食雪梨、甘蔗、柿子、荸荠、银耳、枸杞以增液滋阴。

3. 气滞血淤证：饮食宜进兼有行气、活血的食物，如白萝卜、茴香、山楂、韭菜、红葡萄酒等，菜肴如萝卜炖猪骨汤、韭菜水饺等。

（二）生活起居

1. 环境温、湿度适宜，顺应四时及时增减衣物。

2. 起居有常，戒烟限酒。

3. 保持眼、口腔、会阴、皮肤等清洁卫生。

4. 建立较完善的肛裂疾病教育管理体系，通过肛裂健康大讲堂、小组式教育或个体化的饮食和运动指导，为患者提供生活方式干预和药物治疗的个体化指导。

（四）情志调理

1. 护士多与患者沟通，了解其心理状态，增强其与疾病作斗争的信心，保持乐观心态。

2. 鼓励家属理解支持患者，避免不良情绪的影响。

3. 应用中医七情归属，了解患者情志状态，指导采用移情易性的方法，分散患者对疾病的注意力，改变其不良习性。

五、护理难点

1. 保持大便通畅，防止便秘。

2. 病情观察，做好护理记录。

3. 观察肛门疼痛的性质、程度与持续时间，大便是否带血、滴血及出血量。

解决思路：

1. 注意个人卫生，养成每天定时排便习惯每日早晨可空腹服淡盐水一杯。

2. 指导患者预防便秘的方法，坚持腹肌锻炼，排便时避免蹲坑时间过长。

3. 发生肛裂及时治疗，防止继发性贫血和其他肛门疾病。

六、护理效果评价

附:肛裂中医护理效果评价表

成都肛肠专科医院肛裂病中医护理效果评价表

患者姓名: 性别: 年龄: 文化程度: 入院日期:

证候诊断:血热肠燥证□ 阴虚津亏证□ 气滞血瘀证□ 其他□

一、护理效果评价

主要症状	主要辨证施护方法	中医护理技术	护理效果
疼痛 □	1. 饮食指导□ 2. 观察疼痛、频次□ 3. 其他护理措施	1. 耳穴贴压□ 应用次数:____次,应用时间:____天 2. 穴位按摩□ 应用次数:____次,应用时间:____天 3. 穴位贴敷□ 应用次数:____次,应用时间:____天 4. 中药保留灌肠□ 应用次数:____次,应用时间:____天 5. 其他:____应用次数:____次,应用时间:____天 (请注明,下同)	好 □ 较好□ 一般□ 差 □
便秘 □	1. 饮食指导□ 2. 观察排便次数□ 3. 其他护理措施	1. 耳穴贴压□ 应用次数:____次,应用时间:____天 2. 穴位按摩□ 应用次数:____次,应用时间:____天 3. 穴位贴敷□ 应用次数:____次,应用时间:____天 4. 中药保留灌肠□ 应用次数:____次,应用时间:____天 5. 其他:____应用次数:____次,应用时间:____天 (请注明,下同)	好 □ 较好□ 一般□ 差 □
肛门瘙痒 □	1. 饮食指导□ 2. 观察瘙痒程度□ 3. 其他护理措施	1. 耳穴贴压□ 应用次数:____次,应用时间:____天 2. 穴位按摩□ 应用次数:____次,应用时间:____天 3. 穴位贴敷□ 应用次数:____次,应用时间:____天 4. 中药保留灌肠□ 应用次数:____次,应用时间:____天 5. 其他:____应用次数:____次,应用时间:____天 (请注明,下同)	好 □ 较好□ 一般□ 差 □
其他: □ (请注明)			好 □ 较好□ 一般□ 差 □

二、护理依从性及满意度评价

评价项目	患者对护理的依从性			患者对护理的满意度		
	依从	部分依从	不依从	满意	一般	不满意
耳穴贴压(耳穴埋豆)						
中药贴敷						
艾 灸						
穴位按摩						

评价项目	患者对护理的依从性			患者对护理的满意度		
	依从	部分依从	不依从	满意	一般	不满意
中药保留灌肠						
健康指导	/	/	/			
签名	责任护士签名：			上级护士或护士长签名：		

三、对本病中医护理方案的评价:实用性强□　实用性较强□　实用性一般□　不实用□

改进意见:

四、评价人(责任护士)姓名_____　技术职称_____　护士长签字:_____

肛瘘中医护理方案

一、常见证候要点

(一)湿热下注

肛周有溃口,经常溢脓,脓质稠厚,色白或黄,局部红、肿、热、痛明显,按之有索状物通向肛内,可伴有纳呆,大便不爽,小便短赤,形体困重。

舌脉:舌红、苔黄腻,脉滑数。

(二)正虚邪恋

肛周瘘口经常流脓,脓质稀薄,肛门隐隐作痛,外口皮色暗淡,时溃时愈,按之较硬,多有索状物通向肛内,可伴有神疲乏力,面色无华,气短懒言。

舌脉:舌淡、苔薄,脉濡。

(三)阴液亏虚

瘘管外口凹陷,周围皮肤颜色晦暗,脓水清稀,按之有索状物通向肛内,可伴有潮热盗汗,心烦不寐,口渴,食欲不振。

舌脉:舌红少津、少苔或无苔,脉细数无力。

二、常见症状/证候施护

(一)肛周有溃口,经常溢脓

1. 饮食宜清淡少油,多进食可淡渗利湿兼以清热的食材如薏苡仁、莲子、茯苓、红小豆、绿豆、冬瓜等。菜肴推荐绿豆南瓜汤、莲子苡仁八宝粥(去桂圆)。
2. 中药中等量(100~200ml)温服。
3. 如灌肠,水温以不觉冷刺激为宜。
4. 协定处方济川清平肠散随症加减50~100ml保留灌肠。
5. 耳穴疗法,特别适合耳穴埋豆,豆选王不留行子或莱菔子均可。
余结合以上共同护理要点。

(二)肛周瘘口经常流脓、肛门隐隐作痛

1. 饮食可服黄芪炖猪肚,多食补气类食物如人参、黄芪;忌吃各种冷饮及生冷瓜果。
2. 中药少量(50~100ml)、温服。
3. 如灌肠,水温宜略高或以高温水灌肠。
4. 济川补肠散或补中益气汤随症加减50~100ml保留灌肠。
5. 灸法,可隔姜灸、隔附子灸等,选穴可选背俞,或用 TDP 照射等。注意保暖。
6. 若溃口久而不愈合,注意告知患者局部按揉,以指腹于切口边缘轻压轻揉。
7. 中药坐浴、中药敷贴,以温热药汁进行。
余结合以上共同护理要点。

(三)瘘管外口凹陷、按之有索状物通向肛内

1. 饮食可服木瓜蜜枣猪骨汤,常食雪梨、甘蔗、柿子、荸荠、银耳、枸杞以增液滋阴。
2. 中药少量(50~100ml)频服。
3. 如灌肠,水温宜略温即可。
4. 增液汤灌肠或协定处方并随症加减50~100ml保留灌肠。
余结合以上共同护理要点。

三、中医特色治疗护理

(一)内服中药

遵医嘱用药,观察用药后反应;中药汤剂根据证型予温服或温凉服;中西药之间间隔30分钟以上。

1. 汤剂类:湿热下注者宜温凉服;阴液亏虚证和正虚邪恋证者宜温服。

2. 用药过程中观察有无不良反应。

(二)特色技术

1. 耳穴贴压(耳穴埋豆):根据病情需要选择耳穴。

2. 穴位贴敷:遵医嘱选择手三里、足三里、涌泉等穴位,首次贴敷 2 小时左右即可,以后每日一次,每次保留 4 小时,4 周为一疗程。

3. 艾灸:适用于阳虚者,遵医嘱取肺俞、脾俞、大椎、神阙、足三里、关元等穴位。

4. 穴位按摩。

5. 中药保留灌肠:适用于血热肠燥者,遵医嘱选用增液汤。水温宜略高或以高温水灌肠。

四、健康指导

(一)饮食指导

1. 饮食宜清淡少油,多进食可淡渗利湿兼以清热的食材如薏苡仁、莲子、茯苓、红小豆、绿豆、冬瓜等。菜肴推荐绿豆南瓜汤、莲子苡仁八宝粥(去桂圆)。

2. 饮食可服黄芪炖猪肚,多食补气类食物如人参、黄芪;忌吃各种冷饮及生冷瓜果。

3. 饮食可服木瓜蜜枣猪骨汤,常食雪梨、甘蔗、柿子、荸荠、银耳、枸杞以增液滋阴。

(二)生活起居

1. 环境温、湿度适宜,顺应四时及时增减衣物。

2. 起居有常,戒烟限酒。

3. 保持眼、口腔、会阴、皮肤等清洁卫生。

4. 建立较完善的肛漏疾病教育管理体系,通过肛漏健康大讲堂、小组式教育或个体化的饮食和运动指导,为患者提供生活方式干预和药物治疗的个体化指导。

(三)情志调理

1. 护士多与患者沟通,了解其心理状态,增强其与疾病作斗争的信心,保持乐观心态。

2. 鼓励家属理解支持患者,避免不良情绪的影响。

3. 应用中医七情归属,了解患者情志状态,指导采用移情易性的方法,分散患者对疾病的注意力,改变其不良习性。

五、护理难点

1.保持大便通畅,防止便秘。

2.病情观察,做好护理记录

3.观察肛门疼痛的性质、程度与持续时间,大便是否带血、滴血及出血量。

4.伤口愈合情况。

解决思路:

1.注意个人卫生,养成每天定时排便习惯每日早晨可空腹服淡盐水一杯,防止大便干结,损伤肛管,造成感染。

2.养成便后洗净局部或每日早晚清洗肛门的习惯,保持肛门清洁。

3.倡导提肛运动,锻炼肛门功能。

4.适当运动,避免久坐、久站、久卧。

5.指导患者预防便秘的方法,坚持腹肌锻炼,排便时避免蹲坑时间过长。

六、护理效果评价

附:肛漏中医护理效果评价表

成都肛肠专科医院肛漏病中医护理效果评价表

患者姓名:　　　性别:　　　年龄:　　　文化程度:　　　入院日期:

证候诊断:湿热下注证□　阴液亏虚证□　正虚邪恋证□　其他:□

一、护理效果评价

主要症状	主要辨证施护方法	中医护理技术	护理效果
疼痛 □	1.饮食指导□ 2.观察疼痛、频次□ 3.其他护理措施	1.耳穴贴压□　应用次数:____次,应用时间:____天 2.穴位按摩□　应用次数:____次,应用时间:____天 3.穴位贴敷□　应用次数:____次,应用时间:____天 4.中药保留灌肠□应用次数:____次,应用时间:____天 5.其他:____应用次数:____次,应用时间:____天 (请注明,下同)	好　□ 较好□ 一般□ 差　□
肛门坠胀 □	1.饮食指导□ 2.观察肛门坠胀情况□ 3.其他护理措施	1.耳穴贴压□　应用次数:____次,应用时间:____天 2.穴位按摩□　应用次数:____次,应用时间:____天 3.穴位贴敷□　应用次数:____次,应用时间:____天 4.中药保留灌肠□　应用次数:____次,应用时间:____天 5.其他:____应用次数:____次,应用时间:____天 (请注明,下同)	好　□ 较好□ 一般□ 差　□

主要症状	主要辨证施护方法	中医护理技术	护理效果
肛门瘙痒 □	1.饮食指导□ 2.观察肛门瘙痒情况□ 3.其他护理措施	1.耳穴贴压□ 应用次数：＿＿次,应用时间：＿＿天 2.穴位按摩□ 应用次数：＿＿次,应用时间：＿＿天 3.穴位贴敷□ 应用次数：＿＿次,应用时间：＿＿天 4.中药保留灌肠□ 应用次数：＿＿次,应用时间：＿＿天 5.其他：＿＿应用次数：＿＿次,应用时间：＿＿天 （请注明,下同）	好　□ 较好□ 一般□ 差　□
伤口护理 □	1.饮食指导□ 2.观察伤口情况□ 3.其他护理措施	1.耳穴贴压□ 应用次数：＿＿次,应用时间：＿＿天 2.穴位按摩□ 应用次数：＿＿次,应用时间：＿＿天 3.穴位贴敷□ 应用次数：＿＿次,应用时间：＿＿天 4.中药保留灌肠□ 应用次数：＿＿次,应用时间：＿＿天 5.其他：＿＿应用次数：＿＿次,应用时间：＿＿天 （请注明,下同）	好　□ 较好□ 一般□ 差　□
其他： □ （请注明）			好　□ 较好□ 一般□ 差　□

二、护理依从性及满意度评价

评价项目	患者对护理的依从性			患者对护理的满意度		
	依从	部分依从	不依从	满意	一般	不满意
耳穴贴压(耳穴埋豆)						
中药贴敷						
艾　灸						
穴位按摩						
中药保留灌肠						
签名	责任护士签名：			上级护士或护士长签名：		

三、对本病中医护理方案的评价： 实用性强□ 实用性较强□ 实用性一般□ 不实用□

改进意见：

四、评价人(责任护士)姓名＿＿＿＿＿ 技术职称＿＿＿＿＿ 护士长签字：＿＿＿＿＿

肛痈(肛周脓肿)中医护理方案

一、常见证候要点

(一)火毒蕴结证

肛门周围突然肿痛,持续加重,伴有恶寒发热、便秘、溲赤;肛周红肿,触痛明显,质硬,表面灼热。

舌脉:舌红、苔薄黄,脉数。

(二)热毒炽盛证

肛门肿痛剧烈,可持续数日,痛如鸡啄,夜寐不安,伴有恶寒发热,口干便秘,小便困难;肛周红肿,按之有波动感或穿刺有脓。

舌脉:舌红,苔黄,脉弦滑。

(三)阴虚毒恋证

肛门肿痛、灼热,表皮色红,溃后难敛;伴有午后潮热,心烦口干,夜间盗汗。

舌脉:舌红,少苔,脉细数。

(四)气血两虚证

肛门坠胀明显,溃后久不收口;脓液清稀,面色苍白,少气懒言。

舌脉:舌红,苔薄黄少津,脉细数而弱。

二、常见症状/证候施护

(一)恶寒发热

1. 病室环境安静,干燥,偏凉,避免潮湿;室内经常通风换气,保持空气新鲜。

2. 定时测体温、脉搏,注意舌质舌苔变化。病人体温 >37.5℃时应报告医生处理,嘱病人多饮水。

3. 采用温水擦浴、冰袋等物理降温措施,患者汗出时,及时协助擦拭和更换衣服、被服,避免汗出当风。

4. 刮痧疗法:感受外邪引起的发热,遵医嘱刮痧疗法,可选择大椎、风池、合谷、曲池等穴位。

(二)肛门红肿

1. 观察局部皮肤红肿范围、温度、疼痛程度、有无波动感,观察体温变化及全身情况。
2. 肛痈初期,可用具有消肿止痛功效的中药软膏外敷。
3. 脓肿形成后,应及早手术治疗。

(三)肛门疼痛

1. 病人疼痛剧烈、行走不便、生活自理能力下降,协助病人做好生活护理。
2. 卧床休息,采取屈膝侧卧位或侧卧位,使肛门括约肌松弛而减轻痛苦,避免一切不必要的活动直至进入恢复期。
3. 术后 3 天内不宜排便,每日便后用中药消炎止痛洗剂或痔瘘洗剂 125ml 加温开水 1 000ml 坐浴肛门,先熏后洗,每次 10 ~ 15 分钟。
4. 局部疼痛难忍者,遵医嘱使用止痛剂。

(四)口干便秘

1. 保持病室空气温湿度适宜。
2. 观察口干、口渴、每日饮水量。
3. 进流质饮食。给予低脂、柔软易消化及富于营养的高热量、高维生素食物,避免摄入生冷、煎炸、硬固及辛辣刺激性食物,适量补充蛋白质。鼓励患者食用各种粗粮、蜂蜜、山楂、香蕉、西瓜等。
4. 遵医嘱耳穴贴压(耳穴埋豆),可选择大肠、胃、脾、交感、皮质下、便秘点等穴位。

三、中医特色治疗护理

(一)内服中药

遵医嘱用药,观察用药后反应,中药汤剂根据证型予温服或温凉服,中西药之间间隔 30 分钟以上。
1. 火毒蕴结、热毒炽盛者,中药应饭后偏凉服。
2. 阴虚毒恋者遵医嘱用中药泡水当茶饮。

(二)特色技术

1. 中药熏洗。
2. 耳穴贴压(耳穴埋豆)。
3. 穴位敷贴。

4.刮痧法。

5.中药外敷。

四、健康指导

（一）生活起居

1.病室环境安静,干燥,偏凉,避免潮湿;室内经常通风换气,保持空气新鲜。

2.鼓励病人适当下床活动,以感觉不疲劳为度。

3.注意保持病室温暖的环境,在做各种护理操作时动作尽量轻柔,不要碰撞或摇动床位,以免加重病情。

4.重病患者,以卧床休息为主,康复期可安排参加户外活动,如散步、气功等体育锻炼。

（二）饮食指导

1.火毒蕴结证:饮食宜选择清热解毒的食物,如菊花茶、竹竿茅根水,薏仁冬瓜汤、凉拌马齿苋,少食甜食。

2.热毒炽盛证:进流质饮食。给予低脂、柔软易消化及富于营养的高热量、高维生素食物,避免摄入生冷、煎炸、硬固及辛辣刺激性食物,适量补充蛋白质。

3.阴虚毒恋证:饮食宜养阴除湿,清热解毒等饮料,如沙参、玉竹、北芪煲鸡汤,青蒿鳖甲煲汤,麦冬水代茶饮。

4.气血两虚证:饮食宜少食多餐,以细软、滋补为主,鼓励患者食用各种粗粮、蜂蜜、山楂、香蕉、西瓜等。

（三）情志调节

1.护士多与患者沟通,了解其心理状态,进行有效针对指导。

2.取得家属理解支持患者,鼓励病人多与家人聊天,抒发心中郁闷,树立战胜疾病的信心,避免不良情绪的影响。

3.多与患者介绍有关疾病知识及治疗成功经验,增强患者信心,鼓励患者积极面对疾病。

4.鼓励病友间相互交流治疗体会,提高认知,增强治疗信心。

五、护理难点

1.术后便秘。

2.因患者惧痛而至换药不彻底。

解决思路

1.护士要关心、安慰患者,解释便秘对身体及肛周脓肿术后切口的不良影响及过度用力排便可能造成的不良后果,指导病人科学、合理地摄取食物,注意质与量、优质蛋白与纤维素的比例,指导患者有规律的生活,注意养成良好的排便习惯,适当的运动量,可促进直肠供血及肠蠕动,因而有利于排便。

2.多与患者沟通交流,讲解疾病的相关知识,发病特点与愈合过程,鼓励患者树立战胜疾病的信心。

六、护理效果评价

附:肛痈(肛周脓肿)中医护理效果评价表

成都肛肠专科医院肛痈中医护理效果评价表

患者姓名: 性别: 年龄: 文化程度: 入院日期:

证候诊断:火毒蕴结证□ 热毒炽盛证□ 阴虚毒恋证□ 气血两虚证□ 其他:□

一、护理效果评价

主要症状	主要辨证施护方法	中医护理技术	护理效果
恶寒发热□	1.监测体温□ 2.物理降温□ 3.口腔护理□ 4.皮肤护理□ 5.其他护理措施	1.刮痧□ 应用次数:____次,应用时间:____天 2.其他:____应用次数:____次,应用时间:____天 (请注明,下同)	好 □ 较好□ 一般□ 差 □
肛门红肿□	1.观察红肿范围、温度□ 2.体位□ 3.情志护理□ 4.其他护理措施	1.耳穴贴压□ 应用次数:____次,应用时间:____天 2.中药熏洗□ 应用次数:____次,应用时间:____天 3.中药外敷□ 应用次数:____次,应用时间:____天 4.穴位贴敷□ 应用次数:____次,应用时间:____天 5.其他:____应用次数:____次,应用时间:____天	好 □ 较好□ 一般□ 差 □
肛门疼痛□	1.观察疼痛、频次□ 2.其他护理措施	1.耳穴埋豆□ 应用次数:____次,应用时间:____天 2.中药熏洗□ 应用次数:____次,应用时间:____天 3.穴位贴敷□ 应用次数:____次,应用时间:____天 4.其他:____应用次数:____次,应用时间:____天	好 □ 较好□ 一般□ 差 □
口干便秘□	1.指导饮水□ 2.观察排便次数□ 3.饮食指导□ 4.其他护理措施	1.耳穴埋豆□ 应用次数:____次,应用时间:____天 2.穴位贴敷□ 应用次数:____次,应用时间:____天 3.其他:____应用次数:____次,应用时间:____天	好 □ 较好□ 一般□ 差 □
其他:□ (请注明)			好 □ 较好□ 一般□ 差 □

二、护理依从性及满意度评价

评价项目		患者对护理的依从性			患者对护理的满意度		
		依从	部分依从	不依从	满意	一般	不满意
中医护理技术	耳穴埋豆（耳穴贴压）						
	穴位贴敷						
	中药熏洗						
	刮痧						
	中药外敷						
健康指导		/	/	/			
签名		责任护士签名：			上级护士或护士长签名：		

三、对本病中医护理方案的评价：　实用性强□　实用性较强□　实用性一般□　不实用□

改进意见：

四、评价人（责任护士）姓名_____　　技术职称_____　　护士长签字：_____

脱肛中医护理方案

一、常见证候要点

（一）脾虚气陷证

脾气虚弱，中气下陷，以神疲乏力，头晕食少，腹胀便溏，或脘腹坠胀，食后益甚，或便意频数，肛门重坠，或久泻不止，或脱肛，或阴挺，或小便浑浊，或崩漏、胎漏。

舌脉：舌淡苔白，脉缓弱。

（二）湿热下注证

直肠脱出，嵌顿不能还纳，脱垂的直肠黏膜有糜烂、溃疡；伴有肛门肿痛，面赤身热，口干口臭，腹胀便结，小便短赤。

舌脉：舌红，苔黄腻，脉滑数。

二、常见症状/证候施护

（一）腹胀便溏，或脘腹坠胀

1. 饮食可服黄芪炖猪肚，多食补气类食物如人参、黄芪；忌吃各种冷饮及生冷瓜果。

2. 中药少量（50～100ml），温服。

3. 如灌肠，水温宜略高或以高温水灌肠。

4. 济川补肠散或补中益气汤随症加减 50～100ml 保留灌肠。

5. 灸法，可隔姜灸、隔附子灸等，选穴可选背俞，或用 TDP 照射等。注意保暖。

6. 若时有肛门下坠疼痛，可中药热熨小腹中极、天枢（小茴香、肉桂、附子等打粉裹以布包，白酒浸湿加热后置于待熨处、TDP 灯持续照射 20～30 分钟）。

7. 导引正确锻炼，增强体质。

（二）直肠脱出，嵌顿不能还纳，脱垂的直肠黏膜有糜烂、溃疡、伴有肛门肿痛

1. 饮食宜清淡少油，多进食可淡渗利湿兼以清热的食材如薏苡仁、莲子、茯苓、红小豆、绿豆、冬瓜等。菜肴推荐绿豆南瓜汤、莲子苡仁八宝粥（去桂圆）。

2. 中药中等量（100～200ml）温服。

3. 如灌肠，水温以不觉冷刺激为宜。

4. 协定处方济川清肠散随症加减 50～100ml 保留灌肠。

5. 耳穴疗法，特别适合耳穴埋豆，豆选王不留行子或莱菔子均可。

三、中医特色治疗护理

（一）内服中药

遵医嘱用药，观察用药后反应，中药汤剂根据证型予温服或温凉服，中西药之间间隔 30 分钟以上。

1. 汤剂类：湿热下注证者宜温凉服，脾虚气陷证者宜温服。

2. 用药过程中观察有无不良反应。

（二）特色技术

1. 耳穴贴压（耳穴埋豆）：根据病情需要选择耳穴。

2. 穴位贴敷：遵医嘱选择手三里、足三里、涌泉等穴位，首次贴敷 2 小时左右即可，以后每日一次，每次保留 4 小时，4 周为一疗程。

3. 艾灸：适用于阳虚者，遵医嘱取肺俞、脾俞、大椎、神阙、足三里、关元等穴位。

4.穴位按摩。

5.中药保留灌肠:适用于血热肠燥者,遵医嘱选用增液汤。

四、健康指导

(一)饮食指导

1.饮食可服黄芪炖猪肚,多食补气类食物如人参、黄芪;忌吃各种冷饮及生冷瓜果。

2.饮食宜清淡少油,多进食可淡渗利湿兼以清热的食材如薏苡仁、莲子、茯苓、红小豆、绿豆、冬瓜等。菜肴推荐绿豆南瓜汤、莲子苡仁八宝粥(去桂圆)。

(二)生活起居

1.环境温、湿度适宜,顺应四时及时增减衣物。

2.起居有常,戒烟限酒。

3.保持眼、口腔、会阴、皮肤等清洁卫生。

4.建立较完善的脱肛疾病教育管理体系,通过脱肛健康大讲堂、小组式教育或个体化的饮食和运动指导,为患者提供生活方式干预和药物治疗的个体化指导。

(四)情志调理

1.护士多与患者沟通,了解其心理状态,增强其与疾病作斗争的信心,保持乐观心态。

2.鼓励家属理解支持患者,避免不良情绪的影响。

3.应用中医七情归属,了解患者情志状态,指导采用移情易性的方法,分散患者对疾病的注意力,改变其不良习性。

五、护理难点

1.保持大便通畅,防止便秘。

2.避免劳累,大便时不宜采用蹲位,每日练习提肛运动,增强肛门括约肌功能。

3.病情观察,做好护理记录

解决思路:

1.掌握适宜的排便体位、时间、排便环境,多饮水,多摄取粗纤维食物,保持大便通畅。

2.便后如有脱垂,及时还纳,有嵌顿不易还纳时,立即就医。

3.病愈三个月内禁重体力劳动,负重劳动、剧烈运动及长时间站立、下蹲或半弯腰体位,避免咳嗽、泄泻、便秘,有感染者及时治疗。

4.每日做提肛运动练习。

六、护理效果评价

附:脱肛中医护理效果评价表

成都肛肠专科医院脱肛病中医护理效果评价表

患者姓名: 　　性别: 　　年龄: 　　文化程度: 　　　　入院日期:

证候诊断:脾虚气陷证□　湿热下注证□　其他□

一、护理效果评价

主要症状	主要辨证施护方法	中医护理技术	护理效果
肛门坠胀□	1.饮食指导□ 2.观察疼痛、频次□ 3.其他护理措施	1.耳穴贴压□　应用次数:＿＿次,应用时间:＿＿天 2.穴位按摩□　应用次数:＿＿次,应用时间:＿＿天 3.穴位贴敷□　应用次数:＿＿次,应用时间:＿＿天 4.中药保留灌肠□应用次数:＿＿次,应用时间:＿＿天 5.其他:＿＿应用次数:＿＿次,应用时间:＿＿天 (请注明,下同)	好　□ 较好□ 一般□ 差　□
排便不尽感□	1.饮食指导□ 2.观察排便次数□ 3.其他护理措施	1.耳穴贴压□　应用次数:＿＿次,应用时间:＿＿天 2.穴位按摩□　应用次数:＿＿次,应用时间:＿＿天 3.穴位贴敷□　应用次数:＿＿次,应用时间:＿＿天 4.中药保留灌肠□　应用次数:＿＿次,应用时间:＿＿天 5.其他:＿＿应用次数:＿＿次,应用时间:＿＿天 (请注明,下同)	好　□ 较好□ 一般□ 差　□
肛门瘙痒□	1.饮食指导□ 2.观察排便次数□ 3.其他护理措施	1.耳穴贴压□　应用次数:＿＿次,应用时间:＿＿天 2.穴位按摩□　应用次数:＿＿次,应用时间:＿＿天 3.穴位贴敷□　应用次数:＿＿次,应用时间:＿＿天 4.中药保留灌肠□　应用次数:＿＿次,应用时间:＿＿天 5.其他:＿＿应用次数:＿＿次,应用时间:＿＿天 (请注明,下同)天	好　□ 较好□ 一般□ 差　□
其他: □ (请注明)			好　□ 较好□ 一般□ 差　□

二、护理依从性及满意度评价

评价项目		患者对护理的依从性			患者对护理的满意度		
		依从	部分依从	不依从	满意	一般	不满意
中医护理技术	耳穴贴压(耳穴埋豆)						
	中药贴敷						
	艾 灸						
	穴位按摩						
	中药保留灌肠						
健康指导		/	/	/			
签名		责任护士签名:			上级护士或护士长签名:		

三、对本病中医护理方案的评价: 实用性强□ 实用性较强□ 实用性一般□ 不实用□

改进意见:

四、评价人(责任护士)姓名_____ 技术职称_____ 护士长签字:_____

直肠息肉的中医护理方案

一、常见证候要点

(一)脾气亏虚证

又称脾气不足证、脾胃虚弱证、脾气亏虚证。便血色鲜或淡,可出现贫血,面色少华,头昏神疲,少言懒语,纳少便溏。

舌脉:舌淡胖,边有齿痕,舌苔薄白,脉弱。

(二)气滞血瘀证

肛内肿物脱出,甚或嵌顿,肛管紧缩,坠胀疼痛。甚则肛缘的血栓,水肿,触痛明显。

舌脉:舌质暗红,苔白或黄,脉弦细涩。

(三)湿热下注证

便血色鲜,量较多,肛内肿物外脱,可自行回缩,肛门灼热。

舌脉:舌红,苔黄腻,脉滑数。

二、常见症状/证候施护

(一)便血

1. 少纤维、低脂肪食物有促进肠蠕动、刺激肠壁的作用,但不易消化,对肠道不利,故应限制。多油及脂肪类食物,除不易消化外,其滑肠作用又可使腹泻加重,所以油炸、烹调、油煎及肥肉类和食用油应控制用量。

2. 耳穴贴压(耳穴埋豆):遵医嘱耳穴贴压(耳穴埋豆),根据病情需要,可选择大肠、脾、神门、三焦等穴位。

3. 穴位贴敷:遵医嘱穴位贴敷,根据病情需要,可选择肝俞、脾俞、大肠俞、天枢等穴位。

4. 穴位按摩:遵医嘱穴位按摩疗法,根据病情需要,可选择肝俞、脾俞、大肠俞、天枢等穴位。

5. 柿子、石榴、苹果都含有鞣酸及果胶成分,均有收敛止泻作用,慢性结肠炎可适量食用。

(二)大便形状异常

1. 排气、腹泻过强时,应少食糖及易产生发酵的食物:如薯类、豆类、牛奶等。

2. 耳穴贴压(耳穴埋豆):遵医嘱耳穴贴压(耳穴埋豆),根据病情需要,可选择大肠、脾、神门、三焦等穴位。

3. 穴位贴敷:遵医嘱穴位贴敷,根据病情需要,可选择肝俞、脾俞、大肠俞、天枢等穴位。

4. 拔火罐:遵医嘱拔罐疗法,根据病情需要,可选择肝俞、脾俞、大肠俞、天枢等穴位。

5. 遵医嘱艾灸,取穴:中脘、气海、关元、足三里等。

(三)大便习惯改变

1. 注意补充蛋白质及维生素。在日常饮食中应选用一些易消化的优质蛋白质食品,如鱼、蛋、豆制品及富含维生素的新鲜嫩叶菜等。最好食用菜汁,以减少纤维的摄入,因为结肠息肉病人的消化吸收功能差,应采用易消化的半流少渣饮食、少量多餐的方法,以增加营养,改善症状。结肠息肉急性发作时,应食粥类、精米面类、鱼虾、蛋及豆制品和易消化的食物,以使肠道得以休息。

2.耳穴贴压(耳穴埋豆):遵医嘱耳穴贴压(耳穴埋豆),根据病情需要,可选择大肠、脾、神门、三焦等穴位。

3.穴位贴敷:遵医嘱穴位贴敷,根据病情需要,可选择肝俞、脾俞、大肠俞、天枢等穴位。

4.拔火罐:遵医嘱拔罐疗法,根据病情需要,可选择肝俞、脾俞、大肠俞、天枢等穴位。

5.遵医嘱艾灸,取穴:神阙、百会、中脘、气海、关元、足三里等。

三、中医特色治疗护理

(一)药物治疗

1.内服中药。
2.注射给药。

(二)特色技术

1.穴位贴敷。
2.穴位按摩。
3.穴位注射。
4.艾灸。
5.耳穴贴压(耳穴埋豆)。
6.直肠内给药。
7.拔火罐。

四、健康指导

(一)生活起居

1.病室安静、整洁、空气清新,温湿度适宜。
2.生活规律,劳逸结合,适当运动,保证睡眠。急性发作时宜卧床休息。
3.指导患者养成良好的饮食卫生习惯,制定推荐食谱,改变以往不合理的饮食结构。
4.指导患者注意保暖,避免腹部受凉,根据气候变化及时增减衣服。

(二)饮食指导

1.指导患者多食蔬菜、水果,保持大便通畅,忌辛辣刺激食物。
2.气滞血瘀及风伤肠络者,宜多食清热、凉血之品。

（三）情志调理

1. 责任护士多与患者沟通，了解其心理状态，指导其保持乐观情绪。

2. 针对患者忧思恼怒、恐惧紧张等不良情志，指导患者采用移情相制疗法，转移其注意力，淡化、甚至消除不良情志；针对患者焦虑或抑郁的情绪变化，可采用暗示疗法或顺情从欲法。

3. 鼓励家属多陪伴患者，给予患者心理支持。

4. 鼓励病友间多沟通交流疾病防治经验，提高认识，增强治疗信心。

5. 指导患者和家属了解本病的性质，掌握控制疼痛的简单方法，减轻身体痛苦和精神压力。

五、护理难点

患者不良生活习惯和饮食习惯难以纠正。

解决思路：

1. 利用多种形式向患者介绍食疗及养生方法，鼓励患者建立良好的生活方式。

2. 定期进行电话回访及门诊复查，筛查危险因素，进行针对性干预。

3. 对目标人群进行定期追踪、随访和效果评价。

六、护理效果评价

附：直肠息肉中医护理效果评价表

成都肛肠专科医院直结肠息肉中医护理效果评价表

患者姓名：　　　性别：　　　年龄：　　　文化程度：　　　　　入院日期：

证候诊断：脾气亏虚证□　湿瘀阻滞证□　其他：□

一、护理效果评价

主要症状	主要辨证施护方法	中医护理技术	护理效果
便血□	1.活动□ 2.饮食□ 3.深呼吸/肌肉放松□ 4.其他护理措施	1.穴位贴敷□　应用次数：____次,应用时间：____天 2.穴位按摩□____应用次数：____次,应用时间：____天 3.耳穴贴压□____应用次数：____次,应用时间：____天 4.艾　　灸□：____次,应用时间：____天 5.药熨法□：____次,应用时间：____天 6.拔火罐□：____次,应用时间：____天 7.其　他□：____应用次数：____次,应用时间：____天	好　□ 较好□ 一般□ 差　□

主要症状	主要辨证施护方法	中医护理技术	护理效果
大便形状异常□	1.活动□ 2.饮食□ 3.排便指导□ 4.情志护理□ 5.腹部按摩□ 6.其他护理措施	1.穴位贴敷□ 应用次数：____次,应用时间：____天 2.穴位注射□ 应用次数：____次,应用时间：____天 3.艾 灸□ 应用次数：____次,应用时间：____天 4.其他：____应用次数：____次,应用时间：____天	好 □ 较好□ 一般□ 差 □
大便习惯改变□	1.体位□ 2.饮食/水□ 3.情志护理□ 4.其他护理措施	1.穴位注射□ 应用次数：____次,应用时间：____天 2.穴位按摩□ 应用次数：____次,应用时间：____天 3.艾 灸□ 应用次数：____次,应用时间：____天 4.其他：____应用次数：____次,应用时间：____天	好 □ 较好□ 一般□ 差 □
其他：□ （请注明）			好 □ 较好□ 一般□ 差 □

二、护理依从性及满意度评价

评价项目		患者对护理的依从性			患者对护理的满意度		
		依从	部分依从	不依从	满意	一般	不满意
中医护理技术	穴位贴敷						
	药熨法						
	穴位注射						
	艾 灸						
	耳穴埋豆(耳穴贴压)						
	穴位按摩						
	拔罐法						
健康指导		/	/	/			
签名		责任护士签名：			上级护士或护士长签名：		

三、对本病中医护理方案的评价： 实用性强□ 实用性较强□ 实用性一般□ 不实用□

改进意见：

四、评价人(责任护士)姓名_____ 技术职称_____ 护士长签字：_____

第二节　外科中医护理方案

锁肛痔的中医护理方案

一、常见证候要点

（一）湿热蕴结证

肛门坠胀，便次增多，大便带血，色泽暗红，或挟黏液，或有里急后重。

舌脉：舌红，苔黄腻，脉滑数。

（二）气滞血瘀证

内痔脱出嵌顿，表面紫暗或糜烂；肛门肿痛，皮肤色紫；瘀块疼痛加剧；便秘溲黄。

舌脉：舌质紫暗，苔黄，脉弦数。

（三）气阴两虚证

面色无华，消瘦乏力，便溏，或排便困难，便中带血，色泽紫暗，肛门坠胀，或伴心烦口干，夜间盗汗。舌红或绛，少苔，脉细弱或细数。

二、常见症状/证候施护

（一）便血

1. 便血多者，应卧床休息，切忌下床排便，排便时切忌过度用力，以免增加腹压损伤血络。

2. 保持大便通畅，排便次数过多者做好肛门及周围皮肤的护理。

3. 观察大便的血、色、量、质并判断出血的部位及全身情况，准确记录出血的量及血与大便的先后及颜色。必要时留取标本送检。

4. 饮食宜食清淡易消化，补血，补气的食物，忌食辛辣燥火的食物。

5. 中药汤剂，实热者宜凉服，虚寒者宜温服，服药后观察效果及反应。

6. 耐心讲解病情，对病人进行安慰，消除恐惧心理，指导病人使用自我镇静的方法，以减轻焦虑恐惧感，如做深呼吸、听音乐等。

（二）肠道狭窄及梗阻

1. 协助病人取舒适卧位，翻身时注意保护伤口，转移患者注意力，保持其情绪稳定。

2. 观察体温变化及各管道的护理。

3. 加强卫生宣传、教育，养成良好的卫生习惯。

4. 术后鼓励病人早期下床活动，避免肠粘连。

5. 宜食营养丰富、高维生素、易消化吸收的食物，避免暴饮暴食、刺激性强的辛辣食品，饭后忌剧烈运动。

6. 必要时遵医嘱给予口服缓泻剂。

（三）腹泻

1. 宜食营养丰富，易吸收食物，忌食粗纤维含量高的食物，远离油炸，辛辣食物，多喝水和吃含钾丰富的食物。

2. 注意多休息，保持体力。

3. 如腹泻情况严重，给予中西医调理。

4. 做好皮肤护理。

5. 做好心理护理。

三、中医特色治疗护理

（一）药物治疗

内服中药。

（二）特色技术

1. 穴位贴敷。

2. 耳穴贴压（耳穴埋豆）。

3. 中药熏蒸。

4. 穴位按摩。

5. 艾灸。

7. 拔火罐。

8. 保留灌肠。

四、健康指导

1. 居室保持安静、清洁、空气新鲜，注意休息，避免劳累。

2. 平时保持心情舒畅,忌忧思郁怒,以一颗平常心对待生活,工作和学习。

3. 合理饮食,荤素搭配,多食蔬菜水果及粗纤维食物,适当降低饮食中脂肪和肉类的比例。出血时进食以流质软食为主,忌食辛辣刺激等食物。

4. 积极防治一些可能癌前病变。积极防治和消灭血吸虫病。

5. 教会病人适当掌握活动强度,避免过度活动增加腹压而引起人工肛门黏膜脱出。

6. 让病人掌握人工肛门袋的应用方法。用肛袋前应先以清水将周围皮肤洗净,肛袋松紧适宜,随时清洗,避免感染和减少臭气。

7. 指导病人掌握人工肛门的护理,定时指扩,若发现狭窄或排便困难,及时到医院复查。

五、护理难点

1. 焦虑、恐惧。与害怕癌症、担心可能做结肠造瘘等有关。

2. 知识缺乏。缺乏直肠癌早期症状、诊断检查、治疗方法等方面的知识。

3. 自我形象紊乱。与结肠造瘘引起的心理和行为上的不正常有关。

4. 社会障碍。与害怕亲属和朋友对结肠造瘘产生反感有关。

5. 腹泻。与结肠切除或肛门失去括约作用有关。

解决思路:

1. 适宜心理支持:根据患者的文化程度、性格特征及心理特点选择适当的心理护理,用交谈、健康教育、暗示等手段改变患者的不正确认识和情绪障碍。

2. 家庭社会情感支持:调动有效的家庭社会支持来源,尽量满足其需要。

3. 对病人进行自我照顾教育:教给病人人工肛袋的佩戴及清洁消毒方法、造口周围皮肤的护理方法。指导病人调节饮食,目的是防止产气、腹泻及便秘。如摄入产气少、易消化、少渣食品;避免吞咽过快及饮用碳酸饮料;忌生冷、辛辣刺激性食物;饮食必须清洁卫生。教给病人处理腹泻和便秘的方法,腹泻时可使用收敛性药物,便秘时可自行扩肛或灌肠。告知病人和亲属从需要支持→自我照顾→适应的排便方式,在适应新的排便方式后,可恢复日常生活、运动、旅行和社交活动。

4. 针对潜在皮肤受损:大便后及时用软毛巾擦干,外涂皮肤溃疡粉及氧化锌软膏。

5. 针对肛周皮肤潮红:大便后及时用生理盐水棉球彻底清洁皮肤,擦干后局部氧疗。

6. 针对肛周皮肤皮损、糜烂:同上。

六、护理效果评价

附:锁肛痔的中医护理效果评价表

成都肛肠专科医院锁肛痔的中医护理效果评价表

患者姓名：　　　性别：　　　年龄：　　　ID：　　　文化程度：　　　入院日期：

证候诊断:湿热蕴结证□　气滞血淤证□　气阴两虚证□　其他:□

一、护理效果评价

主要症状	主要辨证施护方法	中医护理技术	护理效果
便血 □	1. 体位□ 2. 皮肤护理□ 3. 饮食□ 4. 服药□ 5. 情志护理□ 6. 其他护理措施	1. 耳穴贴压□　应用次数：＿＿次,应用时间：＿＿天 2. 坐　浴□　应用次数：＿＿次,应用时间：＿＿天 3. 保留灌肠□　应用次数：＿＿次,应用时间：＿＿天 4. 其他：＿＿应用次数：＿＿次,应用时间：＿＿天 （请注明,下同）	好　□ 较好□ 一般□ 差　□
肠道狭窄 及梗阻 □	1. 体位□ 2. 活动□ 3. 生命体征□ 4. 情志护理□ 5. 饮食□ 6. 其他护理措施	1. 耳穴贴压□　应用次数：＿＿次,应用时间：＿＿天 2. 穴位按摩□　应用次数：＿＿次,应用时间：＿＿天 3. 艾　灸□　应用次数：＿＿次,应用时间：＿＿天 4. 其他：＿＿应用次数：＿＿次,应用时间：＿＿天	好　□ 较好□ 一般□ 差　□
腹泻 □	1. 饮食/水□ 2. 情志护理□ 3. 皮肤护理□ 4. 其他护理措施	1. 保留灌肠□　应用次数：＿＿次,应用时间：＿＿天 2. 针　灸□　应用次数：＿＿次,应用时间：＿＿天 3. 其他：＿＿应用次数：＿＿次,应用时间：＿＿天	好　□ 较好□ 一般□ 差　□
其他： □ （请注明）			好　□ 较好□ 一般□ 差　□

二、护理依从性及满意度评价

评价项目		患者对护理的依从性			患者对护理的满意度		
		依从	部分依从	不依从	满意	一般	不满意
中医护理技术	耳穴贴压(耳穴埋豆)						
	艾灸疗法						
	保留灌肠						
	穴位贴敷						
	穴位按摩						
	中药熏蒸						
	针灸						
	红光治疗						
健康指导		／	／	／			
签名		责任护士签名：			上级护士或护士长签名：		

三、对本病中医护理方案的评价： 实用性强□ 实用性较强□ 实用性一般□ 不实用□

改进意见：

四、评价人(责任护士)姓名_____ 技术职称_____ 护士长签字：_____

溃疡性结肠炎中医护理方案

一、常见症候要点

(一)寒湿困脾证

大便清稀或如水样,腹痛肠鸣,畏寒食少。

舌脉:苔白滑、脉濡缓。

(二)肠道湿热

腹痛即泻,泻下急迫,粪色黄褐秽臭,肛门灼热,可伴有发热。

舌脉:舌红,苔黄腻,脉濡数。

(三)食滞胃肠

腹满胀痛,大便臭如败卵,泻后痛减,纳呆,嗳腐吞酸。

舌脉:舌苔垢或厚腻,脉滑。

(四)肝气郁滞

腹痛肠鸣泄泻,每因情志不畅而发,泻后痛缓。

舌脉:舌质红,苔薄白,脉弦。

(五)脾虚亏虚

大便溏薄,夹有不消化食物,稍进油腻则便次增多,伴有神疲乏力。

舌脉:舌质淡,苔薄白,脉细。

（六）肾阳亏虚

晨起泄泻,大便夹有不消化食物,脐腹冷痛,喜暖,形寒肢冷。
舌脉:舌淡胖,苔白,脉沉细。

二、常见症状/症候施护

（一）腹痛腹胀

1.若进食不久即发生胃痛,可选择探吐法,尽量使积食吐出,胃痛得以缓解。

2.严格控制饮食,必要时暂禁食,待症状缓解后,先给予清淡流食,半流食,逐渐过渡到正常饮食。指导患者多食萝卜、金橘、苹果、山楂等有宽中理气作用的食品,有助于消化。控制油腻厚味食物。

3.加强卫生宣教工作,使患者养成饮食有节、定时定量、勿暴饮暴食的习惯。

4.做好口腔护理,用淡盐水漱口,或口含槟榔、豆蔻、橘饼等芳香健胃之品。

5.可按摩中脘、气海、关元、天枢、足三里、脾俞、胃俞、肝俞等穴,或顺时针方向按摩腹部。

（二）大便清稀

1.多喝水,饮食宜清淡,若脾胃虚弱的人,宜食用红枣、山药、扁豆、芡实、莲子肉等;若胃热素盛的人,宜食梨、藕、甘蔗、蜂蜜等干寒生津之品;若气机阻滞的病人,宜多食萝卜、佛手、金橘,或用橘皮做成的调料。

2.忌食辛辣食品,忌烟酒,食物勿过苦寒、生冷,忌食肥腻食物。

3.内服中药:平胃散加味、藿香正气散。

4.外敷药物:大蒜捣烂敷贴足心、炒热盐1包用布包裹熨脐部。

5.针灸:取中脘、天枢、足三里、关元等,轻刺激,留针 5～10 分钟,隔日一次,并加灸中脘、天枢等,寒性泄泻为宜。

（三）腹泻

1.应卧床休息,减少活动,避免疲惫。

2.给以精神上的鼓励和安慰,消除紧张、惧怕、忧虑、烦恼的心理。

3.便血实热证,饮食宜清淡,忌食辛辣酒烟,出血期宜给软烂少渣,易消化食物。平时常吃一些绿豆百合汤,鲜藕汁加食盐,各种果汁、菜汤、杏仁、茶、柿饼、黑木耳等具有清热、凉血、收敛止血之品。

4.注重观察便血的时间、量、色、质,如继续排出柏油样便,血压下降,脉细而数,呼吸急促,表示出血未停,要多加关心。若出现心慌、汗出、面色苍白、四肢湿冷,说明有虚脱的可能,应立即采取措施,做好抢救准备工作。

5.因实热证患者常口渴,可用生地、地榆、侧柏叶各10g,煎水代茶饮,冷服清热止渴。

6.便血是痔的主要症状,而痔出血与大便干燥关系密切,如大肠热结可服清热凉血通便药,平进多吃清热祛火的蔬菜,减少便秘的发生,并使大便软化易解、便血可止。

(四)大便溏薄

1.忌食生冷,辛辣刺激,纤维丰富和油腻食品,如韭菜或摄入过多脂肪性食物。

2.注意饮食卫生,不喝生水,不吃剩饭菜,给高蛋白、高维生素等营养丰富,易消化饮食。

3.保持乐观情绪,增强战胜疾病的信心。

4.若患者有腹胀腹痛,可行热敷中极、天枢等穴,并可指导患者做自我按摩。

三、中医特色治疗护理

(一)药物治疗

1.药物保留灌肠时宜在晚睡前执行,先嘱病人排净大便,行低压保留灌肠。

2.内服中药:平胃散加味、藿香正气散。

3.外敷药物:大蒜捣烂敷贴足心、炒热盐1包用布包裹熨脐部。

4.生地、地榆、侧柏叶各10g,煎水代茶饮,冷服清热止渴。

(二)特色技术

1.中药外敷:大蒜捣烂敷贴足心、炒热盐1包用布包裹熨脐部。

2.针灸:取中脘、天枢、足三里、关元等,轻刺激,留针5~10分钟,隔日一次,并加灸中脘、天枢等,寒性泄泻为宜。

3.按摩:中脘、气海、关元、天枢、足三里、脾俞、胃俞、肝俞等穴,或顺时针方向按摩腹部。

4.中药保留灌肠:常用连栀矾、康复新液,晚睡前执行,先嘱病人排净大便,行低压保留灌肠。

5.中药内服:平胃散加味、藿香正气散。

四、健康指导

(一)生活起居

1.轻者应鼓励从事一般轻工作,重者应卧床休息保证睡眠。

2.腹泻频繁者应做好肛周皮肤清洁护理。

3.戒烟、戒酒。

4.适当进行锻炼,如练气功、慢跑,既能增强体质,又能分散患者对病痛的注意力。

(二)饮食指导

1.指导病人进食刺激性小、纤维素少、高热量饮食。大出血时禁食,根据病情过渡到流食和无渣饮食,慎用牛奶和乳制品。

2.给予足够热卡富有蛋白质、维生素、少渣饮食、少量多餐,避免肠道刺激性的食物。严重者可采用静脉高营养治疗。

(三)情志调理

要多给予心理疏导,消除疑虑,保持乐观情绪,积极配合治疗,安慰患者使其性情开朗,避免精神刺激或情绪激动,善于克制情志,郁怒。

五、护理难点

(一)患者腹泻频繁如何预防肛周皮肤破损、湿疹

解决思路:

1.协助患者做好肛门及周围皮肤的护理,如手纸应轻柔,擦拭动作易轻。

2.便后用肥皂水与清水清洗肛门及周围皮肤,清洗后轻轻拭干,必要时给予护肤软膏涂擦,以防皮肤破损。

(二)如何观察、预防中毒性巨结肠的发生

解决思路:

1.密切观察腹泻,腹部压痛及肠鸣音的情况,有无出现鼓音,肠鸣音消失,腹痛加剧等情况。

2.发现问题及时报告医生,积极采取抢救措施。

(三)因病程特点,如何正确给予情志护理

解决思路:

1.耐心向病人做好卫生宣教工作,多给予病人关心和鼓励,使其积极配合治疗。

2.帮助病人认识到不良的心理状态不利于本病的修复,从而建立战胜疾病的信息和勇气。

六、护理效果评价

附:护理效果评价表

成都肛肠专科医院溃疡性结肠炎中医护理效果评价表

患者姓名：　　　性别：　　　年龄：　　　ID：　　　文化程度：　　　入院日期：

证候诊断：寒湿困脾证□　肠道湿热□　食滞胃肠□　肝气郁滞□　脾虚亏虚□　肾阳亏虚□

其他：□

一、护理效果评价

主要症状	主要辨证施护方法	中医护理技术	护理效果
腹痛腹胀□	1.体位□ 2.饮食□ 3.空腔护理□ 4.其他护理措施	1.穴位按摩□　应用次数：＿＿次，应用时间：＿＿天 2.其他：＿＿应用次数：＿＿次，应用时间：＿＿天 （请注明，下同）	好　□ 较好□ 一般□ 差　□
大便清稀□	1.饮食□ 2.用药护理□ 3.皮肤护理□ 4.其他护理措施	1.内服中药□　应用次数：＿＿次，应用时间：＿＿天 2.外敷药物□　应用次数：＿＿次，应用时间：＿＿天 3.针灸□　应用次数：＿＿次，应用时间：＿＿天 4.其他：＿＿应用次数：＿＿次，应用时间：＿＿天	好　□ 较好□ 一般□ 差　□
腹泻□	1.活动□ 2.情志护理□ 3.饮食□ 4.皮肤护理□ 5.其他护理措施□	1.中药保留灌肠□　应用次数：＿＿次，应用时间：＿＿天 2.其他：＿＿应用次数：＿＿次，应用时间：＿＿天	好　□ 较好□ 一般□ 差　□
大便溏薄□	1.饮食□ 2.情志护理□ 3.腹部按摩□ 4.其他护理措施	1.穴位按摩□　应用次数：＿＿次，应用时间：＿＿天 2.中药保留灌肠□　应用次数：＿＿次，应用时间：＿＿天 3.其他：＿＿应用次数：＿＿次，应用时间：＿＿天	好　□ 较好□ 一般□ 差　□
其他： □ （请注明）			好　□ 较好□ 一般□ 差　□

二、护理依从性及满意度评价

评价项目		患者对护理的依从性			患者对护理的满意度		
		依从	部分依从	不依从	满意	一般	不满意
中医护理技术	穴位按摩						
	针灸						
	中药内服						
	中药外敷						
	中药保留灌肠						

三、对本病中医护理方案的评价：　实用性强□　实用性较强□　实用性一般□　不实用□
改进意见：

四、评价人(责任护士)姓名＿＿＿＿＿　　技术职称＿＿＿＿＿　　护士长签字：＿＿＿＿＿＿

便秘中医护理常规

一、常见证候要点

(一)肠道实热

大便干结,腹部胀满,按之作痛,口干或口臭。
舌脉:舌苔黄燥,脉滑实。

(二)肠道气滞

大便不畅,欲解不得,甚则少腹作胀,嗳气频作。
舌脉:苔白,脉细弦。

(三)脾虚气弱

大便干结如栗,临厕无力努挣,挣则汗出气短,面色㿠白,神疲气怯。
舌脉:舌淡,苔薄白,脉弱。

(四)脾肾阳虚

大便秘结,面色萎黄无华,时作眩晕,心悸,甚则少腹冷痛,小便清长,畏寒肢冷。
舌脉:舌质淡,苔白润,脉沉迟。

(五)阴虚肠燥

大便干结,状如羊屎,口干少津,神疲纳差。
舌脉:舌红,苔少,脉细小数。

二、常见症状/证候施护

（一）腹部胀满、大便干结

1. 饮食可服草决明炖茄子。多饮水（以银花、菊花、胖大海等泡水）饮用以清热通便。

2. 中药少量、温服。

3. 清洁灌肠水温宜以不感觉到冷刺激即可。

4. 济川清肠散随症加减 50～100ml 保留灌肠。

5. 灸法，中脘、神阙、关元。

6. 疏导患者情志（如倾听、交谈、引导、陶冶情操），保持心情愉快，鼓励适当锻炼济川捭阖术。

（二）大便不畅、欲解不得

1. 饮食推荐黑木耳炒西芹、绿豆鲫鱼汤等，多食绿色蔬菜。

2. 中药少量、温服。

3. 清洁灌肠水温宜略高。

4. 六磨汤或济川平肠散随症加减 50～100ml 保留灌肠。

5. 耳穴疗法，豆选王不留行子或莱菔子均可，三焦、胃、肝。

6. 情志疏导，转移患者注意力（如，倾听、交谈、引导、陶冶情操）。疏导患者情志，鼓励适当锻炼济川捭阖术。

（三）大便干结如栗、临厕无力努挣

1. 核桃仁、芝麻各 30g，共捣如泥，开水冲服。

2. 局部热敷、艾灸、熨烫等。

3. 疏导患者情志（如，倾听、交谈、引导、陶冶情操），保持心情愉快，鼓励适当锻炼济川捭阖术，促使气血运行。

（四）大便秘结、时作眩晕、心悸

1. 饮食可多食牛羊狗肉，水果可选荔枝等温性水果；忌吃各种生冷食品。

2. 中药少量、温服。

3. 高温水清洁灌肠治疗。

4. 济川补肠散随症加减 50～100ml 保留灌肠。

5. 灸法，可隔姜灸、隔附子灸等，可选腰俞穴，或用 TDP 照射等。

6. 若时有腹中冷痛，可熨烫中极、天枢（小茴香、肉桂、附子等打粉裹以布包，白酒浸湿加热后置于待熨处、TDP 灯持续照射 20～30 分钟）。

7.疏导患者情志（如,倾听、交谈、引导、陶冶情操）,保持心情愉快,鼓励适当锻炼济川捭阖术。

（五）大便干结,状如羊屎

1.食可服木瓜蜜枣猪骨汤,常食雪梨、银耳、枸杞以增液滋阴。

2.中药少量频服。

3.清洁灌肠水温宜略温即可。

4.增液汤随症加减 50～100ml 保留灌肠。

5.指压:三阴交、阴陵泉、足三里。

6.疏导患者情志（如,倾听、交谈、引导、陶冶情操）,保持心情愉快,鼓励适当锻炼济川捭阖术。

三、中医特色治疗护理

（一）药物治疗

1.济川清肠散随症加减 50～100ml 保留灌肠。

2.六磨汤或济川平肠散随症加减 50～100ml 保留灌肠。

3.济川补肠散随症加减 50～100ml 保留灌肠。

4.增液汤随症加减 50～100ml 保留灌肠。

5.中药熏洗坐浴:痔洗散（院内制剂）或消肿止痛汤加减,先熏后洗。

6.遵医嘱予通便药物:聚乙二醇 4000 散等。

（二）特色技术

1.艾灸:适用于肠道实热、脾肾阳虚。

2.熨烫:适用于肠道实热。

3.耳穴疗法:适用于肠道气滞。

4.局部热敷:适用于脾虚气弱。

5.指压按摩:阴虚肠燥。

四、健康指导

（一）饮食指导

1.肠道实热:饮食可服草决明炖茄子、鲜笋拌芹菜,多饮水,以银花、菊花、胖大海、石竹等泡水饮用以清热通便。

2.肠道气滞:饮食可按喜好进行,平和即可;推荐黑木耳炒西芹、绿豆鲫鱼汤等,注意补充绿色蔬菜。口味宜略酸,可食山楂。

3.脾虚气弱:核桃仁、芝麻各30g,共捣如泥,开水冲服,每日1次,空腹服,山药、当归、黄芪。

4.脾肾阳虚:饮食可服杜仲猪骨汤、牛尾汤,多食牛羊肉、狗肉,水果可选荔枝等温性水果;忌吃各种冷饮及生冷瓜果。

5.阴虚肠燥:食可服木瓜蜜枣猪骨汤,常食雪梨、甘蔗、柿子、银耳、枸杞以增液滋阴。

(二)生活起居

1.坚持济川捭阖术锻炼。

2.保持乐观开朗的情绪,丰富生活内容,使气血条达,心气和顺。

3.生活起居有规律,养成定时排便的习惯,并注意适当锻炼身体,增强体质,以增强胃肠功能。

4.忌食辛辣、肥甘厚味、浓茶咖啡等刺激之品,戒烟、忌酒。

5.嘱咐病人每早按时蹲厕,养成定时排便的习惯。

五、护理难点

(一)患者的抑郁自残等心理问题

解决思路:

1.加强情志护理。

2.热情满足患者的合理要求。

3.结合心理工作室会诊意见进行护理。

(二)选择性结肠切除术后的大便次数繁多肛周皮肤护理问题

解决思路:

1.术后预防性护理,清凉散加菜籽油调成糊状涂抹局部。

2.如出现粪性皮炎,清凉散加菜籽油调成糊状涂抹局部,加连栀矾纱块覆盖后TDP照射。勤清洗、勤更换。

(三)各种管道护理

解决思路:

做好管道护理。

六、护理效果评价

附:便秘中医护理效果评价表

成都肛肠专科医院便秘中医护理效果评价表

患者姓名:　　　性别:　　　年龄:　　　ID:　　　文化程度:　　　入院日期:

证候诊断:肠道实热□　肠道气滞□　脾虚气弱□　脾肾阳虚□　阴虚肠燥□　其他:□

一、护理效果评价

主要症状	主要辨证施护方法	中医护理技术	护理效果
抑郁、多疑□	1.热情接待□ 2.满足一切正当要求□ 3.观察行为举止□ 4.增加沟通、关怀□ 5.与其家属沟通取得合作□ 6.其他护理措施	1.情志护理□　应用次数:＿＿次,应用时间:＿＿天 2.其他:＿＿应用次数:＿＿次,应用时间:＿＿天	好　□ 较好□ 一般□ 差　□
自杀倾向□	1.热情接待□ 2.满足一切正当要求□ 3.观察行为举止□ 4.增加沟通、关怀□ 5.与其家属沟通取得合作□ 6.做好安全管理(收好一切可以危及生命的物品等)□ 7.其他护理措施	1.情志护理□　应用次数:＿＿次,应用时间:＿＿天 2.其他:＿＿应用次数:＿＿次,应用时间:＿＿天 (请注明,下同)	好　□ 较好□ 一般□ 差　□
肛周皮肤□	1.局部清洗□ 2.局部涂药□ 3.健康指导□ 4.其他护理措施	1.中药坐浴□　应用次数:＿＿次,应用时间:＿＿天 2.中药熏蒸□　应用次数:＿＿次,应用时间:＿＿天 3.中药涂药□　应用次数:＿＿次,应用时间:＿＿天 4.其他:＿＿应用次数:＿＿次,应用时间:＿＿天	好　□ 较好□ 一般□ 差　□
粪性皮炎	1.局部清洁□ 2.局部涂药□ 3.局部连栀矾覆盖□ 4.局部TDP照射□ 5.健康指导□ 6.其他护理措施	1.中药涂药□　应用次数:＿＿次,应用时间:＿＿天 2.中药坐浴□　应用次数:＿＿次,应用时间:＿＿天 3.中药熏蒸□　应用次数:＿＿次,应用时间:＿＿天 4.TDP照射□　应用次数:＿＿次,应用时间:＿＿天 5.其他:＿＿应用次数:＿＿次,应用时间:＿＿天	好　□ 较好□ 一般□ 差　□
其他:□ (请注明)			好　□ 较好□ 一般□ 差　□

二、护理依从性及满意度评价

评价项目		患者对护理的依从性			患者对护理的满意度		
		依从	部分依从	不依从	满意	一般	不满意
中医护理技术	耳穴贴压(耳穴埋豆)						
	中药贴敷						
	艾 灸						
	穴位按摩						
	中药保留灌肠						
健康指导		/	/	/			
签名		责任护士签名:			上级护士或护士长签名:		

三、对本病中医护理方案的评价： 实用性强□ 实用性较强□ 实用性一般□ 不实用□
改进意见：

四、评价人(责任护士)姓名_____ 技术职称_____ 护士长签字：_____

第三节 内科中医护理方案

消渴病(2型糖尿病)中医护理方案

一、常见证候要点

(一)肝胃郁热证

脘腹痞满,胸胁胀闷,面色红赤,形体偏胖,腹部胀大,心烦易怒,口干口苦,大便干,小便色黄,舌质红,苔黄,脉弦数。

(二)胃肠实热证

脘腹胀满,痞塞不适,大便秘结,口干口苦,或有口臭,或咽痛,或牙龈出血,口渴喜冷饮,饮水量多,多食易饥,舌红,边有瘀斑,舌下络脉青紫,苔黄,脉滑数。

(三)脾虚胃热证

心下痞满,胀闷呕恶,呃逆,纳呆,便溏,或肠鸣下利,或虚烦不眠,或头眩心悸,或痰多,舌淡胖,舌下络脉瘀阻,苔白腻,脉弦滑无力。

(四)上热下寒证

心烦口苦,胃脘灼热,痞满不痛,或干呕呕吐,肠鸣下利,手足及下肢冷甚,舌红,苔黄根部腐腻,舌下络脉瘀阻,脉弦滑。

(五)阴虚火旺证

五心烦热,急躁易怒,口干口渴,渴喜冷饮,易饥多食,时时汗出,少寐多梦,溲赤便秘,舌红赤,少苔,脉虚细数。

(六)气阴两虚证

消瘦,倦怠乏力,气短懒言,易汗出,胸闷憋气,脘腹胀满,腰膝酸软,便溏,口干口苦,舌淡体胖,苔薄白干或少苔,脉虚细无力。

(七)阴阳两虚证

小便频数,夜尿增多,浑浊如脂如膏,五心烦热,口干咽燥,畏寒肢冷,面色苍白,神疲乏力,腰膝酸软,脘腹胀满,食纳不香,五更泄泻,舌淡体胖,苔白而干,脉沉细无力。

二、常见症状/证候施护

(一)尿量增多

1. 观察排尿次数、尿量及尿色。
2. 嘱患者睡前少饮水。
3. 指导患者饮食调理,适当进食芡实、枸杞等补肾之品,食疗方:芡实瘦肉汤。

(二)口干多饮

1. 保持病室空气温湿度适宜。
2. 观察口干、口渴、每日饮水量。
3. 多食生津润燥类食物,如百合、西葫芦等,可选用鲜芦根煎水代茶饮;口含乌梅、饮用菊花玉竹茶、苦丁茶以缓解口干口渴。食疗方:凉拌黄瓜、蓝莓山药、葛根鱼汤。

4.遵医嘱耳穴贴压(耳穴埋豆),根据病情需要可选择皮质下、内分泌、糖尿病点、脾、胰、三焦等穴位。

(三)多食易饥

1.询问饮食习惯及饮食量。宜选择混合餐,每餐进食种类包含主食、蔬菜、肉蛋类等;粗细粮合理搭配,少食多餐,细嚼慢咽。

2.适当增加膳食纤维的摄入,如燕麦、芹菜、韭菜等,以增加饱腹感,延缓食物吸收稳定血糖。

3.观察记录身高、体重、腰围、臀围。

4.遵医嘱耳穴贴压(耳穴埋豆),根据病情需要可选择皮质下、内分泌、糖尿病点、脾、胰等穴位。

(四)倦怠乏力

1.起居有时,避免劳累。

2.进食补中益气类食物,如山药、鱼肉、香菇等。食疗方:乌鸡汤、香菇木耳汤、山药炖排骨。

3.病情稳定者适量运动,循序渐进。

4.遵医嘱艾灸,取穴足三里、关元、气海,或穴位贴敷肾俞、脾俞、足三里以调节脏腑气血功能。

(五)肢体麻木、疼痛、肢冷

1.进食活血化瘀食物,如黄鳝、木耳等。食疗方:洋葱烧黄鳝。

2.给予足部中药泡洗以祛风通络,活血通脉。

3.双下肢穴位按摩,取足三里、阳陵泉、三阴交、涌泉穴等。

4.遵医嘱穴位贴敷涌泉穴。

5.遵医嘱耳穴贴压(耳穴埋豆),根据病情需要可选择皮质下、内分泌、糖尿病点、脾、足等穴位。

(六)视物模糊

1.注意视力变化,定期检查眼底,减少阅读、看电视及使用电脑,宜闭目养神,饮用菊花茶或银杞明目汤等。

2.按摩睛明、四白、丝竹空等穴位以辅助通络明目。

3.遵医嘱予珍珠明目液滴眼或中药眼部雾化以改善症状。

4.评估跌倒高危因素,落实防跌倒措施。

（七）皮肤瘙痒

1. 指导患者洗澡忌用刺激性强的皂液,洗后皮肤涂抹润肤露,穿棉质内衣,避免搔抓、热水烫洗,修剪指(趾)甲,瘙痒甚者,遵医嘱予以清热燥湿洗剂,如苦参、苍术、黄柏、白花蛇舌草、连翘等煎汤外洗,亦可涂尿素乳膏防止皮肤干燥。

2. 饮食宜清淡,少食辛辣油腻及海鲜之品。

（八）腰膝酸软

1. 适当食用枸杞、黑豆等固肾之品。食疗方:韭菜炒虾仁、山药芡实瘦肉饮。

2. 操练八段锦"两手攀足固肾腰"动作。

3. 指导患者按摩腰背部及气海、关元穴、涌泉穴。艾灸肾俞、关元、气海、三阴交等穴。

4. 遵医嘱耳穴贴压(耳穴埋豆),根据病情需要可选择皮质下、内分泌、糖尿病点、肾、胰等穴位。

5. 遵医嘱中药保留灌肠。

三、中医特色治疗护理

（一）内服中药

遵医嘱用药,观察用药后反应,中药汤剂根据证型予温服或温凉服,中西药之间间隔30 分钟以上。

1. 汤剂类:肝胃郁热证、胃肠实热证、气阴两虚证、阴虚火旺证者宜温凉服;阴阳两虚证者宜温服。

2. 口服降糖药注意服用时间、方法及不良反应。

（二）注射用药

1. 中成药制剂建议单独使用,如需联合给药,应考虑时间间隔或中性液体过渡。

2. 滴速不宜过快,孕妇及哺乳期慎用,有出血倾向者禁用丹红注射液、苦碟子注射液。

3. 用药过程中观察有无不良反应。

4. 胰岛素治疗者注射方法、部位正确,观察有无低血糖反应。

（三）中药枕

遵医嘱将菊花、决明子、荞麦皮、绿豆皮、葛根碎片、白术等装成药枕,通过药物的发散作用以达到清肝明目之功效。

(四)特色技术

1.中药泡洗:适用于下肢麻、凉、痛者,遵医嘱选用活血通络止痛之剂。水温以37℃~40℃为宜,时间20~30分钟,严防烫伤。

2.耳穴贴压(耳穴埋豆):根据病情需要选择耳穴。

3.穴位贴敷:遵医嘱选择手三里、足三里、涌泉等穴位,首次贴敷2小时左右即可,以后每日一次,每次保留4小时,4周为一疗程。

4.艾灸:适用于阳虚者,遵医嘱取肺俞、脾俞、大椎、神阙、足三里、关元等穴位。

5.穴位按摩。

6.中药保留灌肠:适用于消渴病合并肾脏损害者,遵医嘱选用解毒泄浊之剂。

四、健康指导

(一)饮食指导

根据身高、体重、年龄、体力活动强度,计算每日的总热量,合理分配餐次。碳水化合物占总能量的50%~60%,蛋白质占总能量的15%~20%,脂肪占总能量20%~30%,饱和脂肪酸的摄入量不超过饮食总能量的10%;不宜摄入反式脂肪酸;胆固醇摄入量<300mg/天;食盐摄入量限制在6g/天以内,伴有高血压、水肿者每日摄入盐量不超过2g;少食坚果类、油炸类食物及甜食;平衡膳食,定时定量进餐。

1.肝胃郁热证:宜食开郁清热之品,如苦瓜、黄瓜、丝瓜、芹菜、莲子、银耳等。食疗方:苦瓜山药烧豆腐、凉拌黄瓜、丝瓜炒蘑菇等。

2.胃肠实热证:宜食清利胃肠实热之品,如芦荟、马齿苋、苦瓜、冬瓜、荞麦、燕麦片等。食疗方:凉拌马齿苋、冬瓜炒竹笋、苦丁茶等。

3.脾虚胃热证:宜食补脾清胃热之品,如山药、粟米、高粱、菠菜、赤小豆、鱼肉等。食疗方:山药芡实瘦肉饮等。

4.上热下寒证:宜食清上温下之品。如白萝卜、狗肉、党参、鲜芦根等。食疗方:白萝卜汁等。

5.阴虚火旺证:宜食滋阴降火之品,如甲鱼、老鸭、莲子、百合、银耳、茼蒿、枸杞子、桑葚等。食疗方:菊花茶、枸杞茶、银耳莲子百合饮等。

6.气阴两虚证:宜食益气养阴之品,如瘦肉、蛋类、鱼肉、山药等。食疗方:皮蛋瘦肉粥等。

7.阴阳两虚证:宜食温益肾阳、补肾滋阴之品,如牛肉、羊肉、虾仁、韭菜、猪胰、干姜、黑豆、黑芝麻等等。食疗方:韭菜炒虾仁、香菇木耳汤等。

（二）运动指导

1.根据病情选择合适的有氧运动方式,如打太极拳、练气功、八段锦、五禽戏、散步、快走、慢跑、游泳等;运动项目的选择要与患者的年龄、病情、经济、文化背景及体质相适应。每周进行 2 次轻度或中度阻力性肌肉运动。

2.运动选择在饭后 1 小时(第一口饭记时)左右,运动频率和时间为每周至少 150 分钟,如一周运动 5 天、每次 30 分钟,运动后脉搏宜控制在 170 - 年龄(次/分钟)左右,以周身发热、微微出汗、精神愉悦为宜。

3.血糖 >16.7mmol/L、合并糖尿病急性代谢并发症及各种心、肾等器官严重慢性并发症者暂不宜运动。

4.血糖 <5.5mmol/L 运动前需适量补充含糖食物如饼干、面包等。

（三）生活起居

1.环境温、湿度适宜,顺应四时及时增减衣物。

2.起居有常,戒烟限酒。

3.保持眼、口腔、会阴、皮肤等清洁卫生。

4.建立较完善的糖尿病教育管理体系,通过糖尿病健康大讲堂、小组式教育或个体化的饮食和运动指导,为患者提供生活方式干预和药物治疗的个体化指导。

（四）情志调理

1.护士多与患者沟通,了解其心理状态,增强其与慢性疾病作斗争的信心,保持乐观心态。

2.鼓励家属理解支持患者,避免不良情绪的影响。

3.组织形式多样、寓教于乐的病友活动,开展同伴支持教育,介绍成功的病例,鼓励参与社会活动。

4.应用中医七情归属,了解患者情志状态,指导采用移情易性的方法,分散患者对疾病的注意力,改变其不良习性。

（五）低血糖及酮症酸中毒的预防与处理

1.向患者讲解低血糖、酮症酸中毒的诱因、临床表现及应急救护措施。

2.生活有规律,定时定量进餐,不擅自停用胰岛素及口服降糖药。

3.外出时随身携带急救卡和糖果、饼干。如运动量增加应适当增加碳水化合物摄入,定时监测血糖。

4.严密观察患者有无心慌、头晕、大汗、手抖、面色苍白、饥饿等低血糖症状,意识清楚者立即口服含糖 15～20g 糖类食物,15 分钟后监测血糖;意识障碍者立即静脉注射 50% 葡萄糖液 20ml。

5. 出现神昏、烦躁不安、呼吸深快、血压下降、肢冷、脉微欲绝时,及时报告医师,给予氧气吸入,针刺人中、十宣等穴,配合医师进行抢救。

(六)糖尿病足的预防

1. 所有患者每年至少进行一次足部检查,包括足有否畸形、胼胝、溃疡、皮肤颜色变化;足背动脉和胫后动脉搏动、皮肤温度以及有否感觉异常等。

2. 预防关键点:定期检查、识别是否存在糖尿病足的危险因素;教育患者及其家属重视足的保护;穿合适鞋袜,鞋底较厚而鞋内较柔软,透气良好;去除和纠正易引起溃疡的因素。

3. 有危险因素的患者给予下列教育:注意足部卫生,洗足水温在 37℃～40℃,洗后擦干,尤其注意擦干趾间;不宜用热水袋、电热器等直接暖足,避免赤足;勿自行修剪或用化学制剂处理胼胝;穿鞋前先检查鞋内有无异物或异常;干燥皮肤可以使用油膏类护肤品。

4. 定期足部穴位按摩,如涌泉穴、三阴交穴、足三里穴、阳陵泉等。

(七)自我监测

1. 学会自我规范监测血糖、血压、体重、腰臀围等,养成良好的记录习惯。

2. 每 3 个月检查 1 次糖化血红蛋白、心电图,每 6 个月检查肝肾功能、血脂、尿微量蛋白等。

3. 每年至少筛查 1 次眼底及外周血管、周围神经病变等。

五、护理难点

中、老年糖尿病患者对健康生活方式依从性差。

中年患者工作繁忙,家庭、事业压力较大,应酬多,来自社会、家庭各方面的压力,使他们无法进入患者角色。老年患者记忆力下降,听力、视力减退,接受新知识能力弱,易丧失信心;加之多年养成的生活习惯,不能很好的控制饮食,且易漏服药物,致血糖控制不理想。

解决思路:

1. 针对患者的特点、生活方式、文化程度等给予个性化指导,强调患者自我管理的重要性。

2. 老年患者以少文字、多图片、大图片、近距离、反复强化等健康教育方式,以提高患者的依从性。

3. 中年患者可利用平面、电视、网络媒体学习糖尿病相关知识,养成健康的生活方式。

4.用日历、图标、时间表、定时器、单剂量储药盒等方式提醒患者按时服药。如在药品包装上做大而清晰的明显标识;对于外包装、片型相似的药物分开放置,以免误服;指导患者采用不同颜色的药杯分装不同时间段的药物。

5.建立通讯录,对患者进行随访并提供咨询服务。

六、护理效果评价

附:消渴病(2 型糖尿病)中医护理效果评价表

成都肛肠专科医院消渴病中医护理效果评价表

患者姓名:　　　性别:　　年龄:　　　文化程度:　　　　　入院日期:

证候诊断:肝胃郁热证□　胃肠实热证□　脾虚胃热证□　上热下寒证□　阴虚火旺证□　气阴两虚证□　阴阳两虚证□　其他□

一、护理效果评价

主要症状	主要辨证施护方法	中医护理技术	护理效果
尿量增多 □	1.饮水指导□ 2.观察尿量、频次□ 3.其他护理措施	1.耳穴贴压□　应用次数:____次,应用时间:____天 2.其他:____应用次数:____次,应用时间:____天 (请注明,下同)	好　□ 较好□ 一般□ 差　□
口干多饮 □	1.饮食指导□ 2.观察饮水量□ 3.其他护理措施	1.耳穴贴压□　应用次数:____次,应用时间:____天 2.其他:____应用次数:____次,应用时间:____天 (请注明,下同)	好　□ 较好□ 一般□ 差　□
多食易饥 □	1.饮食指导□ 2.记录身高、体重、腰/臀围□ 3.其他护理措施	1.耳穴贴压□　应用次数:____次,应用时间:____天 2.其他:____应用次数:____次,应用时间:____天	好　□ 较好□ 一般□ 差　□
倦怠乏力 □	1.运动指导□ 2.饮食指导□ 3.其他护理措施	1.艾　灸□　应用次数:____次,应用时间:____天 2.穴位贴敷□　应用次数:____次,应用时间:____天 3.其他:____应用次数:____次,应用时间:____天	好　□ 较好□ 一般□ 差　□
肢体麻木、疼痛、发凉 □	1.皮肤护理□ 2.适量运动□ 3.其他护理措施	1.中药泡洗□　应用次数:____次,应用时间:____天 2.穴位按摩□　应用次数:____次,应用时间:____天 3.穴位贴敷□　应用次数:____次,应用时间:____天 4.耳穴贴压□　应用次数:____次,应用时间:____天 5.其他:____应用次数:____次,应用时间:____天	好　□ 较好□ 一般□ 差　□
视物模糊 □	1.眼部护理□ 2.安全防护□ 3.其他护理措施	1.穴位按摩□　应用次数:____次,应用时间:____天 2.中药眼部雾化□　应用次数:____次,应用时间:____天 3.其他:____应用次数:____次,应用时间:____天	好　□ 较好□ 一般□ 差　□

主要症状	主要辨证施护方法	中医护理技术	护理效果
皮肤瘙痒□	1. 皮肤护理□ 2. 饮食指导□ 3. 情志护理□ 4. 其他护理措施	1. 中药外洗□　应用次数：＿＿次,应用时间：＿＿天 2. 其他：＿＿应用次数：＿＿次,应用时间：＿＿天	好　□ 较好□ 一般□ 差　□
腰膝酸软□	1. 饮食指导□ 2. 适量运动□ 3. 其他护理措施	1. 中药保留灌肠□　应用次数：＿＿次,应用时间：＿＿天（方案中无） 2. 耳穴贴压□　应用次数：＿＿次,应用时间：＿＿天 3. 穴位按摩□　应用次数：＿＿次,应用时间：＿＿天 4. 艾　灸□　应用次数：＿＿次,应用时间：＿＿天（方案中无） 5. 八段锦□　应用次数：＿＿次,应用时间：＿＿天 6. 其他：＿＿应用次数：＿＿次,应用时间：＿＿天	好　□ 较好□ 一般□ 差　□
其他：□ （请注明）			好　□ 较好□ 一般□ 差　□

二、护理依从性及满意度评价

评价项目		患者对护理的依从性			患者对护理的满意度		
		依从	部分依从	不依从	满意	一般	不满意
中医护理技术	中药足部泡洗						
	耳穴贴压(耳穴埋豆)						
	中药贴敷						
	艾　灸						
	穴位按摩						
	中药保留灌肠						
健康指导							
签名		责任护士签名：			上级护士或护士长签名：		

三、对本病中医护理方案的评价：　实用性强□　实用性较强□　实用性一般□　不实用□

改进意见：

四、评价人(责任护士)姓名＿＿＿＿＿　技术职称＿＿＿＿＿　护士长签字：＿＿＿＿＿＿＿

肺癌中医护理方案

一、常见证候要点

(一)肺脾气虚证

久咳痰稀,胸闷气短,神疲乏力,腹胀纳呆,浮肿便溏。舌质淡苔薄、边有齿痕。

(二)肺阴虚证

咳嗽气短,干咳痰少,潮热盗汗,五心烦热,口干口渴。舌赤少苔,或舌体瘦小、苔薄。

(三)气滞血瘀证

咳嗽气短而不爽,气促胸闷,心胸刺痛或胀痛,痞块疼痛拒按,唇暗。舌紫暗或有瘀血斑、苔薄。

(四)痰热阻肺证

痰多咳重,痰黄黏稠,气憋胸闷,发热。舌质红,苔黄腻或黄。

(五)气阴两虚证

咳嗽有痰或无痰,神疲乏力,汗出气短,午后潮热,手足心热,时有心悸。舌质红苔薄,或舌质胖有齿痕。

二、常见症状/证候施护

(一)咳嗽/咳痰

1. 观察呼吸、咳嗽状况,有无咳痰,痰液的性质、颜色、量;遵医嘱雾化吸入后观察有无咳痰以及痰液的性质、颜色、量。

2. 保持病室空气新鲜、温湿度适宜,避免灰尘及刺激性气味。

3. 咳嗽胸闷者取半卧位或半坐卧位,少说话;痰液黏稠难咯者,可变换体位。

4. 协助翻身拍背(咯血及胸腔积液者禁翻身拍背),教会患者有效咳嗽、咳痰、深呼吸的方法。

5. 保持口腔清洁,咳痰后以淡盐水或漱口液漱口。

6. 遵医嘱耳穴贴压(耳穴埋豆),可选择肺、气管、神门、皮质下等穴位。

7.进食健脾益气补肺止咳食物,如山药、白果等。持续咳嗽时,可频饮温开水或薄荷叶泡水代茶饮,减轻咽喉部的刺激。

(二)咯血

1.密切观察咯血的性质、颜色、量及伴随症状,监测生命体征、尿量、皮肤弹性等,准确、及时记录。

2.保持病室空气新鲜,温湿度适宜。

3.指导患者不用力吸气、屏气、剧咳,喉间有痰轻轻咳出。

4.少量咯血静卧休息;大量咯血绝对卧床,头低脚高位,头偏向健侧,尽量少语、少翻身。

5.及时清除口腔积血,淡盐水擦拭口腔。

6.消除恐惧、焦虑不安的情绪,禁恼怒、戒忧愁、宁心神。

7.少量出血者可进食凉血养血、甘凉滋养之品,如黑木耳、茄子等;大量咯血者遵医嘱禁食。

(三)发热

1.注意观察体温变化及汗出情况。

2.病室凉爽,光线明亮,空气保持湿润。

3.卧床休息,限制活动量,避免劳累。

4.协助擦干汗液,温水清洗皮肤,及时更换内衣,切忌汗出当风。

5.穴位按摩,可选择合谷、曲池或耳尖、大椎放血(营养状况差者慎用)。

6.进食清热生津之品,如苦瓜、冬瓜、猕猴桃、荸荠等,忌辛辣、香燥、助热动火之品。阴虚内热者,多进食滋阴润肺之品,如蜂蜜、莲藕、杏仁、银耳、梨等。协助多饮温开水,漱口液漱口。

(四)胸痛

1.观察疼痛的性质、部位、程度、持续时间及伴随症状,遵医嘱予止痛剂后观察用药反应。

2.保持环境安静,光线柔和,色调淡雅,避免噪音及不必要的人员走动。

3.给予舒适体位,避免体位突然改变。胸痛严重者,宜患侧卧位。

4.避免剧烈咳嗽,必要时用手按住胸部疼痛处,以减轻胸痛。

5.指导采用放松术,如缓慢呼吸、全身肌肉放松、听舒缓音乐等。

6.遵医嘱耳穴贴压(耳穴埋豆),可选择神门、皮质下、交感、肺等穴位。

7.遵医嘱使用理气活血通络中药外敷。

（五）气促胸闷

1. 密切观察生命体征变化,遵医嘱给予吸氧。

2. 保持病室安静、空气新鲜、温湿度适宜,避免灰尘、刺激性气味。

3. 取半卧位或半坐卧位,减少说话等活动,避免不必要的体力消耗。

4. 与患者有效沟通,帮助其保持情绪稳定,消除紧张、焦虑等。

5. 教会患者进行缓慢的腹式呼吸。

6. 在病情允许情况下,鼓励患者下床适量活动,以增加肺活量。

7. 遵医嘱协助胸腔穿刺抽水或胸腔药物灌注,治疗后观察症状、生命体征变化,指导患者进高热量、高营养及富含蛋白质的食物。

8. 遵医嘱耳穴贴压(耳穴埋豆),可选择肺、气管、神门、皮质下、脾、肾等穴位。

（六）便溏

1. 观察排便次数、量、性质及有无里急后重感。

2. 保持肛周皮肤清洁。

3. 遵医嘱耳穴贴压(耳穴埋豆),可选择大肠、小肠、胃、脾、交感、神门等穴位。

4. 穴位按摩,可选择足三里、天枢、中脘、关元等穴位。

5. 遵医嘱艾灸(回旋灸)腹部,以肚脐为中心,上、下、左、右旁开 1～1.5 寸,时间 5～10 分钟。

6. 进食健脾养胃及健脾利湿食物,如胡萝卜、薏苡仁、赤小豆、栗子等。严重便溏者适量饮淡盐水。

（七）纳呆

1. 病室空气流通、新鲜。

2. 做好心理疏导,化解不良情绪。

3. 遵医嘱耳穴贴压(耳穴埋豆),可选择脾、胃、交感等穴位。

4. 穴位按摩,可选择足三里、阳陵泉、内关、脾俞、胃俞等穴位。

5. 进食增加肠动力的食物,如苹果、番茄、白萝卜、菠萝等,忌肥甘厚味、甜腻之品,少食多餐。

（八）便秘

1. 指导患者规律排便,适度增加运动量。

2. 餐后 1～2 小时,以肚脐为中心顺时针腹部按摩,促进肠蠕动。

3. 指导患者正确使用缓泻剂。

4. 遵医嘱耳穴贴压(耳穴埋豆),可选择大肠、胃、脾、交感、皮质下、便秘点等穴位。

5. 穴位按摩,可选择天枢、脾俞、肓俞、大肠腧等穴位,寒证可加灸。

6. 遵医嘱给予中药泡洗。

7. 进食富含膳食纤维的食物,如蔬菜、菱藕、粗粮等,适当增加液体的摄入。

(九)恶心呕吐

1. 保持病室整洁,光线色调柔和,无异味刺激。

2. 遵医嘱及时、准确给予止吐药物,必要时记录出入量。

3. 保持口腔及床单元清洁,协助淡盐水或漱口水漱口。

4. 体质虚弱或神志不清者呕吐时应将头偏向一侧,以免呕吐物误入气管,引起窒息。

5. 选择易消化的食物,如蔬菜、水果、山药、小米、百合等;少食多餐,每天 4~6 餐;避免进食易产气、油腻或辛辣的食物;呕吐后不要立即进食,休息片刻后进清淡的流食或半流食;频繁呕吐时,宜进食水果和富含电解质的饮料,以补充水分和钾离子。

6. 因呕吐不能进食或服药者,可在进食或服药前先滴姜汁数滴于舌面,稍等片刻再进食,以缓解呕吐。

7. 指导采用放松术,如聆听舒缓的音乐、做渐进式的肌肉放松等。

8. 遵医嘱耳穴贴压(耳穴埋豆),可选择脾、胃、神门等穴位。

9. 穴位按摩,可选择合谷、内关等穴位。

三、中医特色治疗护理

(一)药物治疗

1. 内服中药

(1)止咳糖浆:①不要用水稀释;②避免污染瓶口;③存放在阴凉避光处。

(2)益肺清化膏:①饭后半小时口服;②忌辛辣、油腻食物。

(3)肺瘤平膏:饭后半小时温水冲服,腹泻、咳血者忌用。

2. 注射给药

(1)康莱特注射液:①对薏苡仁油、大豆磷脂、甘油过敏者慎用;②建议使用中心静脉置管给药;③使用带终端滤器的一次性输液器。

(2)复方苦参注射液:严格控制输液速度,不宜超过 40 滴/分钟。

(3)榄香烯注射液:①稀释后宜在 4 小时内输注完成;②建议使用中心静脉置管给药。

(二)特色技术

1. 中药外敷。

①遵医嘱阿是穴贴敷;②保留时间 6~8 小时。

2. 耳穴贴压(耳穴埋豆)。

3. 穴位按摩。

4. 艾灸。

5. 中药泡洗。

6. 中药离子导入。

四、健康指导

(一)生活起居

1. 避免受凉,勿汗出当风。

2. 保证充分的休息,咳血者绝对卧床。

3. 经常做深呼吸,尽量把呼吸放慢。

4. 戒烟酒,注意避免被动吸烟。

(二)饮食指导

1. 肺脾气虚证:进食补益肺气、脾气的食品,如糯米、山药、鹌鹑、乳鸽、牛肉、鱼肉、鸡肉、大麦、白扁豆、南瓜、蘑菇等。食疗方:糯米山药粥。

2. 肺阴虚型证:进食滋阴润肺的食品,如蜂蜜、核桃、百合、银耳、秋梨、葡萄、萝卜、莲子、芝麻等。食疗方:核桃雪梨汤。

3. 气滞血瘀证:进食行气活血,化瘀解毒的食品,如山楂、桃仁、大白菜、芹菜、白萝卜、生姜、大蒜等。食疗方:白萝卜丝汤。

4. 痰热阻肺证:进食清肺化痰的食品,如生梨、白萝卜、荸荠等,咳血者可吃海带、荠菜、菠菜等。食疗方:炝拌荸荠海带丝。

5. 气阴两虚证:进食益气养阴的食品,如莲子、桂圆、瘦肉、蛋类、鱼肉,山药、海参等。食疗方:皮蛋瘦肉粥、桂圆山药羹。

(三)情志调理

1. 采用暗示疗法、认知疗法、移情调志法,帮助患者建立积极的情志状态。

2. 指导患者倾听五音中的商调音乐,抒发情感,缓解紧张焦虑的心态,达到调理气血阴阳的作用。

3. 指导患者进行八段锦、简化太极拳锻炼。

4. 责任护士多与患者沟通,了解其心理状态,及时予以心理疏导。

5. 鼓励家属多陪伴患者,亲朋好友给予情感支持。

6.鼓励病友间相互交流治疗体会,提高认知,增强治疗信心。

五、护理难点

(一)上腔静脉综合征患者的静脉通路问题

解决思路:

1. 探索不易导致感染的下腔中心静脉置管方法。
2. 制定股静脉置管的护理规范及操作流程。
3. 只能选择下肢浅静脉穿刺时,首选外踝前静脉。

(二)强迫体位患者如何预防压疮

解决思路:

1. 合理选择护理器具,如多功能护理床、翻身板、防压疮气垫/软垫等。
2. 中医药特色预防措施的挖掘。
3. 提高患者对皮肤护理的依从性。

六、护理效果评价

附:肺癌中医护理效果评价表

成都肛肠专科医院肺癌中医护理效果评价表

患者姓名: 　　性别: 　　年龄: 　　ID: 　　文化程度: 　　入院日期:

证候诊断:肺脾气虚证□　肺阴虚证□　气滞血瘀证□　痰热阻肺证□　气阴两虚证□　其他□

一、护理效果评价

主要症状	主要辨证施护方法	中医护理技术	护理效果
咳嗽/咳痰□	1.体位□ 2.咳痰/深呼吸训练□ 3.拍背□_____次数/天 4.其他护理措施	1.耳穴贴压□　应用次数:____次,应用时间:____天 2.其他:____应用次数:____次,应用时间:____天 (请注明,下同)	好　□ 较好□ 一般□ 差　□
咯血□	1.体位□ 2.咳痰方法□ 3.口腔清洁□ 4.情志护理□ 5.其他护理措施	1.其他:____应用次数:____次,应用时间:____天	好　□ 较好□ 一般□ 差　□

主要症状	主要辨证施护方法	中医护理技术	护理效果
发热 □	1. 活动□ 2. 皮肤护理□ 3. 其他护理措施	1. 穴位按摩□ 应用次数：____次，应用时间：____天 2. 其他：____应用次数：____次，应用时间：____天	好 □ 较好□ 一般□ 差 □
胸痛 □	疼痛评分：_____分 1. 体位□ 2. 咳痰方法□ 3. 情志护理□ 4. 音乐疗法□ 5. 其他护理措施	1. 耳穴贴压□ 应用次数：____次，应用时间：____天 2. 艾 灸□ 应用次数：____次，应用时间：____天 3. 中药外敷□ 应用次数：____次，应用时间：____天 3. 其他：____应用次数：____次，应用时间：____天	好 □ 较好□ 一般□ 差 □
胸闷气促 □	1. 体位□ 2. 情志护理□ 3. 腹式呼吸□ 4. 活动□ 5. 其他护理措施	1. 耳穴贴压□ 应用次数：____次，应用时间：____天 2. 其他：____应用次数：____次，应用时间：____天	好 □ 较好□ 一般□ 差 □
便溏 □	1. 皮肤护理□ 2. 饮食/水□ 3. 其他护理措施	1. 穴位按摩□ 应用次数：____次，应用时间：____天 2. 艾 灸□ 应用次数：____次，应用时间：____天 3. 其他：____应用次数：____次，应用时间：____天	好 □ 较好□ 一般□ 差 □
纳呆 □	1. 饮食□ 2. 情志护理□ 3. 其他护理措施	1. 耳穴贴压□ 应用次数：____次，应用时间：____天 2. 穴位按摩□ 应用次数：____次，应用时间：____天 3. 其他：____应用次数：____次，应用时间：____天	好 □ 较好□ 一般□ 差 □
便秘 □	1. 饮食□ 2. 腹部按摩□ 3. 排便指导□ 4. 其他护理措施	1. 耳穴贴压□ 应用次数：____次，应用时间：____天（方案中无） 2. 穴位按摩□ 应用次数：____次，应用时间：____天 3. 中药泡洗□ 应用次数：____次，应用时间：____天 4. 其他：____应用次数：____次，应用时间：____天	好 □ 较好□ 一般□ 差 □
恶心呕吐 □	1. 口腔清洁□ 2. 饮食□ 3. 情志护理□ 4. 其他护理措施	1. 耳穴贴压□ 应用次数：____次，应用时间：____天（方案中无） 2. 穴位按摩□ 应用次数：____次，应用时间：____天 3. 其他：____应用次数：____次，应用时间：____天	好 □ 较好□ 一般□ 差 □
其他： □ （请注明）			好 □ 较好□ 一般□ 差 □

二、护理依从性及满意度评价

评价项目		患者对护理的依从性			患者对护理的满意度		
		依从	部分依从	不依从	满意	一般	不满意
中医护理技术	耳穴贴压(耳穴埋豆)						
	艾灸						
	穴位按摩						
	中药外敷						
	中药泡洗						
健康指导		/		/			
签名		责任护士签名:			上级护士或护士长签名:		

三、对本病中医护理方案的评价: 实用性强□ 实用性较强□ 实用性一般□ 不实用□
改进意见:

四、评价人(责任护士)姓名_____ 技术职称_____ 护士长签字:_____

臁疮(下肢溃疡)中医护理方案

一、常见证候要点

(一)湿热毒蕴证

疮周有痒痛,疮面腐肉较多,或秽臭难闻,疮周皮肤灼热,可伴发热,大便秘结,夜难入寐。舌质红,舌苔黄腻,脉数。

(二)湿热瘀阻证

疮面腐肉未完全脱尽,脓水淋漓,大便秘结。舌质偏红,苔黄腻,脉数。

(三)气虚血瘀证

疮面腐肉已尽,新肌难生或不生,肉芽色暗淡不鲜,脓水清稀。舌质淡,或有瘀斑,舌苔薄,脉细。

二、常见症状/证候施护

(一)发热

1. 发热者限制患者活动,宜卧床休息。病室温湿度适宜,空气流通,阳光充足。

2. 严密监测生命体征,高热者给予物理降温,出汗较多者及时擦干皮肤,保持皮肤和床单元清洁、干燥。

3. 鼓励患者多饮水约1 500ml/天,可用菊花、金银花泡水代茶饮,以清热解毒。饮食易消化,均衡营养,注意优质蛋白的摄入,如鸡蛋、牛奶、瘦肉等。忌食海腥发物及辛辣刺激、助火食品,如牛羊肉、海鱼、虾、蟹、葱、蒜、辣椒等。

(二)疮面腐肉未脱

1. 保持病室空气新鲜、流通,温湿度适宜。

2. 卧床时适当抬高患肢15°~30°,以促进下肢血液回流。

3. 根据医嘱,疮面脓腐较多难以清疮者,外敷提脓祛腐药物或油膏,如逐腐祛瘀胶囊、红油膏等;渗出较多者,予清热解毒利湿收敛的中药煎液湿敷患处,如黄连、马齿苋、土槿皮等,外用油膏贴敷。

4. 疮周红肿灼热明显者,遵医嘱予清热解毒消肿油膏贴敷,如金黄膏等,观察有无药物过敏等不良反应。

5. 脓水多而臭秽,引流通畅者,遵医嘱予中药熏蒸局部疮面,每日1次。

6. 保持疮周皮肤清洁干燥,敷料渗出较多者及时更换。

(三)疮面新肌不生

1. 根据医嘱,疮面较干燥者,予补虚活血生肌中药油膏贴敷,如橡皮生肌膏;新生肉芽及上皮生长缓慢者,予补虚活血通络生肌中药煎剂湿敷,如黄芪水煎液等。

2. 新肌难生或不生者,遵医嘱予中药熏蒸、艾灸疮面,每日1次。

3. 疮面无渗出,肉芽组织生长良好者,适当延长换药间隔时间。换药时,动作轻柔,避免用力擦拭疮面,以免损伤新生组织。胶布过敏者,用绷带缠缚疮面,使用弹力绷带或弹力袜,注意缠缚的松紧度,肢端皮肤的色泽、患肢肿胀情况。

(四)疮周痒痛

1. 保持疮周皮肤清洁、干燥,避免摩擦。

2. 指导患者戒烟、酒,穿着合适的鞋袜和棉制衣物,注意保暖,避免穿着化纤毛织品。

3. 忌用热水烫洗局部皮肤,避免搔抓,用力擦拭等加重损害。

4. 局部瘙痒者,遵医嘱予清热利湿收敛药物或止痒洗剂外涂,如紫草油、三黄洗剂、三石散、青黛散或青黛膏、黄连膏等,以收涩止痒,减少皮肤浸渍。

5. 遵医嘱穴位按摩,根据病情需要,可选择中脘、足三里、内关、合谷、曲池等穴位。

三、中医特色治疗护理

(一)特色技术

1. 中药外敷:适用于疮周红肿、痒痛者。药物涂抹薄厚均匀,0.1~0.2mm,部位准确,固定松紧适宜。

2. 中药湿敷:适用于疮周皮肤瘙痒、渗出者。六层纱布浸透药液,以不滴水为宜。

3. 中药熏蒸:适用于疮面不敛,久不收口者。应用智能中药熏蒸仪,达到设定温度90℃时喷气口开始喷出雾气,喷气口与皮肤之间最佳距离为25~30cm,防止烫伤。

4. 艾灸:适用于疮面不敛,久不收口者。距疮面5~10cm,以旋灸方式艾灸疮面10分钟,及时弹去艾灰,防止烫伤。

5. 半导体激光局部照射:适用于疮面不敛者。每次换药前照射20分钟,照射时距疮面25~30cm。

6. 穴位按摩。

(二)药物治疗

1. 外用药:厚薄均匀,出现瘙痒、皮疹等过敏反应,立即停药。

2. 注射给药:应用活血化瘀药物时注意患者有无出血倾向。

3. 其他。

四、健康指导

(一)疮面护理

1. 勤剪指甲,避免搔抓,注意肢体保暖。

2. 每日清洗疮面和疮周皮肤,保持清洁、干燥。

3. 指导患者正确使用弹力绷带,以保护疮面和疮周皮肤。晨起时抬高患肢,排空浅静脉内血液。从足心开始,将弹力绷带向上缠绕到膝下,粘扣固定。弹力绷带缠绕松紧适度,特别注意足踝部,因此处位置最低,若松紧度不适易造成局部水肿。包扎弹力绷带后,活动时应自觉舒适,无酸胀、疼痛等不适。

(二)生活起居

1.注意休息,适度活动;忌烟酒。

2.卧床时抬高患肢15°~30°,观察趾端血运是否正常。

3.避免久行久立、跷二郎腿,教会患者腿部按摩,两手分别放在小腿两侧,由踝部向膝关节揉搓小腿肌肉。站立时做踮脚运动,或做小腿的踢腿运动。

4.指导患者进行坐式八段锦、简化太极拳锻炼。

(二)饮食指导

1.指导患者健康、合理饮食。宜食清淡、易消化的高维生素、高蛋白、高热量、富纤维素、低脂饮食。忌食辛辣、油炸、烧烤、高脂肪食物及海腥鲜发物。

2.糖尿病患者饮食宜少食多餐,忌食碳水化合物高、纤维素低的食物。忌食高脂肪、高胆固醇食物,如牛油、肥肉、动物内脏等。大便干结时,可适量增加坚果类食物和膳食纤维素,如燕麦、芝麻、红薯、芹菜、杏仁等,但忌食花生米、核桃、杏仁、松子等坚果类食物。

3.湿热毒蕴证:便秘患者可多食香蕉、蜂蜜、芝麻等润肠通便之品,养成定时排便的习惯。宜食甘寒、甘平的食物如绿豆、芹菜、土豆、马齿苋等。食疗方:玉米赤豆粥、绿豆银花汤等。

4.湿热瘀阻证:予新鲜马齿苋、绿豆煎汤服用,以助清热利湿。食疗方:冬瓜排骨汤等。

5.气虚血瘀证:宜进食高营养、高蛋白、高维生素的食材,如瘦肉、山楂、大枣、莲子、新鲜蔬菜水果等,以增强机体抵抗力。食疗方:薏苡仁黄豆汁、黄鳝粥等。

(三)情志调理

1.采用暗示疗法、说理开导法,引导患者自觉地戒除不良心理因素,调和情志。

2.责任护士多与患者沟通,了解其心理状态,及时予以心理疏导。

3.鼓励家属多陪伴患者,亲朋好友给予情感支持。

4.鼓励病友间相互交流治疗体会,提高认知,增强治疗信心。

五、护理难点

患者对弹力绷带使用依从性差。

患者对弹力绷带的使用不能长期坚持。

解决思路:

1.加强对伤口护理人员的专科培训,建立医护合作的伤口治疗护理模式,培养伤口护理的专科护士。

2. 开设中医专病护理门诊,建立臁疮患者健康档案,帮助患者形成良好的日常起居、饮食行为。提供健康教育处方,评价健康教育及康复指导的有效性。

六、护理效果评价

附:臁疮(下肢溃疡)中医护理效果评价表

成都肛肠专科医院臁疮(下肢溃疡)中医护理效果评价表

患者姓名: 性别: 年龄: ID: 文化程度: 入院日期:

证候诊断:湿热毒蕴证□ 湿热瘀阻证□ 气虚血瘀证□ 其他□

一、护理效果评价

主要症状	主要辨证施护方法	中医护理技术	护理效果
疮面脓腐未脱□	1.体位□ 2.疮周皮肤护理□ 3.观察疮面渗出□ 4.其他护理措施	1.中药湿敷□ 应用次数:____次,应用时间:____天 2.中药贴敷□ 应用次数:____次,应用时间:____天 3.中药熏蒸□ 应用次数:____次,应用时间:____天 4.其他:____应用次数:____次,应用时间:____天	好 □ 较好□ 一般□ 差 □
疮面新肌不生□	1.体位□ 2.疮周皮肤护理□ 3.情志护理□ 4.使用弹力绷带指导□ 5.其他护理措施	1.中药湿敷□ 应用次数:____次,应用时间:____天 2.中药熏蒸□ 应用次数:____次,应用时间:____天 3.艾 灸□ 应用次数:____次,应用时间:____天 4.其他:____应用次数:____次,应用时间:____天	好 □ 较好□ 一般□ 差 □
疮周痒痛□	1.体位□ 2.疮周皮肤护理□ 3.肢体保暖□ 4.其他护理措施	1.穴位按摩□ 应用次数:____次,应用时间:____天 2.其他:____应用次数:____次,应用时间:____天	好 □ 较好□ 一般□ 差 □
便秘□	1.饮食□ 2.腹部按摩□ 3.排便指导□ 4.其他护理措施	1.穴位按摩□ 应用次数:____次,应用时间:____天 2.中药贴敷□ 应用次数:____次,应用时间:____天 3.其他:____应用次数:____次,应用时间:____天	好 □ 较好□ 一般□ 差 □
其他:□ (请注明)			好 □ 较好□ 一般□ 差 □

二、护理依从性及满意度评价

评价项目		患者对护理的依从性			患者对护理的满意度		
		依从	部分依从	不依从	满意	一般	不满意
中医护理技术	穴位按摩						
	中药湿敷						
	中药贴敷						
	中药熏蒸						
	艾灸						
健康指导		/	/				
签名		责任护士签名:			上级护士或护士长签名:		

三、对本病中医护理方案的评价: 实用性强□ 实用性较强□ 实用性一般□ 不实用□

改进意见:

四、评价人(责任护士)姓名_____ 技术职称_____ 护士长签字:_____

胃脘痛(慢性胃炎)中医护理方案

一、常见证候要点

(一)肝胃气滞证

胃脘胀满或胀痛,胁肋胀痛,症状因情绪因素诱发或加重,嗳气频作,胸闷不舒。舌苔薄白,脉弦。

(二)肝胃郁热证

胃脘饥嘈不适或灼痛,心烦易怒,嘈杂反酸,口干口苦,大便干燥。舌质红苔黄,脉弦或弦数。

(三)脾胃湿热证

脘腹痞满,食少纳呆,口干口苦,身重困倦,小便短黄,恶心欲呕。舌质红,苔黄腻,脉滑或数。

(四)脾胃气虚证

胃脘胀满或胃痛隐隐,餐后明显,饮食不慎后易加重或发作,纳呆,疲倦乏力,少气懒言,四肢不温,大便溏薄。舌淡或有齿印,苔薄白,脉沉弱。

(五)脾胃虚寒证

胃痛隐隐,绵绵不休,喜温喜按,劳累或受凉后发作或加重,泛吐清水,神疲纳呆,四肢倦怠,手足不温,大便溏薄。舌淡苔白,脉虚弱。

(六)胃阴不足证

胃脘灼热疼痛,胃中嘈杂,似饥而不欲食,口干舌燥,大便干结。舌红少津或有裂纹,苔少或无,脉细或数。

(七)胃络瘀阻证

胃脘痞满或痛有定处,胃痛拒按,黑便,面黄暗滞。舌质暗红或有瘀点、瘀斑,脉弦涩。

二、常见症状/证候施护

临床上各症状要与证候相结合。

(一)胃脘疼痛

1. 观察疼痛的部位、性质、程度、持续时间、诱发因素及伴随症状。出现疼痛加剧,伴呕吐、寒热,或出现厥脱先兆症状时应立即报告医师,采取应急处理措施。

2. 急性发作时宜卧床休息,给予精神安慰;伴有呕吐或便血时立即报告医师,指导患者暂禁饮食,避免活动及精神紧张。

3. 根据证型,指导患者进行饮食调护,忌食辛辣、肥甘、煎炸之品,戒烟酒。

4. 调摄精神,指导患者采用有效的情志转移方法,如深呼吸、全身肌肉放松、听音乐等。

5. 遵医嘱穴位贴敷,取穴:中脘、胃俞、足三里、梁丘等。

6. 遵医嘱穴位按摩,取穴:中脘、天枢、气海等。

7. 遵医嘱耳穴贴压(耳穴埋豆),根据病情需要,可选择脾、胃、交感、神门、肝胆、内分泌等穴位。

8.遵医嘱艾灸,取穴:中脘、气海、关元、足三里等。

9.遵医嘱药熨,脾胃虚寒者可用中药热罨包热熨胃脘部。

10.遵医嘱拔火罐,取穴:背腧穴。

11.遵医嘱 TDP 电磁波治疗,取穴:中脘、天枢、关元、中极等。

（二）胃脘胀满

1.观察胀满的部位、性质、程度、时间、诱发因素及伴随症状。

2.鼓励患者饭后适当运动,保持大便通畅。

3.根据食滞轻重控制饮食,避免进食过饱。

4.保持心情舒畅,避免郁怒、悲伤等情志刺激。

5.遵医嘱穴位贴敷,取穴:脾俞、胃俞、肾俞、天枢、神阙、中脘、关元等。

6.遵医嘱穴位注射,取穴:双侧足三里、合谷。

7.遵医嘱艾灸,取穴:神阙、中脘、下脘、建里、天枢等。

8.腹部按摩:顺时针按摩,每次 15～20 分钟,每日 2～3 次。

（三）嗳气、反酸

1.观察嗳气、反酸的频率、程度、伴随症状及与饮食的关系。

2.指导患者饭后不宜立即平卧,发作时宜取坐位,可饮用温开水;若空腹时出现,应立即进食以缓解不适。

3.忌生冷饮食,少食甜、酸之品,戒烟酒。

4.指导患者慎起居,适寒温,畅情志,避免恼怒、抑郁。

5.遵医嘱穴位注射,取穴:双侧足三里、内关。

6.遵医嘱穴位按摩,取穴:足三里、合谷、天突、中脘、内关等。

7.遵医嘱艾灸,取穴:肝俞、胃俞、足三里、中脘、神阙等。

8.遵医嘱低频脉冲电治疗,取穴:取中脘、内关、足三里、合谷、胃俞、隔俞等。

（四）纳呆

1.观察患者饮食状况、口腔气味、口中感觉、伴随症状及舌质舌苔的变化,保持口腔清洁。

2.定期测量体重,监测有关营养指标的变化,并做好记录。

3.指导患者少食多餐,宜进高热量、高优质蛋白、高维生素、易消化的饮食,忌肥甘厚味、煎炸之品。

4.遵医嘱穴位按摩,取穴:足三里、内关、丰隆、合谷、中脘、阳陵泉等。

5.遵医嘱耳穴贴压(耳穴埋豆),根据病情需要,可选择脾、胃、肝、小肠、心、交感等穴位。

三、中医特色治疗护理

（一）药物治疗

1.内服中药。
2.注射给药。

（二）特色技术

1.穴位贴敷。
2.药熨法:温度保持在60℃~70℃,不宜过高,以免灼伤。
3.穴位注射。
4.艾灸。
5.耳穴贴压(耳穴埋豆)。
6.穴位按摩。
7.拔火罐。

四、健康指导

（一）生活起居

1.病室安静、整洁、空气清新,温湿度适宜。
2.生活规律,劳逸结合,适当运动,保证睡眠。急性发作时宜卧床休息。
3.指导患者养成良好的饮食卫生习惯,制定推荐食谱,改变以往不合理的饮食结构。
4.指导患者注意保暖,避免腹部受凉,根据气候变化及时增减衣服。

（二）饮食指导

饮食以质软、少渣、易消化、定时进食、少量、多餐为原则;宜细嚼、慢咽,减少对胃黏膜的刺激;忌食辛辣、肥甘、过咸、过酸、生冷之品,戒烟酒、浓茶、咖啡。

1.肝胃气滞证:进食疏肝理气的食物,如香橼、佛手、山楂、桃仁、山药、萝卜、生姜等。忌食壅阻气机的食物,如豆类、红薯、南瓜等。食疗方:金橘山药粟米粥等。

2.肝胃郁热证:进食疏肝清热的食物,如栀子、杏仁、薏苡仁、莲子、菊花等。食疗方:菊花饮等。

3.脾胃湿热证:进食清热除湿的食物,如荸荠、百合、马齿苋、赤小豆等。食疗方:赤豆粥等。

4.脾胃气虚证:进食补中健胃的食物,如鸡蛋、瘦猪肉、羊肉、大枣、桂圆、白扁豆、山药、茯苓。食疗方:莲子山药粥等。

5.脾胃虚寒证:进食温中健脾的食物,如猪肚、鱼肉、羊肉、鸡肉、桂圆、大枣、莲子、生姜等。食疗方:桂圆糯米粥等。

6.胃阴不足证:进食健脾和胃的食物,如蛋类、莲子、山药、白扁豆、百合、大枣、薏苡仁、枸杞等。忌油炸食物、羊肉、狗肉、酒类等助火之品。食疗方:山药百合大枣粥、山药枸杞薏米粥等。

7.胃络瘀阻证:进食活血祛瘀食物,如桃仁、山楂、大枣、赤小豆、生姜等。忌粗糙、坚硬、油炸、厚味之品,忌食生冷性寒之物。食疗方:大枣赤豆莲藕粥等。

（三）情志调理

1.责任护士多与患者沟通,了解其心理状态,指导其保持乐观情绪。

2.针对患者忧思恼怒、恐惧紧张等不良情志,指导患者采用移情相制疗法,转移其注意力,淡化,甚至消除不良情志;针对患者焦虑或抑郁的情绪变化,可采用暗示疗法或顺情从欲法。

3.鼓励家属多陪伴患者,给予患者心理支持。

4.鼓励病友间多沟通交流疾病防治经验,提高认识,增强治疗信心。

5.指导患者和家属了解本病的性质,掌握控制疼痛的简单方法,减轻身体痛苦和精神压力。

五、护理难点

患者不良生活习惯和饮食习惯难以纠正。

解决思路:

1.利用多种形式向患者介绍食疗及养生方法,鼓励患者建立良好的生活方式。

2.定期进行电话回访及门诊复查,筛查危险因素,进行针对性干预。

3.对目标人群进行定期追踪、随访和效果评价。

六、护理效果评价

附:胃脘痛(慢性胃炎)中医护理效果评价表

成都肛肠专科医院胃脘痛(慢性胃炎)中医护理效果评价表

患者姓名： 性别： 年龄： ID： 文化程度： 入院日期：

证候诊断:肝胃气滞证□ 肝胃郁热证□ 脾胃湿热证□ 脾胃气虚证□ 脾胃虚寒证□ 胃阴不足证□ 胃络瘀阻证□ 其他□

一、护理效果评价

主要症状	主要辨证施护方法	中医护理技术	护理效果
胃脘疼痛□	1.活动□ 2.饮食□ 3.深呼吸/肌肉放松□ 4.其他护理措施	1.穴位贴敷□ 应用次数:____次,应用时间:____天 2.穴位按摩□ 应用次数:____次,应用时间:____天 3.耳穴贴压□ 应用次数:____次,应用时间:____天 3.艾 灸□ 应用次数:____次,应用时间:____天 4.药熨法□ 应用次数:____次,应用时间:____天 5.拔火罐□ 应用次数:____次,应用时间:____天 6.其他:____应用次数:____次,应用时间:____天 (请注明,下同)	好 □ 较好□ 一般□ 差 □
胃脘胀满□	1.活动□ 2.饮食□ 3.排便指导□ 4.情志护理□ 5.腹部按摩□ 6.其他护理措施	1.穴位贴敷□ 应用次数:____次,应用时间:____天 2.穴位注射□ 应用次数:____次,应用时间:____天 3.艾 灸□ 应用次数:____次,应用时间:____天 4.其他:____应用次数:____次,应用时间:____天	好 □ 较好□ 一般□ 差 □
嗳气反酸□	1.体位□ 2.饮食/水□ 3.情志护理□ 4.其他护理措施	1.穴位注射□ 应用次数:____次,应用时间:____天 2.穴位按摩□ 应用次数:____次,应用时间:____天 3.艾 灸□ 应用次数:____次,应用时间:____天 4.其他:____应用次数:____次,应用时间:____天	好 □ 较好□ 一般□ 差 □
纳呆□	1.口腔清洁□ 2.监测营养指标□ 3.饮食□ 4.其他护理措施	1.穴位按摩□ 应用次数:____次,应用时间:____天 2.耳穴贴压□ 应用次数:____次,应用时间:____天 3.其他:____应用次数:____次,应用时间:____天	好 □ 较好□ 一般□ 差 □
其他: □ (请注明)			好 □ 较好□ 一般□ 差 □

二、护理依从性及满意度评价

评价项目		患者对护理的依从性			患者对护理的满意度		
		依从	部分依从	不依从	满意	一般	不满意
中医护理技术	穴位贴敷						
	药熨法						
	穴位注射						
	艾　灸						
	耳穴埋豆(耳穴贴压)						
	穴位按摩						
	拔罐法						
健康指导		/	/				
签名		责任护士签名:			上级护士或护士长签名:		

三、对本病中医护理方案的评价：　实用性强□　实用性较强□　实用性一般□　不实用□
改进意见:

四、评价人(责任护士)姓名＿＿＿＿　技术职称＿＿＿＿　护士长签字:＿＿＿＿＿＿

喘病(慢性阻塞性肺疾病急性发作期)中医护理方案

一、常见证候要点

(一)外寒内饮证

受凉后出现头痛、身痛,发热畏寒,咳嗽,气急,喉中痰声辘辘,痰色白清稀,胸闷气憋。舌质淡,苔薄白,脉滑或弦紧。

(二)风热犯肺证

发热,恶风或恶热,头痛、肢体酸痛,咳嗽咽痛,气急,痰黄质稠。舌质红,苔薄白或黄,脉滑或脉浮数。

（三）痰浊雍肺证

咳嗽喘息,咯唾痰涎,量多色灰白,心胸憋闷,气短,不得平卧,脘痞纳少。苔白腻,脉弦滑。

（四）肺气郁闭证

常因情志刺激而诱发,发时突然呼吸短促,息粗气憋,胸闷,咽中如窒,但喉中痰鸣不甚,或无痰声。平素多忧思抑郁,失眠、心悸。苔薄,脉弦。

二、常见症状/证候施护

（一）咳嗽咳痰

1. 保持病室空气新鲜、温湿度适宜,温度保持在 18℃～22℃,湿度控制在 50%～60%。减少环境的不良刺激,避免寒冷或干燥空气、烟尘、花粉及刺激性气体等。

2. 使患者保持舒适体位,咳嗽胸闷者取半卧位或半坐卧位,持续性咳嗽时,可频饮温开水,以减轻咽喉部的刺激。

3. 每日清洁口腔 2 次,保持口腔卫生,有助于预防口腔感染、增进食欲。

4. 密切观察咳嗽的性质、程度、持续时间、规律以及咳痰的颜色、性状、量及气味,有无喘促、发绀等伴随症状。

5. 加强气道湿化,痰液黏稠时多饮水,在心肾功能正常的情况下,每天饮水 1 500ml 以上,必要时遵医嘱行雾化吸入,痰液黏稠无力咳出者可行机械吸痰。

6. 协助翻身拍背,指导患者掌握有效咳嗽、咳痰、深呼吸的方法。

7. 指导患者正确留取痰标本,及时送检。

8. 遵医嘱给予止咳、祛痰药物,用药期间注意观察药物疗效及不良反应。

9. 耳穴贴压(耳穴埋豆):遵医嘱耳穴贴压(耳穴埋豆),根据病情需要,可选择肺、气管、神门、皮质下等穴位。

10. 穴位贴敷:遵医嘱穴位贴敷,三伏天时根据病情需要,可选择肺俞、膏肓、定喘、天突等穴位。

11. 拔火罐:遵医嘱拔罐疗法,根据病情需要,可选择肺俞、膏肓、定喘、脾俞、肾俞等穴位。

12. 饮食宜清淡、易消化、少食多餐,避免油腻、辛辣刺激及海腥发物。可适当食用化痰止咳的食疗方,如杏仁、梨、陈皮粥等。

（二）喘息气短

1.保持病室安静、整洁、空气流通、温湿度适宜,避免灰尘、刺激性气味。

2.密切观察生命体征变化,遵医嘱给予吸氧,一般给予鼻导管、低流量、低浓度持续给氧,1~2L/分钟,可根据血气分析结果调整吸氧的方式和浓度,以免引起二氧化碳潴留,氧疗时间每天不少于15小时。

3.根据喘息气短的程度及伴随症状,取适宜体位,如高枕卧位、半卧位或端坐位,必要时安置床上桌,以利患者休息;鼓励患者缓慢深呼吸,以减缓呼吸困难。

4.密切观察患者喘息气短的程度、持续时间及有无短期内突然加重的征象,评价缺氧的程度。观察有无皮肤红润、温暖多汗、球结膜充血、搏动性头痛等二氧化碳潴留的表现。

5.指导患者进行呼吸功能锻炼,常用的锻炼方式有缩唇呼吸、腹式呼吸等。

6.耳穴贴压(耳穴埋豆):遵医嘱耳穴贴压(耳穴埋豆),根据病情需要,可选择交感、心、胸、肺、皮质下等穴位。

7.穴位按摩:遵医嘱穴位按摩,根据病情需要,可选择列缺、内关、气海、足三里等穴位。

8.艾灸疗法:遵医嘱艾灸疗法,根据病情需要,可选择大椎、肺俞、命门、足三里、三阴交等穴位。

9.指导患者进食低碳水化合物、高脂肪、高蛋白、高维生素饮食,忌食辛辣、煎炸之品。

（三）发热

1.保持病室整洁、安静,空气清新流通,温湿度适宜。

2.体温37.5℃以上者,每6小时测体温、脉搏、呼吸1次,体温39.0℃以上者,每4小时测体温、脉搏、呼吸1次,或遵医嘱执行。

3.采用温水擦浴、冰袋等物理降温措施,患者汗出时,及时协助擦拭和更换衣服、被服,避免汗出当风。

4.做好口腔护理,鼓励患者经常漱口,可用金银花液等漱口,每日饮水≥2 000ml。

5.饮食以清淡、易消化、富营养为原则。多食新鲜水果和蔬菜,进食清热生津之品,如:苦瓜、冬瓜、绿豆、荸荠等,忌煎炸、肥腻、辛辣之品。

6.遵医嘱使用发汗解表药时,密切观察体温变化及汗出情况以及药物不良反应。

7.刮痧疗法:感受外邪引起的发热,遵医嘱刮痧疗法,可选择大椎、风池、肺俞、脾俞等穴位。

（四）腹胀纳呆

1. 保持病室整洁、空气流通，避免刺激性气味，及时倾倒痰液，更换污染被褥、衣服，以利促进患者食欲。

2. 保持口腔清洁，去除口腔异味，咳痰后及时用温水或漱口液漱口。

3. 与患者有效沟通，积极开导，帮助其保持情绪稳定，避免不良情志刺激。

4. 鼓励患者多运动，以促进肠蠕动，减轻腹胀。病情较轻者鼓励下床活动，可每日散步 20～30 分钟，或打太极拳等。病情较重者指导其在床上进行翻身、四肢活动等主动运动，或予四肢被动运动，每日顺时针按摩腹部 10～20 分钟。

5. 耳穴贴压（耳穴埋豆）：遵医嘱耳穴贴压（耳穴埋豆），根据病情需要，可选择脾、胃、三焦、胰、胆等穴位。

6. 穴位按摩：遵医嘱穴位按摩，根据病情需要，可选择足三里、中脘、内关等穴位。

7. 穴位贴敷：遵医嘱穴位贴敷，根据病情需要，可选择中脘、气海、关元、神阙穴等穴位。

8. 饮食宜清淡易消化，忌肥甘厚味、甜腻之品，正餐进食量不足时，可安排少量多餐，避免在餐前和进餐时过多饮水，避免豆类、芋头、红薯等产气食物的摄入。

三、中医特色治疗护理

（一）药物治疗

1. 内服中药（中药汤剂、中成药）。
2. 中药静脉给药。

（二）特色技术

1. 穴位贴敷。
2. 耳穴贴压（耳穴埋豆）。
3. 中药熏蒸。
4. 穴位按摩。
5. 艾灸。
6. 中药泡洗。
7. 拔火罐。
8. 中药离子导入。
9. 雾化吸入：遵医嘱用药，给予超声雾化吸入治疗，每日 2 次，每次 15～20 分钟。

（三）物理治疗

1. 抹胸拍肺：两手交替由一侧肩部由上至下呈斜线抹至另侧肋下角部，各重复 10 次。两手自两侧肺尖部开始沿胸廓自上而下拍打各 10 次。注意事项：拍肺力度适中。

2. 胸部叩击：患者侧卧位或在他人协助下取坐位，叩击者两手手指弯曲并拢，使掌侧呈杯状，以手腕力量，从肺底自下而上、由外向内、迅速而有节律地叩击胸壁。每一肺叶叩击 1～3 分钟，每分钟叩击 120～180 次，叩击时发出一种空而深的拍击音则表明叩击手法正确。注意事项：①叩击前听诊评估；②用单层薄布覆盖叩击部位；③叩击时避开乳房、心脏、骨突部位及衣服拉链、纽扣等处；④叩击力量应适中，宜在餐后 2 小时至餐前 30 分钟完成。

3. 有效咳嗽：指导患者尽可能采用坐位，先进行深而慢的腹式呼吸 5～6 次，然后深吸气至隔肌完全下降，屏气 3～5 秒，继而缩唇，缓慢的经口将肺内气体呼出，再深吸一口气屏气 3～5 秒，身体前倾，从胸腔进行 2～3 次短促有力的咳嗽，咳嗽时同时收缩腹肌，或用手按压上腹部，帮助痰液咳出。注意事项：①不宜在空腹、饱餐时进行，宜在饭后 1～2 小时进行为宜；②有效咳嗽时，可让患者怀抱枕头。

4. 振动排痰：可采用振动排痰机每日治疗 2～4 次，每次 15～20 分钟。注意事项：①不宜在饱餐时进行，宜在餐前或餐后 1～2 小时为宜；②叩击头应避开胃肠、心脏、脊柱等部位。③建议使用一次性纸制叩击头罩，避免交叉感染。

（四）呼吸功能锻炼

1. 腹式呼吸：患者取立位、坐位或平卧位，两膝半屈或膝下垫小枕，使腹肌放松。一手放于腹部，一手放于胸部，用鼻缓慢吸气时隔肌最大幅度下降，腹肌松弛，腹部手感向上抬起，胸部手在原位不动，抑制胸廓运动；呼气时腹肌收缩帮助隔肌松弛，隔肌随腹腔内压增加而上抬，增加呼气潮气量。同时可配合缩唇呼气法，每天进行锻炼，时间由短到长，逐渐习惯于平稳而缓慢的腹式呼吸。

2. 缩唇呼吸：患者闭嘴经鼻吸气，然后通过缩唇（吹口哨样）缓慢呼气，同时收缩腹部，吸气和呼气时间比为 1:2 或 1:3，尽量深吸慢呼，每分钟呼吸 7～8 次，每次 10～20 分钟，每日锻炼 2 次。

3. 呼吸操（坐式呼吸操）：坐于椅上或床边，双手握拳，肘关节屈伸 4～8 次，屈吸伸呼；平静深呼吸 4～8 次；展臂吸气，抱胸呼气 4～8 次；双膝交替屈伸 4～8 次，伸吸屈呼；双手抱单膝时吸气，压胸时呼气，左右交替 4～8 次；双手分别搭同侧肩，上身左右旋转 4～8 次，旋吸复呼。

4. 注意事项：①呼吸功能锻炼时，全身肌肉要放松，节奏要自然轻松，动作由慢而快。②呼吸功能锻炼不可操之过急，要长期坚持锻炼。③呼吸功能锻炼不宜空腹及饱餐时进行,宜在饭后 1~2 小时进行为宜。④呼吸操一般每日练习 2~3 次,每次 5~10 分钟,根据个人病情进行,以患者不感到疲劳为宜。

四、健康指导

(一)生活起居指导

1.保持室内空气新鲜流通,温湿度适宜。指导患者戒烟,室内勿放鲜花等可能引起过敏的物品,避免花粉及刺激性气体的吸入。

2.在寒冷季节或气候转变时,及时增减衣物,勿汗出当风,在呼吸道传染病流行期间,尽量避免去人群密集的公共场所,避免感受外邪诱发或加重病情。

3.劳逸结合,起居有常,保证充分的休息和睡眠,病情加重时减少活动量。

4.经常做深呼吸,腹式呼吸和缩唇呼气联合应用,提高肺活量,改善呼吸功能。

5.自我保健锻炼

(1)步行:每日步行 500~1 500 米,运动量由小到大。开始时,可用自己习惯的中速步行,以后可采用中速—快速—慢速的程序步行。

(2)按摩保健穴位:经常按摩睛明、迎香、颊车、合谷、内关、足三里、肾俞、三阴交等。

(3)足底按摩:取肾、输尿管、膀胱、肺、喉、气管、肾上腺等反射区,每个反射区按摩 3 分钟,每日 3 次。

(4)叩齿保健:指导患者叩齿,每日早晚各一次,每次 3 分钟左右。叩齿时可用双手指有节律地搓双侧耳孔,提拉双耳廓直到发热为止。

(5)传统养生操:可选择五禽戏、太极拳或八段锦,每周进行 3 次以上,每次 15 分钟。

(二)饮食指导

1.饮食以高热量、高蛋白和高维生素为宜,并补充适量无机盐,同时避免摄入过多碳水化合物及易产气食物。多吃绿叶蔬菜及水果,食物烹饪以蒸、煮为宜,食物宜软烂,以利于消化吸收,同时忌辛辣、肥腻、过甜、过咸及煎炸之品。

2.外寒内饮证:宜进食疏风散寒、宣肺止咳的食物,如紫苏粥、白果煲鸡等。

3.风热犯肺证:宜进食疏风清热、宣肺化痰的食物,如金银花茶。

4.痰浊雍肺证:宜进食清肺化痰、理气止咳的食物,如雪梨银耳百合汤等。

5.肺气郁闭证:宜进食开郁宣肺、降气平喘的食物,如杏仁粥、萝卜生姜汁等。

(三)情志调理

1.本病缠绵难愈,患者精神负担较重,常易出现焦虑、抑郁等情绪,责任护士多与患者沟通,了解其心理状态,及时予以心理疏导。

2.责任护士应主动介绍疾病知识,使患者了解引起肺胀病的原因和转归,指导排痰和呼吸功能锻炼,鼓励患者积极防治,消除消极悲观态度及焦虑情绪,克服对疾病的恐惧心理,改善其治疗依从性。

3.鼓励病友间多沟通交流防治疾病的经验,指导患者学会自我排解烦恼及忧愁,通过适当运动、音乐欣赏、书法绘画等移情易性,保持乐观开朗情绪,避免忧思恼怒对人体的不利影响。

4.鼓励家属多陪伴患者,给予患者情感支持,增强其治疗疾病的信心。

五、护理难点

患者对呼吸功能锻炼的配合及依从性较差

患者年龄较大,对呼吸功能锻炼的方法较难掌握;同时对锻炼效果期望过高,但实际效果并非立竿见影,故容易失去坚持锻炼的信心。

解决思路:

1.需要亲友等社会的支持。病程较长,应向患者讲解疾病的发生、发展及转归,使患者了解呼吸功能锻炼的重要性和必要性。

2.护士加强与患者的沟通交流,建立良好的护患关系,制订切实可行的呼吸功能锻炼方案。

3.采用多种教育方法,理论与实践结合进行呼吸功能锻炼指导,使患者易于接受和理解。

4.鼓励病友间沟通、交流,争取亲友等社会支持,提高患者训练的信心。

六、护理效果评价

附:喘病(慢性阻塞性肺疾病急性发作期)中医护理效果评价表

成都肛肠专科医院喘病(慢性阻塞性肺疾病急性发作期)中医护理效果评价表

患者姓名: 性别: 年龄: ID: 文化程度: 入院日期:

证候诊断:外寒内饮证□ 风热犯肺证□ 痰浊雍肺证□ 肺气郁闭证□ 其他□

一、护理效果评价

主要症状	主要辨证施护方法	中医护理技术	护理效果
咳嗽/咳痰 □	1.体位□ 2.有效咳痰/深呼吸□ 3.口腔护理□ 4.气道湿化□ 5.翻身拍背□____次数/天 6.其他护理措施	1.耳穴贴压□ 应用次数:____次,应用时间:____天 2.穴位贴敷□ 应用次数:____次,应用时间:____天 3.拔火罐□ 应用次数:____次,应用时间:____天 4.其他:____应用次数:____次,应用时间:____天 (请注明,下同)	好 □ 较好□ 一般□ 差 □

主要症状	主要辨证施护方法	中医护理技术	护理效果
喘息/气短 □	1.体位□ 2.氧疗□(方案中无) 3.活动□(方案中无) 2.缓慢深呼吸□ 4.缩唇/腹式呼吸训练□ 5.情志护理□(方案中无) 6.其他护理措施	1.耳穴贴压□ 应用次数：___次,应用时间：___天 2.穴位按摩□ 应用次数：___次,应用时间：___天 3.艾 灸□ 应用次数：___次,应用时间：___天 4.其他：___应用次数：___次,应用时间：___天	好 □ 较好□ 一般□ 差 □
发热 □	1.监测体温□ 2.物理降温□ 3.口腔护理□ 4.皮肤护理□ 5.其他护理措施	1.刮痧□ 应用次数：___次,应用时间：___天 2.其他：___应用次数：___次,应用时间：___天	好 □ 较好□ 一般□ 差 □
腹胀/纳呆 □	1.口腔清洁□ 2.情志护理□ 3.运动指导□ 4.饮食调护 5.其他护理措施	1.耳穴贴压□ 应用次数：___次,应用时间：___天 2.穴位按摩□ 应用次数：___次,应用时间：___天 3.穴位贴敷□ 应用次数：___次,应用时间：___天 4.其他：___应用次数：___次,应用时间：___天	好 □ 较好□ 一般□ 差 □
其他： □ (请注明)			好 □ 较好□ 一般□ 差 □

二、护理依从性及满意度评价

评价项目		患者对护理的依从性			患者对护理的满意度		
		依从	部分依从	不依从	满意	一般	不满意
中医护理技术	耳穴贴压(耳穴埋豆)						
	艾灸疗法						
	拔罐疗法						
	穴位贴敷						
	穴位按摩						
	中药熏蒸						
	中药足浴						
	雾化吸入						
	中药离子导入						
	刮痧疗法						
健康指导		/		/			
签名		责任护士签名：			上级护士或护士长签名：		

三、对本病中医护理方案的评价： 实用性强□ 实用性较强□ 实用性一般□ 不实用□

改进意见：

四、评价人（责任护士）姓名_____ 技术职称_____ 护士长签字：_____

中风（脑梗死恢复期）中医护理方案

本方案适用于中风病（脑梗死）发病2周至6个月处于恢复期患者的护理。

一、常见证候要点

（一）风痰瘀阻证

口眼歪斜，舌强语謇或失语，半身不遂，肢体麻木，舌暗紫，苔滑腻。

（二）气虚血瘀证

肢体偏枯不用，肢软无力，面色萎黄。舌质淡紫或有瘀斑，苔薄白。

（三）肝肾亏虚证

半身不遂，患肢僵硬，拘挛变形，舌强不语，或偏瘫，肢体肌肉萎缩，舌红脉细，或舌淡红。

二、常见症状/证候施护

（一）半身不遂

1. 观察四肢肌力、肌张力、关节活动度和肢体活动的变化。

2. 根据疾病不同阶段，指导协助患者良肢位摆放、肌肉收缩及关节运动，减少或减轻肌肉挛缩及关节畸形。

3. 尽早指导患者进行床上的主动性活动训练，包括翻身、床上移动、床边坐起、桥式运动等。如患者不能做主动活动，则应尽早进行各关节被动活动训练。

4. 做好各项基础护理，满足患者生活所需。

5. 遵医嘱选用以下中医护理特色技术1~2项：

(1)舒筋活络浴袋洗浴:先熏蒸,待温度适宜时,将患肢浸入药液中洗浴;或将毛巾浸入药液中同煮15分钟,煮沸后调至保温状态,用长镊子将毛巾捞起,拧至不滴药液为宜,待温度适宜后,再敷于患肢。

(2)中频、低频治疗仪:遵医嘱选取上肢肩井、曲池、合谷、外关等穴,下肢委中、昆仑、悬钟、阳陵泉等穴,进行经络穴位电刺激,每日1~2次,每次30分钟。适用于肢体萎软乏力、麻木,严禁直接刺激痉挛肌肉。

(3)拔罐疗法:遵医嘱选穴每日1次,留罐5~10分钟。适用于肢体萎缩、关节疼痛。

(4)艾灸治疗:遵医嘱取穴。中风病(脑梗死急性期)痰热腑实证和痰火闭窍者不宜。

(5)穴位拍打:遵医嘱用穴位拍打棒循患肢手阳明大肠经(上肢段)、足阳明胃经(下肢段)轻轻拍打,每日2次,每次30分钟。有下肢静脉血栓者禁用,防止栓子脱落,造成其他组织器官血管栓塞。

(6)中药热熨:遵医嘱取穴。中药籽装入药袋混合均匀,微波加热≥70℃,放于患处相应的穴位上适时来回或旋转药熨15~30分钟,每日1~2次,达到温经通络,消肿止痛,以助于恢复肢体功能。

(二)舌强语謇

1. 建立护患交流板,与患者达到良好沟通,从患者手势及表情中理解其需要,可与患者共同协调设定一种表达需求的方法。无法用手势及语言表达的患者可利用物品或自制卡片,对于无书写障碍的失语患者可借助文字书写的方式来表达患者及亲属双方的要求。

2. 训练有关发音肌肉,先做简单的张口、伸舌、露齿、鼓腮动作,再进行软腭提高训练,再做舌部训练,还有唇部训练,指导患者反复进行抿嘴、噘嘴、叩齿等动作。采用吞咽言语治疗仪电刺激发音肌群同时配合发音训练。

3. 利用口形及声音训练采用"示教—模仿方法",即训练者先做好口形与发音示范,然后指导患者通过镜子观察自己发音的口形,来纠正发音错误。

4. 进行字、词、句训练,单音训练1周后逐步训练患者"单词—词组—短句"发音。从简单的单词开始,然后再说短句;阅读训练及书写训练,经过1~2周时间训练,掌握一般词组、短句后即能接受跟读或阅读短文的训练。

5. 对家属进行健康宣教,共同参与语言康复训练。

6. 穴位按摩:遵医嘱按摩廉泉、哑门、承浆、通里等穴,以促进语言功能恢复。

(三)吞咽困难

1. 对轻度吞咽障碍以摄食训练和体位训练为主。

2. 对中度、重度吞咽障碍患者采用间接训练为主,主要包括:增强口面部肌群运动、舌体运动和下颌骨的张合运动;咽部冷刺激;空吞咽训练;呼吸功能训练等。

3. 有吸入性肺炎风险患者,给与鼻饲饮食。

(四)便秘

1. 气虚血瘀证患者大多为慢传输型便秘,可教会患者或家属用双手沿脐周顺时针按摩,每次 20～30 周,每日 2～3 次,促进肠蠕动。

2. 鼓励患者多饮水,每天在 1 500ml 以上;养成每日清晨定时排便的习惯,克服长时间如厕、忌努挣。

3. 饮食以粗纤维为主,多吃增加胃肠蠕动的食物,如黑芝麻、蔬菜、瓜果等;多饮水,戒烟酒,禁食产气多刺激性的食物,如甜食、豆制品、圆葱等。热秘患者以清热、润肠、通便饮食为佳,可食用白萝卜、蜂蜜汁;气虚便秘患者以补气血,润肠通便饮食为佳,可食用核桃仁、松子仁,芝麻粥适用于各种症状的便秘。

4. 遵医嘱选用以下中医护理特色技术 1～2 项:

(1)穴位按摩:取穴胃俞、脾俞、内关、足三里、中脘、关元等穴,腹胀者加涌泉,用揉法。

(2)耳穴贴压(耳穴埋豆):遵医嘱取主穴大肠、直肠、三焦、脾、皮质下。配穴:小肠、肺。

(3)艾条温和灸:遵医嘱脾弱气虚者选穴脾俞、气海、太白、三阴交、足三里。肠道气秘者选穴:太冲、大敦、大都、支沟、天枢。脾肾阳虚者选穴:肾俞、大钟、关元、承山、太溪。于腹部施回旋灸,每次 20 分钟。

(4)葱白敷脐(行气通腑):取适量青葱洗净沥干,用葱白,加适量食盐,置于研钵内捣烂成糊状后敷贴于脐周,厚薄为 0.2～0.3cm,外用医用胶贴包裹,用纱布固定,每日 1～2次,每次 1～2 小时。

(5)必要时遵医嘱番泻叶泡水顿服。气虚血瘀肝肾亏虚的患者不适用。

(五)二便失禁

1. 观察排便次数、量、质及有无里急后重感;尿液的色、质、量,有无尿频、尿急、尿痛感。

2. 保持会阴皮肤清洁干燥,如留置导尿,做好留置导尿护理。

3. 进食健脾养胃益肾食物,如山药、薏苡仁、小米、木瓜、南瓜、胡萝卜等。

4. 遵医嘱选用以下中医护理特色技术 1～2 项:

(1)艾条灸穴位:神阙、气海、关元、百会、三阴交、足三里。适用于气虚及元气衰败所致的二便失禁。

(2)耳穴贴压(耳穴埋豆):遵医嘱取主穴大肠、小肠、胃、脾,配穴:交感、神门。

(3)穴位按摩:遵医嘱取肾俞穴、八髎穴、足三里、天枢等穴。适用于气虚及元气衰败所致的二便失禁。

(4)中药贴敷加红外线灯照射。中药置于患者中脘或神阙穴,予红外线灯在距离相应穴位或病变部位 30～50cm 处直接照射,治疗 30 分钟,注意防烫伤。

三、中医特色治疗护理

(一)内服中药

1. 胶囊：如活血化瘀的通心络胶囊、脑安胶囊、丹灯通脑胶囊等，脑出血急性期忌服。

2. 丸剂：如华佗再造丸，服药期间有燥热感，可用白菊花蜜糖水送服，或减半服用，必要时暂停服用 1~2 天。服安宫牛黄丸期间饮食宜清淡，忌食辛辣油腻之品，以免助火生痰。

3. 颗粒：如服养血清脑颗粒忌烟、酒及辛辣、油腻食物，低血压者慎服。

(二)注射给药

醒脑静注射液含芳香走窜药物，开启后立即使用，防止挥发；生脉注射液，用药宜慢，滴速 <30 滴/分钟，并适量稀释；脑水肿患者静脉滴注中药制剂时不宜过快，一般不超过 30~40 滴/分钟为宜。

(三)外用中药

紫草油外涂(清热凉血、收敛止痛)，适用于二便失禁或便溏所致的肛周潮红、湿疹。涂药次数视病情而定，涂药后观察局部皮肤情况，如有皮疹、奇痒或局部肿胀等过敏现象时，应立即停止用药，并将药物拭净或清洗，遵医嘱内服或外用抗过敏药物。

(四)特色技术

1. 药熨。
2. 中药外敷。
3. 中药熏洗。

(五)皮肤按摩

适用于长期卧床患者压疮的防治。

1. 保持皮肤清洁、床单元清洁干燥平整。

2. 操作者右手大鱼际处喷取适量 1% 当归红花液，于受压部位或骨突处中心向外旋转按摩，力量由轻到重，再由重到轻。

3. 按摩过程中观察患者局部皮肤情况，如皮肤已有破损，严禁按摩。

四、健康指导

（一）生活起居

1.调摄情志、建立信心,起居有常、不妄作劳,戒烟酒、慎避外邪。

2.注意安全,防呛咳窒息、防跌倒坠床、防压疮、防烫伤、防走失等意外。

（二）饮食指导

1.风痰瘀阻证:进食祛风化痰开窍的食品,如山楂、荸荠、黄瓜。食疗方:鱼头汤。忌食羊肉、牛肉、狗肉等。

2.气虚血瘀证:进食益气活血的食物,如山楂。食疗方:大枣滋补粥(大枣、枸杞、瘦猪肉)。

3.肝肾亏虚证:进食滋养肝肾的食品,如芹菜黄瓜汁、清蒸鱼等。食疗方:百合莲子薏仁粥。

4.神智障碍或吞咽困难者,根据病情予禁食或鼻饲喂服,以补充足够的水分及富有营养的流质,如果汁、米汤、肉汤、菜汤、匀浆膳等,饮食忌肥甘厚味等生湿助火之品。

5.注意饮食宜忌,如糖尿病患者注意控制葡萄糖及碳水化合物的摄入,高血脂患者注意控制总热量、脂肪、胆固醇的摄入等。

（三）情志调理

1.语言疏导法。运用语言,鼓励病友间多沟通、多交流。鼓励家属多陪伴患者,家庭温暖是疏导患者情志的重要方法。

2.移情易志法。通过戏娱、音乐等手段或设法培养患者某种兴趣、爱好,以分散患者注意力,调节其心境情志,使之闲情怡志。

3.五行相胜法。在情志调护中,护士要善于运用《内经》情志治疗中的五行制约法则,即"怒伤肝,悲胜怒;喜伤心,恐胜喜;思伤脾,怒胜思;忧伤肺,喜胜忧;恐伤肾,思胜恐"。同时,要注意掌握情绪刺激的程度,避免刺激过度带来新的身心问题。

（四）功能锻炼

1.良姿位的摆放

（1）仰卧位:①偏瘫侧肩放在枕头上,保持肩前伸,外旋;②偏瘫侧上肢放在枕头上,外展20°～40°,肘、腕、指关节尽量伸直,掌心向上;③偏瘫侧臀部固定于枕头上;④偏瘫侧膝部膝外应放在枕头上,防止屈膝位控制不住突然髋膝旋造成股内收肌拉伤,膝下垫一小枕保持患膝稍屈,足尖向上。

（2）患侧卧位：①躯干略后仰，背后放枕头固定；②偏瘫侧肩向前平伸外旋；③偏瘫侧上肢和躯干呈90°，肘关节尽量伸直，手掌向上；④偏瘫侧下肢膝关节略弯曲，髋关节伸直；⑤健侧上肢放在身上或枕头上；⑥健侧下肢保持踏步姿势，放枕头上，膝关节和踝关节略为屈曲。

（3）健侧卧位：①躯干略为前倾；②偏瘫侧肩关节向前平伸，患肩前屈90°～100°；③偏瘫侧上肢放在枕头上；④偏瘫侧下肢膝关节、髋关节略为弯曲，下肢放在枕头上，避免足外翻；⑤健侧上肢摆放以患者舒适为宜；⑥健侧下肢膝关节、髋关节伸直。

2. 功能锻炼方法

（1）防止肩关节僵硬：平卧于床上，两手相握，肘部保持伸直，以健侧手牵拉患侧肢体向上伸展，越过头顶，直至双手能触及床面。

（2）防止前臂伸肌挛缩：仰卧，屈膝，两手互握，环抱双膝，臂部稍用力伸展，使双肘受牵拉而伸直，臂也受牵拉伸展，重复做这样的动作，也可以只屈患侧腿，另一腿平置于床上。

（3）保持前臂旋转：坐在桌旁，两手掌心相对，手指互握，手臂伸直，身体略向患侧倾斜，以健侧手推动患侧手外旋，直至大拇指能触及桌面。反复锻炼，逐渐过渡到两手手指伸直对合，健侧手指能使患侧大拇指接触桌面。

（4）保持手腕背屈：双肘支撑于桌面，双手互握，置于前方，健侧手用力按压患侧手，使患侧手腕充分背屈。

（5）防止腕、指、肘屈肌挛缩：站立于桌前，双手掌对合，手指交叉互握，将掌心向下支撑于桌面，然后伸直手臂，将体重施加于上，使手腕充分背屈，屈肌群收到牵拉伸展；或坐于椅上，用健侧手帮助患侧手腕背屈，掌心置于椅面，并将蜷曲的患指逐一伸直，然后以健侧手保持患肢伸直，稍倾斜身体，将体重施加于患肢。

（6）防止跟腱缩短和脚趾屈曲：将一条毛巾卷成一卷，放在患肢脚趾下，站立起来，用健侧手按压患肢膝盖，尽量使足跟触地。站稳后，抬起健侧腿，让患肢承受体重，并反复屈曲膝关节。

（7）保持患臂水平外展：患者平卧，两手相握，向上举过头顶，然后由助手抓住患臂，保持伸直并慢慢水平移动，直至手臂平置于床面上，掌心向上，患肢与身体成90°；再将其大拇指拉直、外展，并将其余患指伸展。在锻炼时，患者背部垫枕头，可增强锻炼的效果，同时还可以使胸椎保持伸直。

五、护理难点

功能锻炼依从性差。

患者多表现为近期记忆力明显减退、反应迟钝、呆滞等，对康复锻炼配合不主动，康复锻炼效果差。

解决思路：

1.向患者及家属讲解疾病的发生发展及转归,使其了解早期进行康复锻炼的重要性和必要性。

2.护士多与患者沟通交流,制订可行的康复训练计划和分阶段目标,积极指导康复锻炼。

3.鼓励病友间沟通、交流,争取亲友等社会支持。

六、护理效果评价

附:中风(脑梗死恢复期)中医护理效果评价表

成都肛肠专科医院中风(脑梗死恢复期)中医护理效果评价表

患者姓名:　　性别:　　年龄:　　ID:　　文化程度:　　入院日期:

证候诊断:风痰瘀阻证□　气虚血瘀证□　肝肾亏虚证□　其他□

一、护理效果评价

主要症状	主要辨证施护方法	中医护理技术	护理效果
半身不遂□	1.体位□ 2.皮肤护理□ 3.功能锻炼□____次数/天 4.其他护理措施	1.拔罐疗法□　应用次数:____次,应用时间:____天 2.艾　灸□　应用次数:____次,应用时间:____天 3.中药热熨□　应用次数:____次,应用时间:____天 4.穴位拍打□　应用次数:____次,应用时间:____天 5.穴位电刺激□　应用次数:____次,应用时间:____天 6.中药塌渍□　应用次数:____次,应用时间:____天 4.其他:____应用次数:____次,应用时间:____天	好　□ 较好□ 一般□ 差　□
舌强语謇□	1.体位□ 2.功能锻炼□____次数/天 3.口腔清洁□ 4.情志护理□ 5.其他护理措施	1.穴位按摩□　应用次数:____次,应用时间:____天	好　□ 较好□ 一般□ 差　□
吞咽困难□	1.体位□ 2.功能锻炼□____次数/天 3.口腔清洁□ 4.情志护理□ 5.其他护理措施	1.其他:____应用次数:____次,应用时间:____天	好　□ 较好□ 一般□ 差　□
腹胀便秘□	1.饮食□ 2.腹部按摩□ 3.排便指导□ 4.其他护理措施	1.穴位按摩□　应用次数:____次,应用时间:____天 2.耳穴贴压□　应用次数:____次,应用时间:____天 3.艾　灸□　应用次数:____次,应用时间:____天 4.敷脐疗法□　应用次数:____次,应用时间:____天 5.其他:____应用次数:____次,应用时间:____天	好　□ 较好□ 一般□ 差　□

主要症状	主要辨证施护方法	中医护理技术	护理效果
二便失禁 □	1. 皮肤护理□ 2. 饮食/水□ 3. 其他护理措施	1. 艾　灸□　应用次数：＿＿次,应用时间：＿＿天 2. 耳穴贴压□　应用次数：＿＿次,应用时间：＿＿天 3. 穴位按摩□　应用次数：＿＿次,应用时间：＿＿天 4. 中药贴敷□　应用次数：＿＿次,应用时间：＿＿天 5. 其他：＿＿应用次数：＿＿次,应用时间：＿＿天	好　□ 较好□ 一般□ 差　□
其他： □ （请注明）			好　□ 较好□ 一般□ 差　□

二、护理依从性及满意度评价

评价项目		患者对护理的依从性			患者对护理的满意度		
		依从	部分依从	不依从	满意	一般	不满意
中医护理技术	拔罐疗法						
	艾　灸						
	中药热熨						
	耳穴贴压（耳穴埋豆）						
	穴位按摩						
	敷脐疗法						
	中药塌渍						
	穴位拍打						
	穴位电刺激						
	中药贴敷						
健康指导		/	/				
签名		责任护士签名：			上级护士或护士长签名：		

三、对本病中医护理方案的评价： 实用性强□　实用性较强□　实用性一般□　不实用□

改进意见：

四、评价人(责任护士)姓名＿＿＿＿　技术职称＿＿＿＿　护士长签字：＿＿＿＿＿＿

中风(脑梗死急性期)中医护理方案

一、常见证候要点

(一)中脏腑

1.痰蒙清窍证:意识障碍,半身不遂,口舌歪斜,言语謇涩或不语,痰鸣辘辘,面白唇暗,肢体瘫软,手足不温,静卧不烦,二便自遗。舌质紫暗,苔白腻。

2.痰热内闭证:意识障碍,半身不遂,口舌歪斜,言语謇涩或不语,鼻鼾痰鸣,或肢体拘急,或躁扰不宁,或身热,或口臭,或抽搐,或呕血。舌质红,舌苔黄腻。

3.元气败脱证:昏语不知,目合口开,四肢松懈瘫软,肢冷汗多,二便自遗。舌卷缩,舌质紫暗,苔白腻。

(二)中经络

1.风火上扰证:眩晕头痛,面红耳赤,口苦咽干,心烦易怒,尿赤便干。舌质红绛,舌苔黄腻而干,脉弦数。

2.风痰阻络证:头晕目眩,痰多而黏。舌质暗淡,舌苔薄白或白腻,脉弦滑。

3.痰热腑实证:腹胀便干便秘,头痛目眩,咯痰或痰多。舌质暗红,苔黄腻,脉弦滑或偏瘫侧弦滑而大。

4.气虚血瘀证:面色㿠白,气短乏力,口角流涎,自汗出,心悸便溏,手足肿胀。舌质暗淡,舌苔白腻,有齿痕,脉沉细。

5.阴虚风动证:眩晕耳鸣,手足心热,咽干口燥。舌质红而体瘦,少苔或无苔,脉弦细数。

二、常见症状/证候施护

(一)意识障碍

1.密切观察神志、瞳孔、心率、血压、呼吸、汗出等生命体征等变化,及时报告医师,配合抢救。

2.保持病室空气流通,温湿度适宜,保持安静,避免人多惊扰。

3.取适宜体位,避免引起颅内压增高的因素,如头颈部过度扭曲、用力,保持呼吸道通畅等。

4.定时变换体位,用温水擦身,保持局部气血运行,预防压疮发生。

5.眼睑不能闭合者,覆盖生理盐水纱布或涂金霉素眼膏;遵医嘱取藿香、佩兰、金银花、荷叶等煎煮后做口腔护理。

6. 遵医嘱鼻饲流质饮食，如肠外营养液、匀浆膳、混合奶、米汤等。

7. 遵医嘱留置导尿，做好尿管护理。

8. 遵医嘱给予醒脑开窍药枕，置于患者枕部，借中药之辛散香窜挥发性刺激头部腧穴，如风池、风府、哑门、大椎等。

(二)半身不遂

1. 观察患侧肢体的感觉、肌力、肌张力、关节活动度和肢体活动的变化。

2. 加强对患者的安全保护，如床边上床挡，防止坠床摔伤，每日用温水擦拭全身 1～2 次，按摩骨隆突处和经常受压部位，促进血液循环预防压疮发生等。

3. 协助康复医师进行良肢位摆放，经常观察并及时予以纠正，指导并协助患者进行肢体功能锻炼，如伸屈、抬肢等被动运动，注意患肢保暖防寒。

4. 遵医嘱穴位按摩，患侧上肢取穴：极泉、尺泽、肩髃、合谷等；患侧下肢取穴：委中、阳陵泉、足三里等。

5. 遵医嘱艾条灸，患侧上肢取穴：极泉、尺泽、肩髃、合谷等；患侧下肢取穴：委中、阳陵泉、足三里等。

6. 遵医嘱中药熏洗：在辨证论治原则下给予具有活血通络的中药局部熏洗患肢，每日 1 次或隔日 1 次。

(三)眩晕

1. 观察眩晕发作的次数、程度、持续时间、伴随症状等。遵医嘱监测血压，若出现血压持续上升或伴有眩晕加重、头痛剧烈、呕吐、视物模糊等变化，及时通知医师，做好抢救准备。

2. 向患者讲解发生眩晕的病因、诱因，指导患者避免诱因的方法，如自我调适，保持心理平衡，避免急躁、发怒等不良情绪刺激，改变体位时动作缓慢，避免深低头、旋转等动作，防止摔倒。

3. 眩晕发作时应卧床休息，头部稍抬高，呕吐时取侧卧位，做好口腔护理。保持室内安静，空气流通，光线调暗，避免光刺激。多做解释工作以消除患者紧张情绪。

4. 遵医嘱穴位按摩：适用于风痰阻络，阴虚风动引起的眩晕头痛。取穴百会、太阳、风池、内关、曲池等，每日 4～5 次，每次 30 分钟。

5. 遵医嘱耳穴贴压(耳穴埋豆)：取穴神门、肝、脾、肾、降压沟、心、交感等，每日按压 3～5 次，每次 3 分钟，隔日更换 1 次，双耳交替。

6. 遵医嘱穴位贴敷：取穴双足涌泉穴，每日 1 次。

（四）痰多急促

1. 密切观察痰的颜色、性状、量及气味,有无喘促、发绀等伴随症状,必要时给予氧气吸入。

2. 保持室内空气流通、温湿度适宜,避免外感风寒。

3. 保持呼吸道通畅,定时翻身拍背,及时清除口腔内分泌物,每日用中药漱口液清洁口腔 2 次;痰液黏稠时多饮水,或遵医嘱予雾化吸入,促进痰液排出;神昏或痰多无力咳出者可行机械吸痰。

4. 循经拍背法:排痰前,沿脊柱两侧膀胱经,由下往上轻扣,每日 2 ~ 3 次,每次 20 分钟,根据痰液的多少,增加力度、时间、次数。

5. 遵医嘱穴位贴敷,取穴肺俞、膏肓、定喘、天突等。

（五）高热

1. 遵医嘱定时观测体温,监测生命体征及汗出情况,及时擦干皮肤,更换汗湿的衣服、被褥等,保持皮肤和床单元清洁、干燥。

2. 遵医嘱采用亚低温治疗仪、中药擦浴、头部冷敷等物理降温方法。

3. 遵医嘱穴位按摩:取穴大椎、合谷、曲池等。

4. 指导多饮温开水,漱口液漱口,使用中药时应遵医嘱。

5. 进食清热生津之品,如:西瓜、荸荠等。忌辛辣、香燥、助热动火之品。

（六）二便失禁

1. 观察排便次数、量、质及有无里急后重感;尿液的色、质、量,有无尿频、尿急、尿痛感。

2. 保持会阴及肛周皮肤清洁干燥,使用便器时动作轻缓,避免拖、拉,以免擦伤患者的皮肤,每次便后将会阴部及肛周擦洗揩干。如留置导尿,做好留置导尿护理。

3. 进食健脾养胃益肾食物,遵医嘱进行肠内营养补充。

4. 遵医嘱艾条灸:适用于气虚及元气衰败所致的二便失禁,取穴神阙、气海、关元、百会、三阴交、足三里等。

5. 遵医嘱穴位按摩:适用于气虚及元气衰败所致的二便失禁,取穴肾俞穴、八髎穴、足三里、天枢等。

（七）便秘

1. 观察排便次数、性状、排便费力程度及伴随症状。

2. 指导患者保持生活规律,适当运动,定时排便,忌努挣。习惯性便秘者畅情志,克服对排便的恐惧与焦虑。

3. 鼓励患者多饮水,建议每天饮水量在 1 500ml 以上,饮食以粗纤维为主,多吃有利于通便的食物,如黑芝麻、蔬菜、瓜果等;多饮水,戒烟酒,禁食产气多刺激性的食物,如甜食、豆制品、圆葱等。热秘患者以清热、润肠、通便饮食为佳,可食用白萝卜、蜂蜜汁;气虚便秘患者以补气血,润肠通便饮食为佳,可食用核桃仁、松子仁,芝麻粥适用于各种症状的便秘。

4.穴位按摩,遵医嘱取穴:胃俞、脾俞、内关、足三里、中脘、关元等穴,腹胀者加涌泉,用揉法。

5.腹部按摩:取平卧位,以肚脐为中心,顺时针方向按揉腹部。以腹内有热感为宜,每次20~30周。每日2~3次。

6.遵医嘱艾灸:取神阙、天枢、气海、关元等穴。

(八)言语謇涩

1.观察患者语言功能情况,建立护患交流板,与患者达到良好沟通,对家属进行健康宣教,共同参与语言康复训练。

2.鼓励患者开口说话,随时给予肯定,在此过程中,尽量减少纠正,更不应责难,以增强患者的信心。对遗忘性患者应有意识地反复进行,以强化记忆。

3.配合康复治疗师进行语言康复训练。包括放松疗法、发音器官运动训练、呼吸训练、发音训练及语言矫治等,初期可用手势或书面笔谈,加强沟通,进而从简单的字、音、词开始。鼓励患者读书看报,适当听收音机。

4.遵医嘱穴位按摩,取廉泉、哑门、承浆、大椎等穴。

(八)吞咽困难

1.协助医师进行吞咽试验以观察有无呛水、呛食等情况。

2.遵医嘱胃管鼻饲,做好留置胃管的护理。

3.对轻度吞咽障碍以摄食训练和体位训练为主。如采用改变食物性状和采取代偿性进食方法如姿势和手法等改善患者吞咽状况,一般先用糊状或胶状食物进行训练,少量多次,逐步过渡到普通食物。

4.对中度、重度吞咽障碍患者采用间接训练为主,主要包括:增强口面部肌群运动、舌体运动和下颌骨的张合运动;咽部冷刺激;空吞咽训练;呼吸功能训练等。

5.保持环境安静、舒适,减少进餐时分散注意力的干扰因素,如关闭电视、收音机等,指导患者进餐时不要讲话,防止误吸。

三、中医特色治疗护理

(一)药物治疗

1.内服中药。

2.注射给药。

(二)康复护理

1.安全防护:康复锻炼时必须有人陪同,防外伤,防跌倒,防坠床。

2.落实早期康复计划,鼓励患者坚持锻炼,如肢体运动、语言功能、吞咽功能训练等,增强自我照顾的能力。

3.康复过程中经常和康复治疗师联系,及时调整训练方案。

(三)特色技术

(1)穴位按摩:避免对痉挛组肌肉群的强刺激。常用的按摩手法有揉法、捏法,亦可配合其他手法如弹拨法、叩击法、擦法等。

(2)中药熏洗。

(3)穴位贴敷。

(4)艾灸。

(5)耳穴贴压(耳穴埋豆)。

四、健康指导

(一)生活起居

1.病室宜安静,整洁,光线柔和,避免噪声、强光等一切不良刺激。

2.指导患者起居有常,慎避外邪,保持大便通畅,养成定时排便的习惯,勿努挣。

3.注意安全。防呛咳窒息、防跌倒坠床、防烫伤等意外。做好健康宣教,增强患者及家属的防范意识。

(二)饮食指导

中脏腑昏迷或吞咽困难者,根据病情予禁食或鼻饲喂服,以补充足够的水分及富有营养的流质,如米汤、匀浆膳、混合奶等,饮食忌肥甘厚味等生湿助火之品。

(三)情志调理

1.关心尊重患者,多与患者沟通,了解其心理状态,及时予以心理疏导。

2.解除患者因突然得病而产生的恐惧、焦虑、悲观情绪:可采用释放、宣泄法,使患者心中的焦躁、痛苦释放出来。

3.鼓励家属多陪伴患者,亲朋好友多探视,多给予情感支持。

4.鼓励病友间相互交流治疗体会,提高认知,增强治疗信心。

五、护理难点

患者及家属对治疗与护理依从性差

解决思路：

1. 向患者及家属讲解疾病的发生发展及转归,使患者了解及早开展康复锻炼的重要性和必要性。

2. 加强与患者及家属的沟通和反复宣教。

3. 制订可行的康复锻炼计划,积极指导患者进行康复训练。

六、护理效果评价

附:中风(脑梗死急性期)中医护理效果评价表

成都肛肠专科医院中风(脑梗死急性期)中医护理效果评价表

患者姓名： 性别： 年龄： 文化程度： 入院日期：

证候诊断:中脏腑:痰蒙清窍证□ 痰热内闭证□ 元气败脱证□ 中经络:风火上扰证□ 风痰阻络证□ 痰热腑实证□ 气虚血瘀证□ 阴虚风动证□ 其他□

一、护理效果评价

主要症状	主要辨证施护方法	中医护理技术	护理效果
意识障碍□	1. 体位□ 2. 观察□ 3. 皮肤口腔护理□ 4. 饮食□ 5. 其他护理措施	1. 药枕□ 应用次数：____次,应用时间：____天 2. 其他：____应用次数：____次,应用时间：____天	好 □ 较好□ 一般□ 差 □
半身不遂□	1. 观察□ 2. 安全保护□ 3. 功能锻炼□ 4. 其他护理措施	1. 穴位按摩□ 应用次数：____次,应用时间：____天 2. 艾 灸□ 应用次数：____次,应用时间：____天 3. 皮肤针□ 应用次数：____次,应用时间：____天 4. 中药熏洗□ 应用次数：____次,应用时间：____天 5. 其他□ 应用次数：____次,应用时间：____天	好 □ 较好□ 一般□ 差 □
眩晕头痛□	1. 观察□ 2. 避免诱因□ 3. 卧床休息□ 4. 其他护理措施	1. 穴位按摩□ 应用次数：____次,应用时间：____天 2. 耳穴贴压□ 应用次数：____次,应用时间：____天 3. 穴位敷贴□ 应用次数：____次,应用时间：____天 4. 其他：____应用次数：____次,应用时间：____天	好 □ 较好□ 一般□ 差 □
痰多息促□	1. 观察□ 2. 环境□ 3. 排痰□ 4. 其他护理措施	1. 穴位按摩□ 应用次数：____次,应用时间：____天 2. 其他：____应用次数：____次,应用时间：____天	好 □ 较好□ 一般□ 差 □

主要症状	主要辨证施护方法	中医护理技术	护理效果
二便失禁 □	1. 观察□ 2. 皮肤护理□ 3. 饮食护理□ 4. 其他护理措施	1. 艾　　灸□　应用次数：＿＿次,应用时间：＿＿天 2. 穴位按摩□　应用次数：＿＿次,应用时间：＿＿天 3. 其他：＿＿应用次数：＿＿次,应用时间：＿＿天	好　□ 较好□ 一般□ 差　□
腹胀便秘 □	1. 观察□ 2. 饮食护理□ 4. 其他护理措施	1. 艾　　灸□　应用次数：＿＿次,应用时间：＿＿天 2. 穴位按摩□　应用次数：＿＿次,应用时间：＿＿天 3. 腹部按摩□　应用次数：＿＿次,应用时间：＿＿天 4. 其他：＿＿应用次数：＿＿次,应用时间：＿＿天	好　□ 较好□ 一般□ 差　□
言语謇涩 □	1. 观察□ 2. 语言功能训练□ 3. 其他护理措施	1. 穴位按摩□　应用次数：＿＿次,应用时间：＿＿天 2. 其他：＿＿应用次数：＿＿次,应用时间：＿＿天	好　□ 较好□ 一般□ 差　□
吞咽困难 □	1. 评估□ 2. 鼻饲管□ 3. 吞咽功能训练□ 4. 其他护理措施	1. 其他：＿＿应用次数：＿＿次,应用时间：＿＿天	好　□ 较好□ 一般□ 差　□
其他 □ （请注明）			好　□ 较好□ 一般□ 差　□

二、护理依从性及满意度评价

评价项目		患者对护理的依从性			患者对护理的满意度		
		依从	部分依从	不依从	满意	一般	不满意
中医护理技术	穴位按摩						
	中药熏洗						
	穴位敷贴						
	艾　灸						
	耳穴贴压（耳穴埋豆）						
	拔火罐						
健康指导		／	／				
签名		责任护士签名：			上级护士或护士长签名：		

三、对本病中医护理方案的评价：　实用性强□　实用性较强□　实用性一般□　不实用□

改进意见：

四、评价人(责任护士)姓名_____ 技术职称_____ 护士长签字:_____

项痹病(神经根型颈椎病)中医护理方案

一、常见证候要点

(一)风寒痹阻

颈、肩、上肢窜痛麻木,以痛为主,头有沉重感,颈部僵硬,活动不利,恶寒畏风。舌淡红,苔薄白,脉弦紧。

(二)血瘀气滞

颈肩部、上肢刺痛,痛处固定,伴有肢体麻木。舌质暗,脉弦。

(三)痰湿阻络

头晕目眩,头重如裹,四肢麻木,纳呆。舌暗红,苔厚腻,脉弦滑。

(四)肝肾不足

眩晕头痛,耳鸣耳聋,失眠多梦,肢体麻木,面红目赤。舌红少苔,脉弦。

(五)气血亏虚

头晕目眩,面色苍白,心悸气短,四肢麻木,倦怠乏力。舌淡苔少,脉细弱。

二、常见症状/证候施护

(一)颈肩疼痛

1.疼痛诱因、性质、部位、持续时间,与体位的关系,做好疼痛评分。

2.慎起居、避风寒,防风寒阻络致经脉不通,引发疼痛。

3.配合医师行颈椎牵引,及时评估牵引效果及颈肩部疼痛情况。

4.遵医嘱行中药熏蒸、中药塌渍、中药外敷、中药离子导入、拔火罐等治疗。痛点处可行穴位揉药或涂擦治疗。

5.根据疼痛规律,对夜间疼痛甚者,适当增加中药塌渍、中药热奄包、牵引等治疗次数。

6.遵医嘱正确应用镇痛药,并观察用药后反应及效果。

（二）眩晕

1. 评估眩晕的性质、发作或持续时间,及与体位改变的关系。

2. 避免诱发眩晕加重的姿势或体位。

3. 做好防护,外出有人陪同,动作应缓慢,避免快速转头、低头,防跌倒。

4. 指导患者正确佩戴颈托。

5. 遵医嘱给予耳穴贴压(耳穴埋豆)、中药离子导入等治疗。

（三）肢体麻木

1. 评估肢体麻木范围、性质、程度及与体位的关系。

2. 指导患者主动活动麻木肢体,可用梅花针或指尖叩击、拍打按摩麻木部位,减轻或缓解症状。

3. 注意肢体保暖。

4. 遵医嘱给予中药熏蒸、理疗、电针、刮痧等治疗,避免烫伤或意外损伤。

5. 遵医嘱行颈椎牵引,及时巡视观察患者有无不适,如有麻木加重,告知医师,适当调整牵引角度、重量、时间等。

（四）颈肩及上肢活动受限

1. 评估活动受限的范围和患者生活自理能力。

2. 患者生活用品放置应便于取用。

3. 指导协助患者正确的体位移动,按摩活动受限肢体,提高患者舒适度。

4. 指导并协助四肢关节功能锻炼,防肌肉萎缩。

5. 遵医嘱进行中药熏蒸、中药离子导入、艾灸等治疗,注意防烫伤。

（五）不寐

1. 枕头高度适宜,避免颈部悬空。

2. 保持病房安静、整洁,通风良好。

3. 睡前服热牛奶、温水泡脚,按摩双侧太阳穴、印堂穴,听舒缓轻音乐,不宜饮浓茶或咖啡。

4. 遵医嘱行开天门、耳穴贴压(耳穴埋豆)等治疗。

5. 遵医嘱应用镇静安神药物,并观察用药后反应及效果。

6. 因夜间疼痛影响睡眠时可给予颈椎小重量持续牵引。

三、中医特色治疗护理

(一)手法治疗的护理

1. 松解类手法的护理

(1)治疗前向患者讲解松解手法治疗的目的及注意事项。

(2)嘱患者放松,协助患者摆放体位。

(3)治疗过程中,注意观察患者的面色和反应,询问有无眩晕、恶心等不适。

(4)治疗结束后协助患者卧床休息半小时。

2. 整复类手法的护理

(1)治疗前告知患者和家属相关注意事项,取得配合。

(2)治疗过程中,嘱患者颈部自然放松,配合固定体位。

(3)观察患者面色和反应,询问有无胸闷、眩晕、恶心等不适,必要时停止治疗,并给予吸氧或药物治疗。

(4)手法整复后颈部制动,平卧位小重量持续牵引6~24小时,牵引过程中注意观察患者反应,如有不适及时停止牵引或调整牵引的重量或角度。

(5)整复位后下床时要佩戴颈托,教会患者正确使用颈托,患者体位改变时动作要缓慢,给予协助和保护,防跌倒。

(二)佩戴颈托的方法及注意事项

1. 选择合适型号和材质的颈托。颈托的大小、高低要适宜,松紧以能放入2个手指为宜。高度为限制颈部活动,保持平视为宜。

2. 使用时应注意观察患者的颈部皮肤状况,防止颈部及耳廓、下颌部皮肤受压,必要时可在颈托内衬垫小毛巾、软布等,定时清洁颈托和局部皮肤。

3. 起床时,先将前托放置好位置(将下颌放在前托的下颌窝内),一手固定前托,一手放置患者颈枕部,扶患者坐起,将后托放置好(一般长托在下),调节松紧度,固定粘扣。

4. 患者由坐位到平卧位时,先松开粘扣,去掉后托,一手扶持前托,一手放置患者颈枕部,协助患者躺下,去掉前托,调节好枕头位置及高度。

5. 颈托佩戴时间,一般以2~3周为宜,一般整复后第1周内全天佩戴(睡觉时去除),第2周间断佩戴,不活动时可去除颈托,活动时佩戴,第3周坐车及颈部剧烈活动时佩戴。

6. 佩戴颈托时须配合颈部肌肉锻炼,以保持颈部的稳定性。

（三）运动疗法

1. 急性期颈部制动,避免进行功能锻炼,防止症状加重。

2. 缓解期或手法整复 2～3 天后指导患者在颈托保护下行颈部拔伸、项臂争力、耸肩、扩胸等锻炼。

3. 康复期及手法整复 1 周后可间断佩戴颈围,开始进行仰首观天、翘首望月、项臂争力等锻炼,每天 2～3 次,每次 2～3 组动作,每个动作 10～15 次。

4. 康复后要长期坚持做耸肩、扩胸、项臂争力、颈部的保健"米字操"等锻炼,保持颈部肌肉的强度及稳定性,预防复发。

5. 眩晕的患者慎做回头望月、保健"米字操"等转头动作,或遵医嘱进行。

6. 各种锻炼动作要缓慢,以不疲劳为度,要循序渐进。

附几种功能锻炼方法:

（1）拔项法:吸气时头顶向上伸展,下颌微收,双肩下沉,使颈部后方肌肉紧张用力,坚持 3 秒钟,然后呼气放松。

（2）项臂争力:两手交叉,屈肘上举,用手掌抱颈项部,用力向前,同时头颈尽量用力向后伸,使两力相对抗,随着一呼一吸有节奏地进行锻炼。

（3）仰首观天:双手叉腰,先低头看地,闭口使下颌尽量紧贴前胸,停留片刻,然后头颈仰起,两眼看天,仍停留片刻,反复进行。

（4）回头望月:头部转向一侧,头顶偏向另外一侧,双眼极力向后上方观望,如回头望月状,坚持片刻,进行对侧锻炼。

（5）保健"米字操":身体直立,双手自然下垂,挺胸、抬头,目视前方,颈部向左侧屈,吸气,复原时呼气,再向右侧屈。颈前屈,下颌贴胸。颈后伸到最大限度。头向左斜上方摆动至最大限度,再向右斜上方摆动至最大限度,配合呼吸。向左斜下方摆头至最大范围,再向右斜下方摆动至最大范围。整个过程就像头部在写出一个"米"字的感觉。

（四）枕颌带牵引的护理

1. 牵引治疗前告知患者和家属牵引的目的和注意事项,取得配合。

2. 枕颌带牵引分坐位和卧位,根据病情选择合适的牵引体位和牵引角度（前屈、水平位、背伸位）、重量、时间。

3. 根据牵引角度调节枕头高度,保持有效的牵引力线,颈部不要悬空。

4. 牵引过程中观察枕颌带位置是否舒适,耳廓有无压迫,必要时下颌或面颊部可衬垫软物;男患者避免压迫喉结,女患者避免头发压在牵引带内。

5. 牵引时颈部制动。

6. 疼痛较甚的患者去除牵引时要逐渐减轻重量,防止肌肉快速回缩。必要时可小重量持续牵引。

7. 牵引过程中加强巡视,观察患者有无疼痛加重、头晕、恶心、心慌等不适,并根据情况及时报告医师处理。

8. 牵引结束后,颈部应制动休息 10~20 分钟,同时做好记录。

(五) 各种针刺、小针刀、封闭、穴位注射等治疗

1. 治疗前询问患者有无晕针史,告知治疗的目的及注意事项。

2. 嘱患者放松,配合医师摆放合适体位,选择穴位,暴露治疗部位。

3. 治疗时密切观察患者面色,询问患者有无不适,如患者出现面色苍白,出冷汗、心慌等不适,及时停止治疗,给予处理。

4. 治疗结束后注意观察局部有无出血、血肿等,注意局部保暖,12 小时内避免洗澡。

5. 有晕针史、酒后、饥饿、情绪紧张时不宜进行治疗。有严重高血压、糖尿病要慎用该治疗。

(六) 特色技术

1. 中药熏蒸。

2. 中药外敷。

3. 中药塌渍。

4. 中药离子导入。

5. 药熨法。

6. 刮痧。

7. 拔火罐。

(七) 物理疗法的护理

1. 电疗、磁热疗法、超声波等物理治疗前评估者皮肤情况,讲解治疗的目的及注意事项,取得患者配合。

2. 电疗仪电极片要和皮肤紧密接触,必要时用固定带、沙袋固定。

3. 治疗时要及时询问患者感觉情况,及时调整电流的大小。治疗过程中忌中断电源,防止瞬间电流击伤患者。

4. 治疗结束后观察皮肤情况,如有红肿、水疱要及时观察处理。

5. 磁热疗法时,保持有效的照射距离,询问患者感受,观察局部皮肤情况,防烫伤。

(八) 围手术期的护理

1. 手术前的护理

（1）做好术前宣教，告知手术注意事项及相关准备工作，取得患者的配合，术前戒烟。

（2）前路手术术前3～5天开始气管推移训练，用食指、中指及环指将气管自右向左推或拉，使气管超过正中线，牵拉的时间5～10分钟/次，逐渐增加至30～40分钟/次，3～4次/日，而且不发生呛咳。

（3）指导患者进行深呼吸及有效的咳嗽练习，练习床上排大小便。

2. 手术后护理

（1）手术后注意观察伤口有无渗血及四肢感觉运动情况。

（2）根据不同的麻醉方式，指导患者进食，如进食半流易消化食物。

（3）卧床期间预防并发症。

（4）术后功能锻炼：肢体感觉恢复后指导患者做握拳、足趾背伸等小关节活动，48小时做被动的直腿抬高活动，72小时指导患者主动锻炼，以肌训练为主，如上肢手抓拿、下肢的抬高、伸屈活动等。

（5）3周后，在颈部固定良好的前提下，协助患者下床活动。下床顺序：平卧（带好颈围）→床上坐起→床边立→有人协助离床→自己行走。保持头部中立位，防止突然转动头部发生意外。

四、健康指导

（一）体位指导

1. 急性期卧床制动，头部前屈，枕头后部垫高，避免患侧卧位，保持上肢上举或抱头等体位，必要时在肩背部垫软垫，进行治疗或移动体位时动作要轻柔。

2. 缓解期可适当下床活动，避免快速转头、摇头等动作；卧位时保持头部中立位，枕头水平。

3. 康复期可下床进行肩部、上肢活动，在不加重症状的情况下逐渐增大活动范围。

（二）生活起居

1. 避免长时间低头劳作，伏案工作时，每隔1～2小时，活动颈部，如仰头或将头枕靠在椅背上或转动头部。

2. 座椅高度要适中，以端坐时双脚刚能触及地面为宜。

3. 避免长时间半躺在床头，曲颈斜枕看电视、看书。

4. 睡眠时应保持头颈部在一条直线上，避免扭曲，枕头长要超过肩，不宜过高，为握拳高度（平卧后），枕头的颈部稍高于头部，可以起到良好放松作用。避免颈部悬空。

5. 注意颈部保暖，防风寒湿邪侵袭。

6. 及时防治如咽炎、扁桃体炎、淋巴腺炎等咽喉部疾病。

7.乘车、体育锻炼时做好自我保护,避免头颈部受伤。开车、乘车注意系好安全带或扶好扶手,防止急刹车颈部受伤等,避免头部猛烈扭转。

(三)饮食指导

1.风寒痹阻:宜进祛风散寒温性食物,如大豆、羊肉、狗肉、胡椒、花椒等。食疗方:鳝鱼汤、当归红枣煲羊肉等。忌食凉性食物及生冷瓜果、冷饮,多温热茶饮。

2.血瘀气滞:宜进食行气活血,化瘀解毒的食品,如山楂、白萝卜、木耳等。食疗方:醋泡花生等。避免煎炸、肥腻、厚味。

3.痰湿阻络:宜进健脾除湿之品,如山药、薏苡仁、赤小豆等。食疗方:冬瓜排骨汤等。忌食辛辣、燥热、肥腻等生痰助湿之品。

4.肝肾不足:①肝肾阴虚者宜进食滋阴填精、滋养肝肾之品:如枸杞子等。药膳方:虫草全鸭汤,忌辛辣香燥之品。②肝肾阳虚者宜进食温壮肾阳,补精髓之品:黑豆、核桃、杏仁、腰果等。食疗方:干姜煲羊肉。忌生冷瓜果及寒凉食物。

5.气血亏虚:宜进食益气养阴的食品,如莲子、红枣、桂圆等。食疗方:桂圆莲子汤、大枣圆肉煲鸡汤等。

(四)情志护理

1.向患者介绍本疾病的发生、发展及转归,取得患者理解和配合,多与患者沟通,了解其心理社会状况,及时消除不良情绪。

2.介绍成功病例,帮助患者树立战胜疾病的信心。

3.给患者必要的生活协助,鼓励家属参与。

4.有情绪障碍者,必要时请心理咨询医师治疗。

五、护理难点

枕头高度和枕头位置影响颈椎牵引的角度。

解决思路:

研制一种可调式颈椎治疗枕,在充分评估患者病情后确定枕头的高度和位置,便于掌握,避免操作者因个人操作习惯影响治疗效果。

六、护理效果评价

附:项痹病(神经根型颈椎病)中医护理效果评价表

成都肛肠专科医院项痹病(神经根型颈椎病)中医护理效果评价表

患者姓名：　　性别：　　年龄：　　文化程度：　　入院日期：

证候诊断:风寒痹阻证□　血瘀气滞证□　痰湿阻络证□　肝肾不足证□　气血亏虚证□　其他□

一、护理效果评价

主要症状	主要辨证施护方法	中医护理技术	护理效果
颈肩疼痛□	疼痛评分:____分 1.体位□ 2.按疼痛规律施护□ 3.牵引□_____次数/天 5.其他护理措施	1.中药熏蒸□　应用次数：____次,应用时间：____天 2.中药塌渍□　应用次数：____次,应用时间：____天 3.中药离子导入□　应用次数：____次,应用时间：____天 4.其他：____应用次数：____次,应用时间：____天 (请注明,下同)	好　□ 较好□ 一般□ 差　□
眩晕□	1.体位□ 2.防跌倒□ 3.佩戴颈托□ 4.其他护理措施	1.耳穴贴压□　应用次数：____次,应用时间：____天 2.中药离子导入□　应用次数：____次,应用时间：____天 3.其他□　应用次数：____次,应用时间：____天	好　□ 较好□ 一般□ 差　□
肢体麻木□	1.牵引□_____次数/天 2.叩击、按摩□ 3.其他护理措施	1.中药熏蒸□　应用次数：____次,应用时间：____天 2.其他：____应用次数：____次,应用时间：____天	好　□ 较好□ 一般□ 差　□
颈肩及上肢活动受限□	1.体位□ 2.活动□ 3.生活起居□ 4.其他护理措施	1.中药熏蒸□　应用次数：____次,应用时间：____天 2.中药离子导入□　应用次数：____次,应用时间：____天 3.其他□　应用次数：____次,应用时间：____天	好　□ 较好□ 一般□ 差　□
不寐□	1.体位□ 2.放松疗法□ 3.牵引□ 4.环境□ 5.其他护理措施	1.耳穴贴压□　应用次数：____次,应用时间：____天 2.开天门□　应用次数：____次,应用时间：____天 3.其他：____应用次数：____次,应用时间：____天	好　□ 较好□ 一般□ 差　□
其他□ (请注明)			好　□ 较好□ 一般□ 差　□

二、护理依从性及满意度评价

评价项目		患者对护理的依从性			患者对护理的满意度		
		依从	部分依从	不依从	满意	一般	不满意
中医护理技术	中药熏蒸						
	中药塌渍						
	艾 灸						
	中药离子导入						
	耳穴贴压(耳穴埋豆)						
	健康指导	/	/				
签名		责任护士签名:			上级护士或护士长签名:		

三、对本病中医护理方案的评价: 实用性强□ 实用性较强□ 实用性一般□ 不实用□
改进意见:

四、评价人(责任护士)姓名_____ 技术职称_____ 护士长签字:_____

肾风(IgA肾病)中医护理方案

一、常见证候要点

(一)气阴两虚证

主症:微量泡沫尿(尿蛋白定量小于1.0g/24h)或兼有少量异形红细胞尿。次症:腰酸、乏力、口干、目涩、手足心热,眼睑或足跗浮肿,夜尿多。舌脉象:脉细或兼微数,苔薄、舌红,舌体胖,舌边有齿痕。肾病理改变(可参考):功能健全的肾单位数目减少和足细胞受损。

(二)脉络瘀阻证

主症:持续性镜下异形红细胞尿。次症:腰部刺痛,或久病(反复迁延不愈病程1年以上);皮肤赤红缕,蟹爪纹路,肌肤甲错。舌脉象:脉涩,或舌有瘀点、瘀斑,或舌下脉络瘀滞。肾病理改变(可参考):肾微小血管(血流)损伤的表现。

(三)风湿内扰证

主症:尿多泡沫(尿蛋白定量大于 1.0g/24h)或兼有异形红细胞尿。次症:水肿,腰痛、困重、头身、肌肉、肢节酸楚,皮肤瘙痒,恶风。舌脉象:脉弦或弦细或沉,苔薄腻。肾病理改变(可参考):肾固有细胞增生及炎细胞浸润,新月体形成、袢坏死。

二、常见症状/证候施护

(一)血尿

肾风病血尿可分肉眼血尿及镜下血尿。

1. 辨尿色、性状。肾风病血尿具有无凝血块、无血丝,一般无疼痛、全程血尿等临床特征,尿检红细胞形态为异形红细胞,要排除药物(如大黄、利福平、口服避孕药等)和女性月经污染所致的红色尿、假性血尿和外科范围的血尿。

2. 肾风病肉眼血尿,初发时可伴发热、咽痛等外感风热证候,或与乳蛾(扁桃体炎)急性发作同步出现,应注意观察咽部及体温情况。鼓励饮水,也可用金银花煎液漱口清洁口腔,或遵医嘱中药雾化治疗。

3. 肉眼血尿严重者需卧床休息,尚需监测血压、血分析、评估出血量。

4. 镜下血尿病程多数较长,且症状隐匿。应定期检查尿液,观察尿红细胞量增减、反复与日常生活的相关性,如活动、睡眠、疲劳等,以及有无感染灶等影响。

5. 镜下血尿辨证多属于或兼有肾络瘀痹证,医嘱予丹参、三七总甙等养血活血,敛阴宁络治疗时,护理中应注意观察尿红细胞的增减,观察皮肤、口腔、牙龈有无出血等。

6. 日常应避风寒,防感染,动静相宜,以不疲劳为度。

(二)泡沫尿(蛋白尿)

1. 观察尿泡沫多少及消散时间。检测尿常规、24 小时尿蛋白定量及尿微量蛋白等。标本留取应正确、及时,避免尿液过度稀释或浓缩,防止标本污染或变性。

2. 注意观察发热、剧烈运动,以及体位改变等因素对患者泡沫尿(蛋白尿)的影响。

3. 少许泡沫尿多属肾气阴两虚证,医嘱常予补肾气、益肾阴等中药,应观察有无外感、伤食、气滞、湿困等征象,以防补益药滋腻助邪。而泡沫尿持续明显增多是风湿扰肾证的表现,常用祛风除湿中药,护理需重点观察药物毒副反应。

4. 饮食上注意优质蛋白的摄入,并观察蛋白质摄入与尿蛋白定量的相关性。

5. 重视防止六淫邪气的侵袭,尤其是使用激素及免疫抑制剂的患者,亦可根据医嘱予玉屏风散内服,或温灸足三里、气海穴以补益正气,强肾固本。

(三) 水肿

1. 及时评估水肿程度,监测体重、腹围、出入量等。重症水肿宜卧床休息,记24小时出入量,重点观察血压、心率、呼吸及肾功能等变化。

2. 保持皮肤清洁、干燥,定时翻身,防止皮肤破损、感染发生。头面眼睑水肿者应将枕头垫高;下肢水肿明显可抬高足部;阴囊水肿可用阴囊托托起。严重胸水、腹水时宜取半坐卧位。

3. 使用攻下逐水剂或利尿剂时,应重视血压监测、观察尿量,及大便的次数和量,防止有效血容量减少导致的休克及电解质紊乱。

4. 肾风水肿呈"三高一低"肾病综合征表现者,蛋白质摄入宜按 $1.45 \times P + 1.0 g/kg \cdot d$($P$代表24小时尿蛋白排出量)计算。优质蛋白占50%以上。

5. 可根据水肿程度,予无盐或低盐饮食。出入量保持适当平衡。

6. 遵医嘱选择荞麦包外敷、中药药浴、中药熏蒸、中药泡洗等特色疗法,改善局部或全身性水肿(详见"特色治疗")。

(四) 头晕、血压增高

1. 头晕、脉弦,血压增高是肝风内扰的表现,但早期症状隐匿,应加强巡视、监测血压。眩晕发生时,尽量使患者卧床休息。若出现头痛剧烈、呕吐、脉弦滑数、血压明显升高、视物模糊、立即报告医师,做好抢救准备。

2. 肾风病患者出现郁怒、躁动等肝阳亢盛现象,应避免言语、行为、环境因素等不良刺激。应用降压药物时,还应重点观察服药后的血压动态变化及对肾功能的影响。

3. 饮食宜清淡,少食肥甘厚味,用盐量遵医嘱。

4. 取神门、肝、降压沟、心、交感等穴位耳穴贴压(耳穴埋豆)改善睡眠,降低血压。也可取风池、百会、太阳等穴位,按摩5~10分钟,缓解头晕头痛症状。

(五) 尿量异常(少尿、无尿、多尿、夜尿)

1. 对少尿、无尿患者必须关注舌象、脉象、血压、心率、呼吸、神志、24小时出入量等变化,尤其重视有无高钾、高血容量、酸中毒及其对心肺功能的影响。

2. 少尿、无尿是急进、危重的风湿扰肾症候,应根据医嘱做好祛风湿、利尿、逐水药物的临床用药护理。

3. 出现水气凌心射肺危象时,应帮助患者取半坐卧位,吸氧,并做好各种抢救准备。

4. 对多尿、夜尿患者应观察尿量、尿比重、尿渗透压、排尿次数等。

5. 多尿、夜尿是肾气(阳)虚弱、下元不固、摄纳无权所致,应注意休息,适度运动,如太极拳等,可增强体质,固护肾气。

6. 温灸肾俞、关元、足三里与命门、气海、三阴交两组穴位交替、间歇应用,能益肾气、补精气,改善多尿、夜尿症状。

（六）腰痛、腰酸

1. 对肾风病有腰痛主诉者,应详细询问病史,并观察疼痛性质、部位、伴发症状,注意区别肾外因素导致的腰痛。

2. 耳穴贴压（耳穴埋豆）:取肾、腰骶穴,用王不留行子附在耳穴部位,定时按压刺激,每次 1~3 分钟。

3. 艾条温和灸:选择肾俞、气海、关元等穴位,予艾条温和灸,每穴灸 15 分钟。

4. 行肾穿刺患者术后往往有腰酸胀痛情况,应注意观察尿色、尿量及血压等。一般术后 3 日内避免在腰部行各项物理治疗。

三、中医特色治疗护理

1. 内服中药。

2. 中药注射。

3. 特色技术

（1）中药外敷:适用于肾络瘀痹证或风湿内扰证水肿患者。每次敷药 8~12 小时,每天 1 次。

（2）中药药浴:适用于肾风病皮肤瘙痒患者。水温 40℃~42℃;患者除头颈部外,全部浸没于浴液中,每次 30~45 分钟,其间不断揉搓全身。

（3）中药熏蒸:适用于肾风病水肿患者。每次熏蒸时间 20 分钟,最高药汽温度不高于 42℃,每日 1 次。

（4）中药全结肠灌洗:适用于肾风病（慢性肾脏病 3~4 期）患者,药液温度 37℃~39℃;置管深度 50cm。

四、健康指导

（一）生活起居

1. 保持病室静谧清爽,起居有时,避风寒,防感冒。

2. 保持口腔、皮肤、会阴清洁,防止感染。

3. 避免肾损害加重因素,如扁桃体症状明显且反复发作者,可于急性炎症控制后,择期手术摘除;慎用肾损害药物等。

4. 适当运动有利于增强体质,如太极运动等。

5. 指导患者进行中医特色的自我保健方法,如按摩足三里、肾俞穴等,补益肾气。

（二）饮食指导

1. 肾气阴两虚证：宜食益气养阴之物。忌辛辣、生冷、油腻之品。可选用莲子、红枣、山药、木耳等食物。

2. 肾络瘀痹证宜选用活血散结、补气行气的食物，可选用山楂、香菇、大蒜、葱、姜等。

3. 风湿内扰证以祛风除湿为主，少食肥甘厚味，忌过饱。可选用薏苡仁、冬瓜、茯苓、丝瓜、苦瓜等。肾风病出现肝风内扰时，更应重视低盐饮食。饮食中也可适当补充增强机体免疫力的食物。

4. 针对肾风病（慢性肾脏病 3 期以上）患者，宜选择优质低蛋白饮食，如鱼、肉、蛋、奶等。

（三）情志调理

1. 顺情从欲：本病病程长，病情易反复，患者抑郁善忧，情绪不宁，护士应积极疏导患者的不良情绪，以化郁为畅，疏泄情志。

2. 说理开导：使用激素、免疫抑制剂的患者担心副作用，心理压力大，护士应多与患者沟通，了解患者心理状况，做好针对性解释工作，给予心理支持。

3. 自我放松：鼓励患者采用一些自我放松的方法，如听音乐、放松操等，达到怡养心神、舒畅情志的效果。

4. 分心移情：生活中培养自己的兴趣爱好，鼓励患者参与力所能及的家务和社会活动，如种花植草、烹饪、棋艺等。

五、护理难点

饮食营养护理实施困难。

饮食营养治疗是肾风病的一项基础治疗，主张根据饮食习惯、营养状态、肾功能水平、中医证型等制订个体化方案，但临床实施确很困难。目前普遍存在饮食指导过于宏观，可操作性差；效果评价仅限于对患者知识掌握程度的评价，对饮食行为以及饮食行为改变后的疗效和安全性无评价，或仅有短期评价，无中、长期评价。

解决思路：

1. 培养具有饮食营养专业知识的肾病专科护士。

2. 开设以护士为主体的"一对一"肾病饮食营养门诊，对肾病患者施行持续性饮食营养管理。以护理程序为框架，包括评估、计划、实施和评价四个过程，这些环节相互作用、相互交叠，且是动态和循环的。

3. 建立肾病饮食营养教育效果评价体系。

六、护理效果评价

附：肾风（IgA 肾病）中医护理效果评价表

成都肛肠专科医院肾风(IgA 肾病)中医护理效果评价表

患者姓名： 性别： 年龄： 文化程度： 入院日期：

证候诊断:气阴两虚证□ 脉络瘀阻证□ 风湿内扰证□ 其他□

一、护理效果评价

主要症状	主要辨证施护方法	中医护理技术	护理效果
血尿 □	1. 辨尿色、性状,评估出血量□ 2. 口、咽部护理□ 3. 活动与休息□ 4. 活血化瘀等中药护理□ 5. 其他护理措施	1.中药雾化□ 应用次数：＿＿次,应用时间：＿＿天 2.其他：＿＿应用次数：＿＿次,应用时间：＿＿天 (请注明,下同)	好 □ 较好□ 一般□ 差 □
泡沫尿（蛋白尿） □	1. 泡沫尿观察□ 2. 补益/祛风除湿等中药护理□ 3. 饮食护理□ 4. 其他护理措施	1.艾灸□ 应用次数：＿＿次,应用时间：＿＿天 2.其他□ 应用次数：＿＿次,应用时间：＿＿天	好 □ 较好□ 一般□ 差 □
水 肿 □	1. 水肿消涨评估□ 2. 皮肤护理□ 3. 体位□ 4. 活动与休息□ 5. 攻下逐水中药护理□ 6. 饮食护理□ 7. 其他护理措施	1.中药外敷□ 应用次数：＿＿次,应用时间：＿＿天 2.中药泡洗□ 应用次数：＿＿次,应用时间：＿＿天 3.中药药浴□ 应用次数：＿＿次,应用时间：＿＿天 4.中药熏蒸□ 应用次数：＿＿次,应用时间：＿＿天 5.其他：＿＿应用次数：＿＿次,应用时间：＿＿天	好 □ 较好□ 一般□ 差 □
头晕、血压增高 □	1. 血压监测□ 2. 休息□ 3. 降压药护理□ 4. 饮食护理□ 5. 情志护理 6. 其他护理措施	1.耳穴贴压□ 应用次数：＿＿次,应用时间：＿＿天 2.穴位按摩□ 应用次数：＿＿次,应用时间：＿＿天 3.其他：＿＿应用次数：＿＿次,应用时间：＿＿天	好 □ 较好□ 一般□ 差 □
尿量异常 □	1. 尿量、排尿次数、出入量观察□ 2. 生命体征监测□ 3. 急救:吸氧、体位、急救准备□ 4. 祛风湿、利尿逐水中药护理□ 5. 休息与运动□ 6. 其他护理措施	1.艾灸□ 应用次数：＿＿次,应用时间：＿＿天 2.其他：＿＿应用次数：＿＿次,应用时间：＿＿天	好 □ 较好□ 一般□ 差 □

主要症状	主要辨证施护方法	中医护理技术	护理效果
腰痛、腰酸□	1. 腰酸、痛程度、伴发症状观察□ 2. 其他护理措施	1. 耳穴贴压□　应用次数：＿＿次，应用时间：＿＿天 2. 艾灸□　应用次数：＿＿次，应用时间：＿＿天 3. 其他：＿＿应用次数：＿＿次，应用时间：＿＿天	好　□ 较好□ 一般□ 差　□
其他 □ （请注明）			好　□ 较好□ 一般□ 差　□

二、护理依从性及满意度评价

评价项目		患者对护理的依从性			患者对护理的满意度		
		依从	部分依从	不依从	满意	一般	不满意
中医护理技术	耳穴贴压						
	艾　灸						
	中药雾化						
	中药外敷						
	中药药浴						
	中药熏蒸						
	中药全结肠灌洗						
健康指导		/	/				
签名		责任护士签名：			上级护士或护士长签名：		

三、对本病中医护理方案的评价：　实用性强□　实用性较强□　实用性一般□　不实用□

改进意见：

四、评价人（责任护士）姓名＿＿＿＿＿＿　技术职称＿＿＿＿＿＿　护士长签字：＿＿＿＿＿＿＿＿＿

心衰病(心力衰竭)中医护理方案

一、常见证候要点

(一)慢性稳定期

1.心肺气虚、血瘀饮停证:胸闷气喘,心悸,活动后诱发或加重,神疲乏力,咳嗽,咯白痰,面色苍白,或有紫绀。舌质淡或边有齿痕,或紫暗、有瘀点、瘀斑,脉沉细、虚数或涩、结代。

2.气阴两虚、心血瘀阻证:胸闷气喘,心悸,动则加重,乏力自汗,两颧泛红,口燥咽干,五心烦热,失眠多梦,或有紫绀。舌红少苔,或紫暗、有瘀点、瘀斑,脉沉细、虚数或涩、结代。

3.阳气亏虚、血瘀水停证:胸闷气喘、心悸、咳嗽、咯稀白痰,肢冷、畏寒,尿少浮肿,自汗,汗出湿冷。舌质暗淡或绛紫,苔白腻,脉沉细或涩、结代。

4.肾精亏损、阴阳两虚证:心悸,动辄气短,时尿少浮肿。腰膝酸软,头晕耳鸣,四肢不温,步履无力,或口干咽燥。舌淡红质胖,苔少,或舌红胖,苔薄白乏津,脉沉细无力或数,或结代。

(二)急性加重期

1.阳虚水泛证:喘促气急,痰涎上涌,咳嗽,吐粉红色泡沫样痰,口唇青紫,汗出肢冷,烦躁不安,舌质暗红,苔白腻,脉细促。

2.阳虚喘脱证:面色晦暗,喘悸不休,烦躁不安,或额汗如油,四肢厥冷,尿少肢肿,面色苍白,舌淡苔白,脉微细欲绝或疾数无力。

3.痰浊壅肺证:咳喘痰多,或发热形寒,倚息不得平卧;心悸气短,胸闷,动则尤甚,尿少肢肿,或颈脉显露。舌淡或略青,苔白腻,脉沉或弦滑。

二、常见症状/证候施护

(一)喘促

1.观察患者面色、血压、心率、心律、脉象及心电示波变化,慎防喘脱危象(张口抬肩、稍动则咳喘欲绝,烦躁不安,面色灰白或面青唇紫,汗出肢冷,咳吐粉红色泡沫样痰)。

2.遵医嘱控制输液速度及总量。

3.遵医嘱准确使用解痉平喘药物。使用强心药物后,注意观察患者有无出现纳差、恶心、呕吐、头痛、乏力、黄视、绿视及各型心律失常等洋地黄中毒的症状。

4.穴位按摩风门、肺俞、合谷等以助宣肺定喘。

5.喘脱的护理

(1)立即通知医师,配合抢救,安慰患者,稳定患者恐惧情绪。

(2)给予端坐位或双下肢下垂坐位,遵医嘱予20%~30%乙醇湿化、中高流量面罩吸氧。

(3)遵医嘱准确使用镇静、强心药,如吗啡、洋地黄类药物等。

(二)胸闷、心悸

1.协助患者取舒适卧位,加强生活护理,限制探视,减少气血耗损,保证充足的睡眠。

2.予间断低流量吸氧,观察吸氧后的效果。

3.嘱患者平淡情志,勿七情过极。保持情绪稳定,避免焦虑、紧张及过度兴奋。

4.做好患者心理护理,消除其恐惧感,避免不良的情绪刺激,必要时让亲属陪伴,给予亲情支持。

(三)神疲乏力

1.卧床休息,限制活动量;减少交谈,限制探视,减少气血耗损。

2.加强生活护理,勤巡视,将常用物品放置患者随手可及的地方。注意患者安全。如:加设床挡,外出检查时有人陪同,防跌倒、坠床等。

3.大便秘结时,可鼓励多食蜂蜜、水果、粗纤维蔬菜。予腹部按摩中脘、中极、关元等穴位,促进肠蠕动,帮助排便。必要时遵医嘱使用缓泻药。

(四)尿少肢肿

1.准确记录24小时出入量,限制摄入量(入量比出量少200~300ml),正确测量每日晨起体重(晨起排空大小便,穿轻薄衣服,空腹状态)。

2.遵医嘱给予少盐、易消化、高维生素、高膳食纤维饮食,忌饱餐。选用有利尿作用的食品,如芹菜、海带、赤小豆、西瓜等,也可用玉米须煎水代茶饮。

3.做好皮肤护理,保持床单元整洁干燥,定时翻身,协助患者正确变换体位,避免推、拉、扯等动作,预防压疮。可使用减压垫、气垫床、翻身枕等预防压疮的辅助工具。温水清洁皮肤,勤换内衣裤、勤剪指甲。会阴部水肿患者做好会阴清洗,防止尿路感染,男性患者可予吊带托起阴囊防止摩擦,减轻水肿。下肢水肿者,可抬高双下肢,利于血液回流。

4.应用利尿剂后观察用药后效果,定期复查电解质,观察有无水、电解质紊乱。

5.形寒肢冷者注意保温,可艾叶煎水浴足,温阳通脉促进血液循环。

6.中药汤剂宜浓煎,少量多次温服,攻下逐水药宜白天空腹服用。

三、中医特色治疗护理

（一）药物治疗

1.内服中药

（1）根据医师诊疗要求，辨证施护指导中药汤剂及中成药服用方法，汤剂宜浓煎，每剂 100ml 分上下午服用。服药期间不宜进食辛辣刺激之品，以免影响药效。红参、西洋参宜另煎，宜上午服用。

（2）中成药适用于慢性稳定期患者，宜饭后半小时服用，以减少胃黏膜的刺激，服药期间根据治疗药物服用注意事项、禁忌，做好饮食调整。

（3）内服中药。

2.注射给药

（1）根据医嘱辨证选择适宜中药输注的静脉。用药前询问患者过敏史。

（2）输液过程加强巡视，严格遵医嘱控制液体的入量及输入速度。

（3）执行药物注射给药。

（二）特色技术

1.中药泡洗（中药浴足）。

（1）适宜心衰病稳定期。

（2）方药遵医嘱执行。如气虚、血瘀者可选用：红花、银花、当归、玄参、泽泻、生甘草等。阳虚、水停者可选用经验方（足疗老中医袁海波）桂枝、鸡血藤、凤仙草、食盐、芒硝等。

2.耳穴贴压（耳穴埋豆）。

（1）遵医嘱耳穴贴压（耳穴埋豆），随症配穴。如：心悸主穴：心、小肠、皮质下，配穴：心脏点、交感、胸、肺、肝。水肿主穴：肾、肾俞、输尿管、膀胱，配穴：交感、肾上腺、神门、三焦、内分泌。便秘主穴：大肠、三焦、脾、皮质下，配穴：肺、便秘点等。

3.灸法

（1）遵医嘱取穴，随症配穴。如：心俞、足三里、肺俞、百会、内关、肾俞、三焦俞、关元等。

4.穴位贴敷

（1）适宜心衰病稳定期。

（2）遵医嘱准确选定穴位，按药方将研末好药物用食醋调成糊状，贴敷于选定穴位，每日 1 次，每次 6~8 小时。

（3）穴位和药物组方按医嘱执行。

5.中医特色锻炼

（1）太极拳：每天 1 次，每次 20 分钟。可改善不良心理状态，疏通经络气血，具有保精、养气和存神的作用。

（2）根据患者个体差异,可按医嘱进行"三伏贴""三九贴"疗法,减少慢性心力衰竭复发率。指导患者在贴敷后注意:

①局部避免挤压。

②贴药后皮肤产生的轻度灼热感为正常现象。

③无特别治疗要求者,可在 3～4 小时后可将药物自行除去,切忌贴药时间过长。

④贴药当日禁食生冷寒凉辛辣之物,忌食海鲜、鹅、鸭等。并用温水洗澡。

⑤此疗法对皮肤有较强烈的刺激,孕妇、年老体弱、皮肤过敏者慎用。

四、健康指导

(一)生活起居

1.指导患者制定适宜的作息时间表,在保证夜间睡眠时间的基础上,尽量安排有规律的起床和入睡时间,最好在上午、下午各有一次卧床休息或短暂睡眠的时间,以 30 分钟为宜,不宜超过 1 小时。

2.强调动静结合,根据心功能情况,进行适当活动和锻炼。活动中若出现明显胸闷、气促、眩晕、面色苍白、紫绀、汗出、极度疲乏时,应停止活动,就地休息。

（1）心功能Ⅳ级者:绝对卧床休息。1～2 天病情稳定后从被动运动方式活动各关节到床上主动活动,再到协助下床坐直背扶手椅,逐步增加时间。在日常生活活动方面,帮助床上进食、洗漱、翻身、坐盆大小便等。

（2）心功能Ⅲ级:卧床休息,严格限制一般的体力活动。床边站立,移步,扶持步行练习到反复床边步行,室内步行。在日常生活活动方面,帮助床边进餐,坐椅,上厕所,坐式沐浴到患者自行顺利完成。

（3）心功能Ⅱ级:多卧床休息,中度限制一般的体力活动,避免比较重的活动。室外步行,自行上 1 层楼梯,逐步过渡到通过步行测验,制定步行处方。在日常生活活动能自行站位沐浴,蹲厕大小便,轻松文娱活动,如广播操、健身操、太极拳等。

（4）心功能Ⅰ级:不限制一般的体力活动,但必须避免重体力活动。增加午睡和晚上睡眠时间,全天控制在 10 小时内为宜。

3.恢复期可采用静坐调息法。有助降低基础代谢率,减少心脏耗氧量的功能。方法:患者取坐位,双手伸开,平放于大腿上,双脚分开与肩等宽,膝关节、髋关节匀成 90°沉肩坠肘,含胸收腹双眼微闭,全身放松。病重者可盘坐于床上。有意识的调整呼吸,采用自然腹式呼吸,要求呼吸做到深、长、细、匀、稳、悠。呼气时轻轻用力,使腹肌收缩,隔肌上抬。呼气完毕后不要憋气,立即吸气,使胸廓膨胀,隔肌下移,腹壁鼓起,要求做到自然柔和,缓慢松弛,避免紧张。呼气和吸气时间之比为 3∶2,每分钟呼气 10～15 次,疗程视病情而定。

(二)饮食指导

1. 饮食调节原则:低盐、低脂、清淡、易消化、富含维生素和微量元素的食物。

(1)心肺气虚、血瘀饮停证:饮食宜甘温,忌生冷肥腻之品。宜食补益心肺、活血化瘀之品,如莲子、大枣、蜂蜜、花生等。可选食红糖银耳羹等。

(2)气阴两虚、心血瘀阻证:宜食甘凉,忌食辛辣、温燥、动火之食物。益气养阴、活血化瘀之品,如山药、银耳、百合、莲子、枸杞子等。

(3)阳气亏虚、血瘀水停证:宜食温热,忌生冷、寒凉、黏腻食物。宜益气温阳、化瘀利水之品,如海参、鸡肉、羊肉、桃仁、木耳、大枣、冬瓜、玉米须等。可选食莲子山药饭等。

(4)肾精亏虚、阴阳两虚证:宜食温,忌辛辣寒凉之物。填精化气、益阴通阳之品,如:芝麻、黑豆、枸杞、鹌鹑、牡蛎、鸽肉、桑葚等。可选食山药鸡蛋羹等。

(5)阳虚水泛证:宜食温阳利水、泻肺平喘之品,如牛鞭、海参、羊肉、冬瓜等。

(6)痰浊壅肺证:宜食宣肺化痰之品,如橘皮薏苡仁粥等。

2. 控制液体摄入量:减轻心脏负荷,24 小时入量比出量少 200～300ml 为宜。

3. 控制钠盐摄入量:限制量视心衰的程度而定。遵医嘱轻度者每日供给食盐不超过 5g,中度者每日不超过 3g,重度者每日不超过 1g。

4. 进食的次数:宜少量多餐,每日进餐 4～6 次,每晚进食宜少,避免饱餐。

(三)情志调理

1. 指导患者注意调摄情志,宜平淡静志,避免七情过激和外界不良刺激,不宜用脑过度,避免情绪波动。

2. 劝慰患者正确对待因病程较长造成的体虚、易急躁的情绪变化,帮助患者保持心情愉快,消除因此产生的紧张心理,树立战胜疾病的信心和勇气,以利于疾病的好转或康复。

3. 告知患者诱发心力衰竭的各种因素,使患者对疾病有正确的认识,掌握相关的医学知识,积极主动加强自我保健,增强遵医行为。

五、护理难点

如何加强和改善慢性心衰患者的知识及行为,提高依从性。

心衰病为慢性疾病,患者在院期间对于治疗、护理的依从性较好,而出院后患者的依从性降低,病情易复发和加重。自身知识及行为的加强对患者再住院率、住院时间及死亡率均有明显的改善。

解决思路:

1. 入院时评估患者及照顾者在知识及行为方面的欠缺程度,据此制定有个性化的健康教育内容,出院时及出院后建立患者档案,电话及门诊追访患者,提高其依从性。

2.可通过完善社区护理的职能而起到监督工作,加强患者意识,增加患者在各个方面的依从性,减少疾病复发和加重。

六、护理效果评价

附:心衰病(心力衰竭)中医护理效果评价表

成都肛肠专科医院心衰病中医护理效果评价表

患者姓名: 性别: 年龄: 文化程度: 入院日期:

证候诊断:慢性稳定期:心肺气虚、血瘀饮停证□ 气阴两虚、心血瘀阻证□ 阳气亏虚、血瘀水停证□ 肾精亏损、阴阳两虚证□

急性加重期:阳虚水泛证□ 阳虚喘脱证□ 痰浊壅肺证□ 其他□

一、护理效果评价

主要症状	主要辨证施护方法	中医护理技术	护理效果
喘促□	1.体位□ 2.活动□ 3.情志护理□ 4.强心药用药护理 5.其他护理措施	1.中药泡洗□ 应用次数:____次,应用时间:____天(方案中无) 2.耳穴贴压□ 应用次数:____次,应用时间:____天(方案中无) 3.灸 法□ 应用次数:____次,应用时间:____天(方案中无) 4.中药贴敷□ 应用次数:____次,应用时间:____天(方案中无) 5.穴位按摩□ 应用次数:____次,应用时间:____天(方案中无) 6.其他:____应用次数:____次,应用时间:____天	好 □ 较好□ 一般□ 差 □
胸闷/心悸□	1.体位□ 2.活动□ 3.情志护理□ 4.其他护理措施	1.中药泡洗□ 应用次数:____次,应用时间:____天(方案中无) 2.耳穴贴压□ 应用次数:____次,应用时间:____天(方案中无) 3.灸 法□ 应用次数:____次,应用时间:____天(方案中无) 4.中药贴敷□ 应用次数:____次,应用时间:____天(方案中无) 5.其他:____应用次数:____次,应用时间:____天	好 □ 较好□ 一般□ 差 □
神疲乏力□	1.限制活动□ 2.生活照顾□ 3.排便护理□ 4.皮肤护理□(方案中无) 3.情志护理□(方案中无) 4.其他护理措施	1.穴位按摩□ 应用次数:____次,应用时间:____天 2.中药泡洗□ 应用次数:____次,应用时间:____天(方案中无) 3.耳穴贴压□ 应用次数:____次,应用时间:____天(方案中无) 4.灸 法□ 应用次数:____次,应用时间:____天 5.其他:____应用次数:____次,应用时间:____天	好 □ 较好□ 一般□ 差 □

主要症状	主要辨证施护方法	中医护理技术	护理效果
尿少肢肿 □	1. 准确记录出入量 □ 2. 正确测量体重□ 3. 合理体位□ 4. 饮食护理□ 5. 皮肤护理□ 6. 其他护理措施	1. 中药泡洗□　应用次数：____次,应用时间：____天 2. 耳穴贴压□　应用次数：____次,应用时间：____天(方案中无) 3. 灸　法□　应用次数：____次,应用时间：____天(方案中无) 4. 其他：____应用次数：____次,应用时间：____天	好　□ 较好□ 一般□ 差　□
其他 □ （请注明）			好　□ 较好□ 一般□ 差　□

二、护理依从性及满意度评价

评价项目		患者对护理的依从性			患者对护理的满意度		
		依从	部分依从	不依从	满意	一般	不满意
中医护理技术	耳穴贴压(耳穴埋豆)						
	艾　灸						
	穴位按摩						
	中药外敷						
	中药泡洗						
健康指导		/	/				
签名		责任护士签名：			上级护士或护士长签名：		

三、对本病中医护理方案的评价：　实用性强□　实用性较强□　实用性一般□　不实用□

改进意见：

四、评价人（责任护士）姓名_____　　技术职称_____　　护士长签字：_____

胸痹心痛病中医护理方案

一、常见证候要点

(一)心痛发作期

1.寒凝血瘀证:遇冷则疼痛发作,或闷痛,舌淡暗、苔白腻,脉滑涩。
2.气滞血瘀证:疼痛剧烈,多与情绪因素有关,舌暗或紫暗、苔白,脉弦滑。

(二)心痛缓解期

1.气虚血瘀证:胸闷、胸痛,动则尤甚,休息时减轻,乏力气短,心悸汗出,舌体胖有齿痕,舌质暗有瘀斑或瘀点,苔薄白,脉弦或有间歇。
2.气阴两虚、心血瘀阻证:胸闷隐痛,时作时止,心悸气短,倦怠懒言,面色少华,头晕目眩,遇劳则甚,舌暗红少津,脉细弱或结代。
3.痰阻血瘀证:胸脘痞闷如窒而痛,或痛引肩背,气短,肢体沉重,形体肥胖痰多,纳呆恶心,舌暗苔浊腻,脉弦滑。
4.气滞血瘀证:胸闷胸痛,时痛时止,窜行左右,疼痛多与情绪因素有关,伴有胁胀,喜叹息,舌暗或紫暗、苔白,脉弦。
5.热毒血瘀证:胸痛发作频繁、加重,口苦口干,口气浊臭,烦热,大便秘结,舌紫暗或暗红,苔黄厚腻,脉弦滑或滑数。

二、常见症状/证候施护

(一)胸闷、胸痛

1.密切观察胸痛的部位、性质、持续时间、诱发因素及伴随症状,遵医嘱监测心率、心律、脉搏、血压等变化。出现异常或胸痛加剧,汗出肢冷时,立即汇报医师。
2.发作时绝对卧床休息,必要时给予氧气。
3.遵医嘱舌下含服麝香保心丸或速效救心丸,必要时舌下含服硝酸甘油,并观察疗效。
4.遵医嘱穴位贴敷:选取心俞、膈俞、脾俞、肾俞等穴位。
5.遵医嘱耳穴贴压(耳穴埋豆):取穴心、神门、交感、内分泌、肾等穴位。
6.遵医嘱中药泡洗:常选用当归、红花等活血化瘀药物。
7.遵医嘱穴位按摩:取穴内关、神门、心俞等穴位。

8. 中药离子导入治疗:选择手少阴心经、手厥阴心包经、足太阳膀胱经的背俞穴等穴位。

9. 寒凝血瘀、气虚血瘀者取穴隔姜灸,选取心俞、隔俞、膻中、气海等穴位,每日交替施灸,也可取穴选用艾条灸,取穴足三里、内关等穴位。

(二)心悸、气短

1. 观察心率、心律、血压、脉搏、呼吸频率、节律,面唇色泽及有无头晕、黑蒙等伴随症状。

2. 遵医嘱穴位贴敷:选取关元、气海、膻中、足三里、太溪、复溜等穴位。

3. 遵医嘱耳穴贴压(耳穴埋豆):选取心、肺、肾、神门、皮质下等穴位,伴失眠者配伍交感、内分泌等穴位。

4. 遵医嘱穴位按摩:选取神门、心俞、肾俞、三阴交、内关等穴位,伴汗出者加合谷、复溜穴。

5. 遵医嘱中药泡洗:选用红花、当归、川芎、薄荷、艾叶等药物,伴失眠者配合按摩涌泉穴。

(三)便秘

1. 腹部按摩:顺时针按摩,每次15~20分钟,每日2~3次。

2. 遵医嘱穴位贴敷:可用醋调大黄粉、吴茱萸粉或一捻金贴敷神阙穴。

3. 遵医嘱穴位按摩:虚寒性便秘,取穴天枢、上巨虚等穴位;实热性便秘取穴足三里、支沟、上髎、次髎等穴位。

4. 晨起饮温水一杯200~300ml(消渴患者除外),15分钟内分次频饮。

5. 虚秘者服用苁蓉通便口服液;热秘者口服黄连上清丸或麻仁丸;热毒血瘀者遵医嘱大黄煎剂200ml灌肠。

三、中医特色治疗护理

(一)内服中药

1. 中药汤剂一般饭后温服。寒凝血瘀者偏热服;热毒血瘀者偏凉服。

2. 速效救心丸舌下含服,麝香保心丸、丹参滴丸舌下含服或口服。须密闭保存,置于阴凉干燥处。

3. 三七粉用少量温水调服,或装胶囊服用。

4. 活血化瘀类中成药宜饭后服用,如冠心丹参胶囊、通心络胶囊、血栓通胶囊、银杏叶片、血府逐瘀口服液等。

5. 宁心安神类药睡前半小时服用,如枣仁宁心胶囊、琥珀粉等。

6. 补益类药饭前服用,如滋心阴口服液、补心气口服液等。

（二）注射给药

1. 中药注射剂应单独输注,须使用一次性精密输液器;与西药注射剂合用时,建议用生理盐水间隔,注意观察有无不良反应。

2. 使用活血化瘀药注意有无出血倾向。常用药物有丹参、丹红、红景天、血栓通、参芎、舒血宁、红花、灯盏细辛、苦碟子等注射液。

（三）特色技术

1. 穴位贴敷。

2. 耳穴贴压(耳穴埋豆)。

3. 中药泡洗。

4. 穴位按摩。

5. 中药离子导入。

6. 艾灸。

四、健康指导

（一）生活起居

1. 环境安静,空气新鲜,温湿度适宜。

2. 避免劳累、饱餐、情绪激动、寒冷、便秘、感染等诱发因素,戒烟限酒。

3. 起居有常,发作时休息,缓解期适当锻炼,如快步走、打太极拳等,以不感疲劳为度。

（二）饮食指导

1. 寒凝血瘀者,宜食温阳散寒、活血通络之品,如龙眼肉、羊肉、韭菜、荔枝、山楂、桃仁、薤白、干姜、大蒜等;少食苦瓜等生冷、寒凉之品。食疗方:薤白粥等。

2. 气滞血瘀者,宜食行气活血之品,如山药、山楂、桃仁、木耳、白萝卜等;少食红薯、豆浆等壅阻气机之品。食疗方:陈皮桃仁粥等。

3. 气虚血瘀者,宜食益气活血之品,如鸡肉、牛肉、蛇肉、山药、木耳、大枣、薏苡仁等。食疗方:海蜇煲猪蹄等。

4. 气阴两虚、心血瘀阻者,宜食益气养阴、活血通络之品,如甲鱼、鸭肉、海参、木耳、香菇、山药、荸荠、甘蔗、百合、莲子、藕汁等。食疗方:山药粥、百合莲子羹等。

5. 痰阻血瘀者,宜食通阳泄浊、活血化瘀之品,如海参、海蜇、薏苡仁、荸荠、冬瓜、海带、白萝卜、蘑菇、百合、扁豆、桃仁、柚子等。食疗方:薏苡仁桃仁粥等。

6.热毒血瘀者,宜食清热解毒、活血化瘀之品,如百合、芹菜、菊叶、苦瓜、绿豆、莲子芯、黑木耳、荸荠、马齿苋等;忌食羊肉、荔枝、龙眼肉等温燥、动火之品。食疗方:绿豆汤、菊花决明子粥等。

(三)情志调理

1.保持情绪稳定,避免不良刺激。

2.鼓励患者表达内心感受,针对性给予心理支持。

3.指导患者掌握自我排解不良情绪的方法,如音乐疗法、谈心释放法、转移法。

五、护理难点

(一)服药依从性差

解决思路:

1.建立目标人群档案,利用多种形式进行健康教育干预。

2.对目标人群进行定期追踪、随访和效果评价。

(二)不良生活方式

解决思路:

1.利用多种形式进行健康教育并进行个体化指导,建立良好的生活方式。

2.定期门诊复查。

3.筛查危险因素(不良生活习惯、便秘等),进行针对性干预。

六、护理效果评价

附:胸痹心痛病中医护理效果评价表

成都肛肠专科医院胸痹心痛病中医护理效果评价表

患者姓名： 性别： 年龄： 文化程度： 入院日期：

证候诊断:发作期:寒凝血瘀证□ 气滞血瘀证□

　　　　　缓解期:气虚血瘀证□ 气阴两虚、心血瘀阻证□ 痰阻血瘀证□ 气滞血瘀证□ 热毒血瘀证□ 其他□

一、护理效果评价

主要症状	主要辨证施护方法	中医护理技术	护理效果
胸闷、胸痛□	1.体位□ 2.活动□ 3.情志护理□(方案中无) 4.其他护理措施	1.耳穴贴压□ 应用次数：＿＿次,应用时间：＿＿天 2.艾　灸□ 应用次数：＿＿次,应用时间：＿＿天 3.穴位按摩□ 应用次数：＿＿次,应用时间：＿＿天 4.中药泡洗□ 应用次数：＿＿次,应用时间：＿＿天 5.穴位贴敷□ 应用次数：＿＿次,应用时间：＿＿天 6.中药离子导入□ 应用次数：＿＿次,应用时间：＿＿天 7.其他：＿＿应用次数：＿＿次,应用时间：＿＿天	好　□ 较好□ 一般□ 差　□
心悸、气短□	1.活动□ 2.情志护理□(方案中无) 3.其他护理措施	1.耳穴贴压□ 应用次数：＿＿次,应用时间：＿＿天 2.穴位按摩□ 应用次数：＿＿次,应用时间：＿＿天 3.中药泡洗□ 应用次数：＿＿次,应用时间：＿＿天 4.穴位贴敷□ 应用次数：＿＿次,应用时间：＿＿天 5.其他：＿＿应用次数：＿＿次,应用时间：＿＿天	好　□ 较好□ 一般□ 差　□
便秘□	1.饮水□ 2.腹部按摩□ 3.排便指导□(方案中无) 4.其他护理措施	1.耳穴贴压□ 应用次数：＿＿次,应用时间：＿＿天(方案中无) 2.穴位按摩□ 应用次数：＿＿次,应用时间：＿＿天 3.穴位贴敷□ 应用次数：＿＿次,应用时间：＿＿天 4.中药灌肠□ 应用次数：＿＿次,应用时间：＿＿天 5.其他：＿＿应用次数：＿＿次,应用时间：＿＿天	好　□ 较好□ 一般□ 差　□
其他□（请注明）			好　□ 较好□ 一般□ 差　□

二、护理依从性及满意度评价

评价项目		患者对护理的依从性			患者对护理的满意度		
		依从	部分依从	不依从	满意	一般	不满意
中医护理技术	耳穴贴压						
	艾 灸						
	穴位按摩						
	穴位贴敷						
	中药足浴						
	中药灌肠						
健康指导		/	/				
签名		责任护士签名:			上级护士或护士长签名:		

三、对本病中医护理方案的评价： 实用性强□ 实用性较强□ 实用性一般□ 不实用□

改进意见：

四、评价人(责任护士)姓名_____ 技术职称_____ 护士长签字：_____

腰椎间盘突出症中医护理方案

一、常见证候要点

(一)血瘀气滞证

腰腿痛剧烈,痛有定处,腰部僵硬,俯仰活动艰难,舌质暗紫,或有瘀斑,舌苔薄白或薄黄。

(二)寒湿痹阻证

腰腿部冷痛重着,转侧不利,虽静卧亦不减或反而加重,遇寒痛增,得热则减,伴下肢活动受限,舌质胖淡,苔白腻。

(三)湿热痹阻证

腰筋腿痛,痛处伴有热感,或见肢节红肿,活动受限,口渴不欲饮,苔黄腻。

(四)肝肾亏虚证

腰腿痛缠绵日久,反复发作,乏力,劳则加重,卧则减轻;包括肝肾阴虚及肝肾阳虚证。阴虚证症见:心烦失眠,口苦咽干,舌红少津。阳虚证症见:四肢不温,形寒畏冷,舌质淡胖。

二、常见症状/证候施护

(一)腰腿疼痛

1. 评估疼痛的诱因、性质、腰部活动、下肢感觉、运动情况。

2. 体位护理:急性期严格卧床休息,卧硬板床,保持脊柱平直。恢复期,下床活动时佩戴腰托加以保护和支撑,注意起床姿势,宜先行翻身侧卧,再用手臂支撑用力后缓缓起床,忌腰部用力,避免体位的突然改变。

3. 做好腰部、腿部保暖,防止受凉。

4. 遵医嘱腰部予中药贴敷、中药热熨、拔火罐、中药熏蒸、中药离子导入等治疗,观察治疗后的效果,及时向医师反馈。

5. 给予骨盆牵引,牵引重量是患者体重 1/3 ~ 1/2,也可根据患者的耐受进行牵引重量调节。

6. 遵医嘱使用耳穴贴压(耳穴埋豆),减轻疼痛。常用穴位:神门、交感、皮质下、肝、肾等。

(二)肢体麻木

1. 评估麻木部位、程度以及伴随的症状,并做好记录。

2. 协助患者按摩拍打麻木肢体,力度适中,增进患者舒适度,并询问感受。

3. 麻木肢体做好保暖,指导患者进行双下肢关节屈伸运动,促进血液循环。

4. 遵医嘱局部予中药熏洗、中药塌渍、艾灸等治疗,注意防止皮肤烫伤及损伤,观察治疗效果。

5. 遵医嘱予穴位注射,常用穴位:足三里、环跳、委中、承山等。

(三)下肢活动受限

1. 评估患者双下肢肌力及步态,对肌力下降及步态不稳者,做好安全防护措施,防止跌倒及其他意外事件发生。

2. 做好健康教育,教会患者起床活动的注意事项,使用辅助工具行走。

3. 卧床期间或活动困难患者,指导患者进行四肢关节主动运动及腰背肌运动,提高肌肉强度和耐力。

4. 保持病室环境安全,物品放置有序,协助患者生活料理。

5. 遵医嘱予物理治疗如中频脉冲、激光、微波等;或采用中药热熨、中药熏洗、穴位贴敷等治疗。

三、中医特色治疗护理

(一)腰椎整复的护理

1. 整复前告知患者整复方法及配合注意事项。

2. 整复后注意观察患者腰部疼痛、活动度、双下肢感觉运动及大小便等情况。

3. 卧床休息,定时双人直线翻身,增加患者舒适度,仰卧时腰部加腰垫,维持生理曲度。

4. 复位 3 天后,在医护人员指导下佩戴腰托下床。下床时先俯卧位,在床上旋转身体,脚着地后缓慢起身,上床则反之。下床后扶持患者,观察有无头晕等不适,如厕时避免久蹲,防止引起体位性低血压发生跌倒。

5. 复位 3 天后逐渐进行腰背肌功能锻炼。

(二)腰椎牵引的护理

1. 牵引治疗前做好解释工作,告知患者注意事项以取得配合。

2. 遵医嘱选择合适的体位(三曲位、仰卧位、俯卧位)及牵引重量、牵引角度,牵引时上下衣分开,固定带松紧适宜,使患者舒适持久。

3. 牵引时嘱患者全身肌肉放松,以减少躯干部肌肉收缩抵抗力,疼痛较甚不能平卧的患者可使用三角枕垫于膝下缓解不适。

4. 牵引过程中随时询问患者感受,观察患者是否有胸闷、心慌等不适,及时调整。出现疼痛加重等不适立即停止治疗,通知医师处理。

5. 注意防寒保暖,用大毛巾或薄被覆盖患者身体。

6. 腰椎牵引后患者宜平卧 20 分钟再翻身活动。

(三)围手术期护理

1. 术前护理

(1)做好术前宣教与心理护理,告知手术注意事项及相关准备工作,取得患者的配合。

（2）术前2天指导患者练习床上大小便及俯卧位训练。

（3）对于吸烟者劝其戒烟，预防感冒；指导患者练习深呼吸、咳嗽和排痰的方法。

（4）为患者选择合适腰围，指导正确佩戴方法。

（5）常规进行术区皮肤准备、药物过敏试验及交叉配血等。

2.术后护理

（1）术后妥善安置患者，搬运患者时，保持脊椎一条直线，防止扭曲，使用过床板平托过床。翻身时，采取轴线翻身方法。

（2）根据不同的麻醉方式，正确指导患者进食，进食营养丰富易消化的食物。

（3）注意患者生命体征变化，观察双下肢感觉、运动、肌力等神经功能的变化。

（4）观察伤口敷料渗出情况，保持伤口负压引流管通畅，定时倾倒引流液，严格执行无菌操作。观察引流液色、质、量的变化，并正确记录，如引流液为淡黄色液体，怀疑脑脊液应通知医师及时处理，并将引流球负压排空，暂停负压引流。

（5）指导患者进行足趾、踝部等主动活动，促进血液循环。评估患者下肢疼痛改善情况，循序渐进指导患者进行蹬腿、直腿抬高、五点支撑及飞燕式等功能锻炼。

（6）根据手术方式，术后1~3天协助患者佩戴腰托取半坐卧位或坐于床边，适应体位变化后，慢慢练习下地行走，行走时姿势正确，抬头挺胸收腹，护理上做好安全防护。

（7）积极进行护理干预，预防肺部感染、尿路感染及下肢静脉栓塞等并发症的发生。

（8）对排尿困难者，可采取艾灸关元、气海、中极等穴位，或予中药热熨下腹部，配合按摩，以促进排尿。对于便秘患者，采取艾灸神阙、天枢、关元等穴位，或进行腹部按摩，每天4次，为晨起、午睡醒后、早餐及晚餐后1~3小时进行，顺时针方向按摩，以促进排便。

（9）卧床期间协助患者做好生活护理，满足各项需求。

（四）药物治疗

（五）特色技术

1.中药贴敷。

2.中药熏蒸。

3.中药离子导入。

4.药熨。

5.中药塌渍。

6.艾灸。

7.拔火罐。

8.穴位注射。

9.穴位贴敷。

四、健康指导

(一)生活起居

1.急性期患者以卧床休息为主,采取舒适体位。下床活动时戴腰托加以保护和支撑,不宜久坐。

2.做好腰部保护,防止腰部受到外伤,尽量不弯腰提重物,减轻腰部负荷。告知患者捡拾地上的物品时宜双腿下蹲腰部挺直,动作要缓。

3.指导患者在日常生活与工作中,注意对腰部的保健,提倡坐硬板凳,宜卧硬板薄软垫床。工作时要做到腰部姿势正确,劳逸结合,防止过度疲劳,同时还要防止寒冷等不良因素的刺激。

4.指导患者正确咳嗽、打喷嚏的方法,注意保护腰部,避免诱发和加重疼痛。

5.腰椎间盘突出症病程长、恢复慢,鼓励患者应保持愉快的心情,用积极乐观的人生态度对待疾病。

6.加强腰背肌功能锻炼,要注意持之以恒。主要锻炼方法有:卧位直腿抬高,交叉蹬腿及五点支撑、飞燕式的腰背肌功能锻炼,根据患者的具体情况进行指导。

(1)飞燕式锻炼:患者俯卧位,双下肢伸直,两手贴在身体两旁,下半身不动,抬头时上半身向后背伸,每日3组,每组做10次。逐渐增加为抬头上半身后伸与双下肢直腿后伸同时进行。腰部尽量背伸形似飞燕,每日5~10组,每组20次。

(2)五点支撑锻炼:患者取卧位,以双手叉腰作支撑点,两腿半屈膝90°,脚掌置于床上,以头后部及双肘支撑上半身,双脚支撑下半身,成半拱桥形,当挺起躯干架桥时,膝部稍向两旁分开,速度由慢而快,每日3~5组,每组10~20次。适应后增加至每日10~20组,每组30~50次。以锻炼腰、背、腹部肌肉力量。

7.腰托使用健康指导

(1)腰托的选用及佩戴:腰托规格要与自身腰的长度、周径相适应,其上缘须达肋下缘,下缘至臀裂,松紧以不产生不适感为宜。

(2)佩戴时间:可根据病情掌握佩戴时间,腰部症状较重时应随时佩戴,轻症患者可在外出或较长时间站立及固定姿势坐位时使用,睡眠及休息时取下。

(3)使用腰托期间应逐渐增加腰背肌锻炼,防止和减轻腰部肌肉萎缩。

(二)饮食指导

根据患者的营养状况和辨证分型的不同,科学合理指导饮食,使患者达到最大程度的康复,在指导患者饮食期间,动态观察患者的胃纳情况和舌苔变化,随时更改饮食计划。

1. 血瘀气滞型:饮食宜进行气活血化瘀之品,如黑木耳、金针菇、桃仁等。

2. 寒湿痹阻型:饮食宜进温经散寒、祛湿通络之品,如砂仁、羊肉、蛇酒等,药膳方:肉桂瘦肉汤、鳝鱼汤、当归红枣煲羊肉。忌凉性食物及生冷瓜果、冷饮。

3. 湿热痹阻型:饮食宜清热利湿通络之品,如丝瓜、冬瓜、赤小豆、玉米须等。药膳方:丝瓜瘦肉汤。忌辛辣燥热之品,如葱、蒜、胡椒等。

4. 肝肾亏虚型

(1)肝肾阴虚者宜进食滋阴填精、滋养肝肾之品,如枸杞子、黑芝麻、黑白木耳等。药膳方:莲子百合煲瘦肉汤。忌辛辣香燥之品。

(2)肝肾阳虚者宜进食温壮肾阳,补精髓之品,如黑豆、核桃、杏仁、腰果、黑芝麻等。食疗方:干姜煲羊肉。忌生冷瓜果及寒凉食物。

(三)情志调理

1. 了解患者的情绪,使用言语开导法做好安慰工作,保持情绪平和、神气清净。

2. 用移情疗法,转移或改变患者的情绪和意志,舒畅气机、怡养心神,有益患者的身心健康。

3. 疼痛时出现情绪烦躁,使用安神静志法,要患者闭目静心全身放松,平静呼吸,以达到周身气血流通舒畅。

五、护理难点

自觉改善不良习惯依从性差。

解决思路:

1. 加强对患者康复保健知识教育,告知患者不良习惯对腰椎间盘突出症的影响,增强患者的自我保健意识。

2. 发放健康教育小册子,使患者掌握正确的生活方式、饮食调理、坐立行的方法、腰部保健、预防不良姿势等相关护理知识。

3. 根据患者的情况,做到因人施护,制定可行的康复锻炼方法,积极指导患者康复训练。

4. 定期随访,调查患者依从性,及时给予针对性的指导。

六、护理效果评价

附:腰椎间盘突出症中医护理效果评价表

成都肛肠专科医院腰椎间盘突出症中医护理效果评价表

患者姓名：　　性别：　　年龄：　　ID：　　文化程度：　　入院日期：

证候诊断:血瘀气滞证□　寒湿痹阻证□　湿热痹阻证□　肝肾亏虚证□　其他□

一、护理效果评价

主要症状	主要辨证施护方法	中医护理技术	护理效果
腰腿疼痛□	1.评估疼痛/活动度□ 2.选择硬板床□ 3.体位□ 4.活动方法□ 5.保暖□ 6.其他护理措施	1.中药贴敷□　应用次数：＿＿次,应用时间：＿＿天 2.药熨法□　应用次数：＿＿次,应用时间：＿＿天 3.中药熏蒸□　应用次数：＿＿次,应用时间：＿＿天 4.拔火罐□　应用次数：＿＿次,应用时间：＿＿天 5.耳穴贴压□　应用次数：＿＿次,应用时间：＿＿天 6.骨盆牵引□　应用次数：＿＿次,应用时间：＿＿天 7.中药离子导入□　应用次数：＿＿次,应用时间：＿＿天 8.其他：＿＿应用次数：＿＿次,应用时间：＿＿天 （请注明,下同）	好　□ 较好□ 一般□ 差　□
肢体麻木□	1.评估麻木部位、程度□ 2.按摩拍打麻木肢体□ 3.肢体保暖□ 4.下肢关节屈伸活动□ 5.其他护理措施	1.中药熏洗□　应用次数：＿＿次,应用时间：＿＿天 2.艾灸□　应用次数：＿＿次,应用时间：＿＿天 3.中药塌渍□　应用次数：＿＿次,应用时间：＿＿天（方案中未涉及） 4.穴位注射□　应用次数：＿＿次,应用时间：＿＿天 5.其他：＿＿应用次数：＿＿次,应用时间：＿＿天	好　□ 较好□ 一般□ 差　□
下肢活动受限□	1.评估下肢肌力□ 2.安全防护□ 3.活动方法□ 4.功能锻炼□ 5.其他护理措施	1.物理治疗□　应用次数：＿＿次,应用时间：＿＿天 2.中药热熨□　应用次数：＿＿次,应用时间：＿＿天 3.穴位贴敷□　应用次数：＿＿次,应用时间：＿＿天 4.中药熏洗□　应用次数：＿＿次,应用时间：＿＿天 5.其他：＿＿应用次数：＿＿次,应用时间：＿＿天	好　□ 较好□ 一般□ 差　□
其他□ （请注明）			好　□ 较好□ 一般□ 差　□

二、护理依从性及满意度评价

评价项目		患者对护理的依从性			患者对护理的满意度		
		依从	部分依从	不依从	满意	一般	不满意
中医护理技术	中药贴敷						
	中药热熨						
	中药熏蒸						
	中药塌渍						
	拔火罐						
	耳穴贴压						
	骨盆牵引						
	中药离子导入						
	艾　灸						
	穴位注射						
	穴位贴敷						
	物理治疗						
健康指导		/	/				
签名		责任护士签名：			上级护士或护士长签名：		

三、对本病中医护理方案的评价： 实用性强□　实用性较强□　实用性一般□　不实用□
改进意见：

四、评价人(责任护士)姓名_____　　技术职称_____　　护士长签字：_____

眩晕病(原发性高血压)中医护理方案

一、常见证候要点

(一)肾气亏虚证

腰脊痠痛(外伤性除外),胫痠膝软和足跟痛,耳鸣或耳聋,心悸或气短,发脱或齿摇,夜尿频、尿后有余沥或失禁。舌淡苔白、脉沉细弱。

（二）痰瘀互结证

头如裹,胸闷,呕吐痰涎,胸痛(刺痛、痛有定处或拒按),脉络瘀血,皮下瘀斑,肢体麻木或偏瘫,口淡食少。舌胖苔腻脉滑,或舌质紫暗有瘀斑瘀点,脉涩。

（三）肝火亢盛证

眩晕,头痛,急躁易怒,面红,目赤,口干,口苦,便秘,溲赤。舌红苔黄,脉弦数。

（四）阴虚阳亢证

腰酸,膝软,五心烦热,心悸,失眠,耳鸣,健忘。舌红少苔,脉弦细而数。

二、常见症状/证候施护

（一）眩晕

1.眩晕发作时应卧床休息,改变体位时应动作缓慢,防止跌倒,避免深低头、旋转等动作。环境宜清静,避免声光刺激。

2.观察眩晕发作的次数、持续时间、伴随症状及血压等变化。

3.进行血压监测并做好记录。若出现血压持续上升或伴有眩晕加重、头痛剧烈、呕吐、视物模糊、语言謇涩、肢体麻木或行动不便者,要立即报告医师,并做好抢救准备。

4.遵医嘱耳穴贴压(耳穴埋豆),可选择神门、肝、脾、肾、降压沟、心、交感等穴位。

5.遵医嘱穴位按摩,可选择百会、风池、上星、头维、太阳、印堂等穴位,每次20分钟,每晚睡前1次。

6.中药泡足,根据不同证型,选用相应中药制剂,每日1次。

7.遵医嘱穴位贴敷疗法:可选择的穴位双足涌泉穴,每日1次。

（二）头痛

1.观察头痛的性质、持续时间、发作次数及伴随症状。

2.进行血压监测并做好记录,血压异常及时报告医师并遵医嘱给予处理。

3.头痛时嘱患者卧床休息,抬高床头,改变体位时如起、坐、下床动作要缓慢,必要时有人扶持。

4.避免劳累、情绪激动、精神紧张、环境嘈杂等不良因素。

5.遵医嘱穴位按摩,常用穴位有太阳、印堂、风池、百会等穴。

6.遵医嘱耳穴贴压(耳穴埋豆),可选择内分泌、神门、皮质下、交感、降压沟等穴位。隔日更换1次,双耳交替。

7. 遵医嘱穴位贴敷:贴敷两侧太阳穴。

8. 目赤心烦、头痛者,可用菊花泡水代茶饮。

(三)心悸气短

1. 观察心悸发作是否与情志、进食、体力活动等变化有关。

2. 心悸发作时卧床休息,观察患者心率、心律、血压、呼吸、神色、汗出等变化。

3. 心悸发作有恐惧感者,应有专人陪伴,并给予心理安慰。必要时遵医嘱给予镇静安神类药物。

4. 遵医嘱耳穴贴压(耳穴埋豆),可选择心、交感、神门、枕等穴位。

5. 遵医嘱穴位按摩:可选择内关、通里,配穴取大陵、心俞、膻中、劳宫、照海等穴位。

(四)呕吐痰涎

1. 急性发作呕吐剧烈者暂禁食,呕吐停止后可给予流质或半流质易消化饮食。

2. 出现恶心呕吐者及时清理呕吐物,指导患者采取正确体位,以防止发生窒息,可按揉双侧内关、合谷、足三里等穴,以降血压止吐。

3. 呕吐甚者,中药宜少量多次频服,并可在服药前口含鲜生姜片,或服少量姜汁。

4. 呕吐停止后协助患者用温开水或淡盐水漱口以保持口腔清洁。

5. 饮食宜细软温热素食,如生姜枇杷叶粥或生姜陈皮饮,忌食生冷、肥甘、甜腻生痰之品。

三、中医特色治疗护理

(一)药物治疗

1. 内服中药

(1)中药与西药的服药时间应间隔 1~2 小时,肾气亏虚证中药宜温服,肝火亢盛证宜凉服。

(2)眩晕伴有呕吐者宜姜汁滴舌后服,并采用少量频服。

(3)遵医嘱服用调节血压的药物,密切观察患者血压变化情况。

2. 注射给药

(1)静脉滴注扩血管药应遵医嘱调整滴速,并监测血压、心电图、肝肾功能等变化,指导患者在改变体位时要动作缓慢,预防体位性低血压的发生,如出现头晕、眼花、恶心等应立即平卧。

(二)五音疗法

根据不同证型选择不同的音乐,如肝火亢盛者,可给予有商调式音乐,有良好制约愤怒和稳定血压作用,如《江河水》《汉宫秋月》等;如阴虚阳亢者,可给予羽调的音乐,其柔和清润的特点可有助滋阴潜阳的作用,如《二泉映月》《寒江残雪》等。

(三)中药药枕

将夏枯草、菊花、草决明和晚蚕砂匀量装入布袋制成枕芯枕于头部,通过药物的发散作用以达到清肝明目、息风化痰之功效。

(四)特色技术

1. 中药泡洗。
2. 穴位贴敷。
3. 耳穴贴压(耳穴埋豆)。
4. 穴位按摩。

四、健康指导

(一)生活起居

1. 病室保持安静,舒适,空气新鲜,光线不宜过强。
2. 眩晕轻者可适当休息,不宜过度疲劳。眩晕急性发作时,应卧床休息,闭目养神,减少头部晃动,切勿摇动床架,症状缓解后方可下床活动,动作宜缓慢,防止跌倒。
3. 为避免强光刺激,外出时佩戴变色眼镜,不宜从事高空作业。
4. 指导患者自我监测血压,如实做好记录,以供临床治疗参考。
5. 指导患者戒烟限酒。

(二)饮食指导

1. 指导患者正确选择清淡、高维生素、高钙、低脂肪、低胆固醇、低盐饮食。
2. 肾气亏虚证:饮食宜富营养,如甲鱼,淡菜,银耳等,忌食煎炸炙烤及辛辣烟酒。日常可以黑芝麻、核桃肉捣烂加适当蜂蜜调服。
3. 痰瘀互结证:少食肥甘厚腻、生冷荤腥。素体肥胖者适当控制饮食,高血压患者饮食不宜过饱,急性发作呕吐剧烈者暂时禁食,呕吐停止后可给予半流饮食。可配合食疗,如荷叶粥等。
4. 肝火亢盛证:饮食以清淡为主,宜食山楂、淡菜、紫菜、芹菜等,禁食辛辣、油腻及过咸之品。

5.阴虚阳亢证:饮食宜清淡和富于营养、低盐,多吃新鲜蔬菜水果,如芹菜、萝卜、海带、雪梨等,忌食辛辣烟酒、动物内脏等。可配合菊花泡水代茶饮。

(三)情志调理

1.多与患者沟通,了解其心理状态,进行有效针对指导。

2.肝阳上亢情绪易激动者,讲明情绪激动对疾病的不良影响,指导患者学会自我情绪控制。

3.眩晕较重,心烦焦虑者,减少探视人群,给患者提供安静的休养空间,鼓励患者听舒缓音乐,分散心烦焦虑感。

4.多与患者介绍有关疾病知识及治疗成功经验,增强患者信心,鼓励患者积极面对疾病。

(四)功能锻炼护理

根据患者病情,在医师指导下可适当选择舌操、降压操等进行功能锻炼,在眩晕缓解期,可在医师指导下进行眩晕康复操进行功能锻炼(详见附件)。

五、护理难点

患者服用降压药物依从性较差。

解决思路:

1.加强与患者的沟通,重视对眩晕患者的宣教,普及眩晕病(原发性高血压)知识。

2.让患者认识到高血压降压治疗是长期的,而且是终身的,因为降压治疗只能控制血压,但不能根治。因此,让患者了解到规律服药对疾病的转归有着重要的作用。

3.指导长期服用降压药者服从医师的安排,遵医嘱适时调整药物,可以避免药物副作用的发生。

4.讲解药膳饮食及调摄护理方面的知识。

5.建立眩晕病患者信息系统,对出院患者定期随访,增强患者对高血压自我管理的意识和行为能力。

六、护理效果评价

附:眩晕病(原发性高血压)中医护理效果评价表

成都肛肠专科医院眩晕病(原发性高血压)中医护理效果评价表

患者姓名: 性别: 年龄: ID: 文化程度: 入院日期:

证候诊断:肾气亏虚证□ 痰瘀互结证□ 肝火亢盛证□ 阴虚阳亢证□ 其他□

一、护理效果评价

主要症状	主要辨证施护方法	中医护理技术	护理效果
眩晕 □	1.体位□ 2.监测血压□ 3.其他护理措施	1.耳穴埋豆□ 应用次数:___次,应用时间:___天 2.穴位按摩□ 应用次数:___次,应用时间:___天 3.中药泡洗□ 应用次数:___次,应用时间:___天 4.穴位贴敷□ 应用次数:___次,应用时间:___天 5.其他:___应用次数:___次,应用时间:___天 (请注明,下同)	好 □ 较好□ 一般 □ 差 □
头痛 □	1.监测血压□ 2.体位□ 3.情志护理□ 4.其他护理措施	1.耳穴埋豆□ 应用次数:___次,应用时间:___天 2.穴位按摩□ 应用次数:___次,应用时间:___天 3.穴位贴敷□ 应用次数:___次,应用时间:___天 4.其他:___应用次数:___次,应用时间:___天	好 □ 较好□ 一般 □ 差 □
心悸气短 □	1.活动□ 2.情志护理□ 3.其他护理措施	1.耳穴埋豆□ 应用次数:___次,应用时间:___天 2.穴位按摩□ 应用次数:___次,应用时间:___天 3.其他:___应用次数:___次,应用时间:___天	好 □ 较好□ 一般 □ 差 □
呕吐痰涎 □	1.体位□ 2.口腔清洁□ 3.服药护理□ 4.其他护理措施	1.穴位按摩□ 应用次数:___次,应用时间:___天 2.其他:___应用次数:___次,应用时间:___天	好 □ 较好□ 一般 □ 差 □
其他 □ (请注明)			好 □ 较好□ 一般□ 差 □

二、护理依从性及满意度评价

评价项目		患者对护理的依从性			患者对护理的满意度		
		依从	部分依从	不依从	满意	一般	不满意
中医护理技术	耳穴埋豆(耳穴贴压)						
	穴位贴敷						
	中药泡洗						
	穴位按摩						
健康指导		/	/				
签名		责任护士签名:			上级护士或护士长签名:		

三、对本病中医护理方案的评价： 实用性强□　实用性较强□　实用性一般□　不实用□
改进意见：

四、评价人(责任护士)姓名＿＿＿＿＿　技术职称＿＿＿＿＿　护士长签字：＿＿＿＿＿＿

附件1：

降压操

1. 预备动作:坐在椅子或沙发上,姿势自然端正,正视前方两臂自然下垂,双手手掌放在大腿上膝关节呈90°角,两足分开与肩同宽,全身肌肉放松,呼吸均匀。

2. 按揉太阳穴:顺时针旋转一周为一拍,约做32拍。

3. 按摩百会穴:用手掌紧贴百会穴旋转,一周为一拍,共做32拍。

4. 按揉风池穴:用双手拇指按揉双侧风池穴,顺时针旋转,一周为一拍,共做32拍。

5. 摩头清脑:两手五指自然分开,用小鱼际从前额向耳后按摩,从前至后弧线行走一次为一拍,约做32拍。

6. 擦颈:用左手掌大鱼际擦抹右颈部胸锁乳突肌,再换右手擦左颈,一次为一拍,共做32拍。

7. 揉曲池穴:按揉曲池穴,先用右手再换左手,旋转一周为一拍,共做32拍。

8. 揉关宽胸:用大拇指按揉内关穴,先揉左手后揉右手,顺时针方向按揉一周为一拍,共32拍。

9. 引血下行:分别用左右手拇指按揉左右小腿的足三里穴,旋一周为一拍,共做32拍。

10. 扩胸调气:两手放松下垂,然后握空拳,屈肘抬至肩高,向后扩胸,最后放松还原。

附件2：

舌操

1. 第一节伸舌运动:舌向口外缓慢用力伸出。主要锻炼舌内肌群中的舌垂直肌和部分舌外肌功能。八拍为一套动作共循环做4次。

2. 第二节卷舌运动:舌尖抵上犬齿龈,沿着硬腭用力向后卷舌。主要锻炼舌内肌群中的舌上纵肌和部分舌外肌功能。八拍为一套动作,共循环做4次。

3. 第三节顶腮运动:舌尖用力顶在左腮部,主要锻炼左侧舌内肌群及其舌横肌和颊部各肌群等。复位后同法锻炼右侧各肌群。四拍为一套动作,共循环做8次。

4. 第四节咬舌运动:用上、下齿轻咬舌面,边咬边向外伸,同法缩回口内,咬一下发一声"da"。主要锻炼舌内肌群中的舌垂直肌,部分舌外肌和口轮匝肌等。八拍为一套动作,共循环做4次。

5. 第五节弹舌运动:舌尖抵至硬腭后快速在口内上下弹动。主要锻炼舌内肌群中的舌上下纵肌部分舌外肌。四拍为一套动作,共循环做8次。

附件3:

眩晕康复操

姿势:两脚分开与肩同宽,两臂自然下垂,全身放松,两眼平视,均匀呼吸,站坐均可。

1. 双掌擦颈:十指交叉贴于后颈部,左右来回摩擦100次。

2. 左顾右盼:头先向左后向右转动30次,幅度宜大,以自觉酸胀为好。

3. 前后点头:头先前再后,前俯时颈项尽量前伸拉长30次。

4. 旋臂舒颈:双手置两侧肩部,掌心向下,两臂先由后向前旋转20~30次,再由前向后旋转20~30次。

5. 颈项争力:两手紧贴大腿两侧,两腿不动,头转向左侧时,上身旋向右侧,头转向右侧时,上身旋向左侧10次。

6. 摇头晃脑:头向左一前一后旋转5次,再反方向旋转5次。

7. 头手相抗:双手交叉紧贴后颈部,用力顶头颈,头颈应向后用力,相互抵抗5次。

8. 翘首望月:头用力左旋、并尽量后仰,眼看左上方5秒钟,复原后,再旋向右,看右上方5秒钟。

9. 双手托天:双手上举过头,掌心向上,仰视手背5秒钟。

10. 放眼观景:手收回胸前,右手在外,劳宫穴相叠,虚按膻中,眼看前方,5秒钟,收操。

第五章　中医护理技术操作规程

第一节　常用中医护理技术操作

耳针法(耳穴埋豆)操作评分标准

医院名称_____　　科室_____　　　　　　姓名_____

项目		要求	应得分		扣分	得分	说明
素质要求		仪表大方,举止端庄,态度和蔼	5	10			
		服装、鞋帽整齐	5				
操作前准备	护士	遵照医嘱要求,对患者评估正确,全面	5	25			
		洗手,戴口罩	2				
	物品	治疗盘,针盒,皮肤消毒液,棉球,探棒,棉签,镊子,胶布,弯盘	6				
	患者	核对姓名、诊断、介绍并解释,患者理解与配合	6				
		体位舒适合理	6				
操作流程	定穴	术者一手持耳轮后上方	5	35			
		另一手持探棒由上而下在选区内找敏感点	5				
	皮肤消毒	再次核对穴位后,用皮肤消毒液擦拭(其范围视耳廓大小而定)	3				
	行针	选针后符合进针、行针方法(埋豆方法正确)	15				
	观察	患者有否晕针、疼痛等不适情况	2				
	起针	符合起针要求(留针处有感染时及时处理)	5				
操作后	整理	整理床单元,合理安排体位	3	15			
		清理用物,归还原处,洗手;针具处理符合要求	5				
	评价	选穴准确、操作熟练、局部严格消毒、体位合理、患者感觉、目标达到的程度	5				
	记录	按要求记录及签名	2				
技能熟练		操作熟练,轻巧;选穴正确,运用针刺手法正确	5	15			
理论提问		回答全面、正确	10				
合计			100				

专家签名:_____　　　　　　　　检查时间:_____年_____月_____日

艾条灸法操作评分标准

医院名称＿＿＿＿＿＿＿　　　　科室＿＿＿＿＿＿　　　　　　姓名＿＿＿＿＿＿

项目		要求	应得分		扣分	得分	说明
素质要求		仪表大方,举止端庄,态度和蔼	5	10			
		服装、鞋帽整齐	5				
操作前准备	护士	遵照医嘱要求,对患者评估正确,全面	5	25			
		洗手,戴口罩	2				
	物品	治疗盘、艾条、火柴、弯盘、小口瓶,必要时备浴巾,屏风	6				
	患者	核对姓名、诊断、介绍并解释,患者理解与配合	6				
		体位舒适合理,暴露施灸部位,保暖	6				
操作流程	定位	再次核对,明确腧穴部位及施灸方法	5	35			
	施灸	点燃艾条,灸法正确	10				
		艾条与皮肤距离符合要求	2				
		及时除掉艾灰	5				
		艾条灸至局部皮肤稍起红晕,施灸时间合理	5				
	观察	观察局部皮肤及病情,询问患者有无不适	5				
	灸毕	灸后艾条彻底熄灭,清洁局部皮肤	3				
操作后	整理	整理床单元,合理安排体位	3	15			
		清理用物,归还原处,洗手。艾条处理符合要求	5				
	评价	施灸部位准确、操作熟练、皮肤情况、患者感觉、目标达到的程度	5				
	记录	按要求记录及签名	2				
技能熟练		操作熟练,轻巧;运用灸法正确	5	15			
理论提问		回答全面、正确	10				
合计			100				

专家签名：＿＿＿＿＿＿＿　　　　　　　　　　检查时间：＿＿＿＿年＿＿＿＿月＿＿＿＿日

拔火罐法操作评分标准

医院名称_____ 科室_____ 姓名_____

项目		要求	应得分		扣分	得分	说明
素质要求		仪表大方,举止端庄,态度和蔼	5	10			
		服装、鞋帽整齐	5				
操作前准备	护士	遵照医嘱要求,对患者评估正确,全面	5	25			
		洗手,戴口罩	2				
	物品	治疗盘、95%酒精棉球、血管钳、火罐、火柴、小口瓶	6				
	患者	核对姓名、诊断、介绍并解释,患者理解与配合	6				
		体位舒适合理,暴露拔罐部位,保暖	6				
操作流程	定位	再次核对;检查罐口有无损坏	5	35			
	拔罐	酒精棉球干湿适当	5				
		点燃明火后在罐内中下段环绕,禁烧罐口	5				
		准确扣在已经选定的部位,罐内形成负压,吸附力强,安全熄火,点燃的明火稳妥、迅速地投入小口瓶	10				
	观察	随时检查火罐吸附情况,局部皮肤红紫的程度,皮肤有无烫伤或小水泡;留罐时间10分钟,询问患者的感觉	5				
	起罐	起罐方法正确	5				
操作后	整理	整理床单元,合理安排体位	3	15			
		清理用物,归还原处,洗手。火罐处理符合要求	5				
	评价	拔罐部位准确、操作熟练、皮肤情况、局部皮肤吸附力、患者感觉、目标达到的程度	5				
	记录	按要求记录及签名	2				
技能熟练		操作熟练,拔罐部位方法正确,手法稳、准、快	5	15			
理论提问		回答全面、正确	10				
合计			100				

注:若有皮肤烫伤,衣裤等被烧坏均为不合格。

专家签名:_____　　　　　检查时间:_____年_____月_____日

穴位按摩法操作评分标准

医院名称＿＿＿＿＿＿＿＿＿　科室＿＿＿＿＿＿＿＿　姓名＿＿＿＿＿＿＿＿

项目		要求	应得分		扣分	得分	说明
素质要求		仪表大方,举止端庄,态度和蔼	5	10			
		服装、鞋帽整洁	5				
操作前准备	护士	遵照医嘱要求,对患者评估正确,全面	5	25			
		洗手、戴口罩	2				
		指甲符合要求	6				
	患者	核对姓名、诊断、介绍并解释,患者理解与配合	6				
		体位舒适合理,暴露按摩部位,保暖	6				
操作流程	定位	再次核对,准确选择腧穴部位及推拿手法	10	35			
	手法	根据手法要求和腧穴部位的不同,正确运用	10				
		用力均匀,禁用暴力,推拿时间合理	10				
	观察	随时询问对手法反应,及时调整或停止操作	5				
操作后	整理	整理床单元,合理安排体位	3	15			
		清理用物,归还原处,洗手	3				
	评价	取穴准确、所选穴位与手法、患者感受及目标达到的程度	7				
	记录	按要求记录及签名	2				
技能熟练		操作正确、熟练,运用手法正确,用力均匀	5	15			
理论提问		回答全面、正确	10				
合计			100				

注:若损伤皮肤,扣20分。

专家签名:＿＿＿＿＿＿＿＿＿　　　检查时间:＿＿＿＿年＿＿＿＿月＿＿＿＿日

刮痧法操作评分标准

医院名称＿＿＿＿＿＿　　　　科室＿＿＿＿＿＿　　　　　　　　姓名＿＿＿＿＿＿

项目		要求	应得分		扣分	得分	说明
素质要求		仪表大方,举止端庄,态度和蔼	5	10			
		服装、鞋帽整洁	5				
操作前准备	护士	遵照医嘱要求,对患者评估正确,全面	5	25			
		洗手,戴口罩	2				
	物品	治疗盘,刮具(如牛角刮板等),治疗碗内盛少量清水	6				
	患者	核对姓名、诊断、介绍并解释,患者理解与配合	6				
		体位舒适合理,暴露刮痧部位,保暖	6				
操作流程	定位	再次核对,明确刮治部位	5	35			
	手法	刮治手法,运用正确	10				
		刮治方向符合要求	5				
		刮至局部皮肤出现发红或红紫色痧点,刮治时间合理	5				
	观察	观察局部皮肤及病情变化,询问患者有无不适	5				
	刮毕	清洁局部皮肤,保暖	5				
操作后	整理	整理床单元,合理安排体位	3	15			
		清理用物,归还原处,洗手	5				
	评价	刮法部位准确、操作熟练、刮出痧点、皮肤情况、患者感受、目标达到的程度	5				
	记录	按要求记录及签名	2				
技能熟练		操作正确、熟练,运用刮法正确,用力均匀	5	15			
理论提问		回答全面、正确	10				
合计			100				

注:刮破皮肤,扣20分。

专家签名:＿＿＿＿＿＿　　　　　　　　检查时间:＿＿＿年＿＿＿月＿＿＿日

湿敷法操作评分标准

医院名称＿＿＿＿＿＿　　　　科室＿＿＿＿＿＿　　　　　　　　姓名＿＿＿＿＿＿

项目		要求	应得分		扣分	得分	说明
素质要求		仪表大方,举止端庄,态度和蔼	5	10			
		服装、鞋帽整洁	5				
操作前准备	护士	遵照医嘱要求,对患者评估正确,全面	2	25			
		洗手,戴口罩	5				
	物品	治疗盘、药液及容器、敷布、镊子、弯盘、橡胶单、中单	6				
	患者	核对姓名、诊断、介绍并解释,患者理解与配合	6				
		体位舒适合理,暴露湿敷部位,保暖	6				
操作流程	湿敷	再次核对湿敷部位	5	35			
		药液温度适宜	5				
		敷料大小合适	3				
		湿敷时间、部位正确	5				
		未沾湿患者衣裤、床单	2				
	观察	观察局部皮肤反应	5				
		敷布的湿度适当	5				
		湿敷部位频频淋湿	5				
操作后	整理	整理床单元,合理安排体位	3	15			
		清理用物,归还原处,洗手	5				
	评价	湿敷部位准确、皮肤清洁情况、患者感受、目标达到的程度	5				
	记录	按要求记录及签名	2				
技能熟练		操作正确、熟练、轻巧	5	15			
理论提问		回答全面、正确	10				
合计			100				

专家签名：＿＿＿＿＿＿　　　　　　　　　　检查时间：＿＿＿年＿＿＿月＿＿＿日

涂药法操作评分标准

医院名称_____ 科室_____ 姓名_____

项目		要求	应得分		扣分	得分	说明
素质要求		仪表大方,举止端庄,态度和蔼	5	10			
		衣帽整齐	5				
操作前准备	护士	洗手,戴口罩	2	25			
		遵照医嘱要求,对患者评估正确、全面	5				
	物品	治疗盘、弯盘、药物、棉签、镊子、棉球、纱布、胶布、绷带	6				
	患者	核对姓名、诊断、介绍并解释,患者理解与配合	6				
		体位舒适合理,暴露涂药部位,保暖	6				
操作流程	清洁皮肤	执行无菌操作,取镊子、清洗方法正确	8	35			
		揭去原来敷料,方法正确	5				
		用盐水棉球擦去原药迹	4				
		观察伤口情况	2				
	准备药物	再次核对涂药部位	4				
		将药物摇匀(水剂)或调匀(膏药)	5				
	涂药	涂药正确,薄厚均匀不污染衣物	5				
		包扎松紧适宜、美观	2				
操作后	整理	整理床单元,合理安排体位	3	15			
		清理用物,归还原处,洗手	5				
	评价	涂药方法、部位的准确,皮肤清洁情况、患者感受、目标达到的程度	5				
	记录	按要求记录及签名	2				
技能熟练		操作正确、熟练,动作轻巧	5	15			
理论提问		回答全面、正确	10				
合计			100				

专家签名:_____ 检查时间:_____年_____月_____日

熏洗法操作评分标准

医院名称＿＿＿＿＿＿＿＿　　　　　科室＿＿＿＿＿＿＿＿　　　　　姓名＿＿＿＿＿＿＿

项目		要求	应得分		扣分	得分	说明
素质要求		仪表大方,举止端庄,态度和蔼	5	10			
		服装、鞋帽整洁	5				
操作前准备	护士	遵照医嘱要求,对患者评估正确,全面	5	25			
		洗手,戴口罩	2				
	物品	治疗盘,药液,盛放药液容器,水温计等	6				
	患者	核对姓名、诊断、介绍并解释,患者理解与配合	6				
		体位舒适合理,暴露熏洗部位,保暖	6				
操作流程	定位	再次核对,确定熏洗部位及手法	5	35			
	手法	熏洗方法运用正确	10				
		药液温度适宜	5				
		药液量适宜	2				
		药液未沾湿患者衣裤、被单,熏洗时间适宜	5				
	观察	观察药液温度及病情变化,询问患者有无不适	5				
	熏洗毕	清洁局部皮肤、擦干	3				
操作后	整理	整理床单元,合理安排体位	3	15			
		清理用物,归还原处,洗手	5				
	评价	熏洗部位准确、皮肤清洁情况、患者感受、目标达到的程度	5				
	记录	按要求记录及签名	2				
技能熟练		操作正确、熟练,轻巧	5	15			
理论提问		回答全面、正确	10				
合计			100				

专家签名：＿＿＿＿＿＿＿＿　　　　　　　　　　检查时间：＿＿＿＿年＿＿＿＿月＿＿＿＿日

擦浴法操作评分标准

医院名称＿＿＿＿＿＿＿　　　科室＿＿＿＿＿＿　　　姓名＿＿＿＿＿＿

项目		要求	应得分		扣分	得分	说明
素质要求		仪表大方,举止端庄,态度和蔼	5	10			
		服装、鞋帽整洁	5				
操作前准备	护士	遵照医嘱要求,对患者评估正确,全面	5	25			
		洗手、戴口罩	2				
	物品	治疗车、热水、盛放容器、毛巾、肥皂、水温计等	6				
	患者	核对姓名、诊断、介绍并解释,患者理解与配合	6				
		体位舒适合理,暴露擦浴部位,保暖	6				
操作流程	手法	脸盆置于床旁凳上,倒入热水,将毛巾叠成手套状包在手上,洗脸	5	35			
		脱上衣,用湿肥皂毛巾—湿毛巾—拧干的毛巾—大浴巾按顺序擦洗两上肢	10				
		换水,擦洗胸腹部。侧卧,擦洗背部、臀部。按摩、穿衣、仰卧	5				
		换水、脱裤、垫浴巾,按上述方法擦洗两下肢,洗脚,擦干	2				
		擦浴液温度适宜,擦浴液量适宜。擦浴液未沾湿患者衣裤、被单,擦浴时间适宜	5				
	观察	观察擦浴液温度及病情变化,询问患者有无不适	5				
	擦浴毕	擦干局部皮肤,协助穿衣	3				
操作后	整理	整理床单元,合理安排体位	3	15			
		清理用物,归还原处,洗手	5				
	评价	擦浴部位全面、皮肤清洁情况、患者感受、目标达到的程度	5				
	记录	按要求记录及签名	2				
技能熟练		操作正确、熟练、轻巧,擦洗有序,动作敏捷,擦浴手法正确,用力适当	5	15			
理论提问		回答全面、正确	10				
合计			100				

专家签名:＿＿＿＿＿＿＿　　　　　　　检查时间:＿＿＿年＿＿＿月＿＿＿日

针灸法操作评分标准

医院名称_____　　　　　科室_____　　　　　　　　　　姓名_____

项目		要求	应得分		扣分	得分	说明
素质要求		仪表大方,举止端庄,态度和蔼	5	10			
		服装、鞋帽整齐	5				
操作前准备	护士	遵照医嘱要求,对患者评估正确,全面	5	25			
		洗手,戴口罩	2				
	物品	治疗盘、针灸针、弯盘、棉签,必要时备屏风	6				
	患者	核对姓名、诊断、介绍并解释,患者理解与配合	6				
		体位舒适合理,暴露施针部位,保暖	6				
操作流程	定位	再次核对,明确腧穴部位及施针方法	5	35			
	施针	取穴位,并拇指按压穴位后,询问患者感觉	10				
		消毒进针部位,检查针柄是否松动,针身和针尖是否弯曲或带钩	2				
		消毒持针手指皮肤,选择相应的进针方法,正确进针	5				
		检查针数,防止遗漏	5				
	观察	观察进针皮肤及病情,询问患者有无不适	5				
	针毕	出针后即用无菌干棉签轻压针孔片刻	3				
操作后	整理	整理床单元,合理安排体位	3	15			
		清理用物,归还原处,洗手。针灸针处理符合要求	5				
	评价	施针部位准确、操作熟练、皮肤情况、患者感觉、目标达到的程度	5				
	记录	按要求记录及签名	2				
技能熟练		操作熟练,轻巧;运用进针手法正确	5	15			
理论提问		回答全面、正确	10				
合计			100				

注:1.进针手法有单手、指切、舒张进针法三种。2.未密切观察病情,出现意外未及时发现或未及时处理,均为不合格。

专家签名:_____　　　　　　　　检查时间:_____年_____月_____日

敷药法操作评分标准

医院名称＿＿＿＿＿＿　　科室＿＿＿＿＿＿　　　　姓名＿＿＿＿＿＿

项目		要求	应得分		扣分	得分	说明
素质要求		仪表大方,举止端庄,态度和蔼	5	10			
		服装、鞋帽整洁	5				
操作前准备	护士	遵照医嘱要求,对患者评估正确,全面	5	25			
		洗手,戴口罩	2				
	物品	治疗盘、药液、治疗卡、油膏刀、棉纸、镊子、弯盘、无菌棉垫或纱布、胶布、绷带、生理盐水、棉球	6				
	患者	核对姓名、诊断、介绍并解释,患者理解与配合	6				
		体位舒适合理,暴露敷药部位,保暖	6				
操作流程	定位	再次核对敷药部位	5	35			
	清洁皮肤	取下原敷料,用生理盐水棉球擦洗皮肤上药迹	5				
	观察	观察敷药部位有红、肿、痒反应,立即停止,遵医嘱及时处理	10				
	摊药	根据敷药面积,取大小合适的棉纸或薄胶纸,将药物用油膏均匀摊平于棉纸上,薄厚适中	10				
	包扎	加纱布或棉垫,用胶布或绷带固定,松紧适宜	5				
操作后	整理	整理床单元,合理安排体位	3	15			
		清理用物,归还原处,洗手	5				
	评价	敷药部位准确、皮肤清洁情况、患者感受、目标达到的程度	5				
	记录	按要求记录及签名	2				
技能熟练		操作正确、熟练、轻巧	5	15			
理论提问		回答全面、正确	10				
合计			100				

注:1.进针手法有单手、指切、舒张进针法三种。2.未密切观察病情,出现意外未及时发现或未及时处理,均为不合格。

专家签名：＿＿＿＿＿　　　　检查时间：＿＿＿年＿＿＿月＿＿＿日

穴位敷贴法操作评分标准

医院名称＿＿＿＿＿＿　　　科室＿＿＿＿＿＿　　　　　　姓名＿＿＿＿＿＿

项目		要求	应得分		扣分	得分	说明
素质要求		仪表大方,举止端庄,态度和蔼	5	10			
		服装、鞋帽整洁	5				
操作前准备	护士	遵照医嘱要求,对患者评估正确,全面	2	25			
		洗手,戴口罩	5				
	物品	治疗盘、膏药、橡胶单	6				
	患者	核对姓名、诊断、介绍并解释,患者理解与配合	6				
		体位舒适合理,暴露敷贴部位,保暖	6				
操作流程	选穴敷贴	根据患者病情,选择相应穴位	5	35			
		膏药大小合适	3				
		敷贴部位正确	3				
		告知患者敷贴时间	5				
		告知患者敷贴后注意事项	4				
		观察局部皮肤反应	5				
		敷贴部位适当	5				
	观察	观察患者反应	5				
操作后	整理	整理床单元,合理安排体位	3	15			
		清理用物,归还原处,洗手	5				
	评价	敷贴部位准确、皮肤清洁情况、患者感受、目标达到的程度	5				
	记录	按要求记录及签名	2				
技能熟练		操作正确、熟练、轻巧	5	15			
理论提问		回答全面、正确	10				
合计			100				

专家签名：＿＿＿＿＿＿　　　　　　　　　检查时间：＿＿＿＿年＿＿＿＿月＿＿＿＿日

中药熨烫法操作评分标准

医院名称_____ 科室_____ 姓名_____

项目		要求	应得分		扣分	得分	说明
素质要求		仪表大方,举止端庄,态度和蔼	5	10			
		服装、鞋帽整洁	5				
操作前准备	护士	遵照医嘱要求,对患者评估正确,全面	2	25			
		洗手,戴口罩	5				
	物品	治疗盘、治疗卡、遵医嘱配制中药、白酒或食醋、必要时备大毛巾、屏风	6				
	患者	核对姓名、诊断、介绍并解释,患者理解与配合	6				
		体位舒适合理,暴露熨烫部位,保暖,遮挡	6				
操作流程	定穴药熨	根据患者病情,选择相应穴位	5	35			
		药包大小合适	3				
		药熨部位正确	3				
		告知患者药熨时间	5				
		告知患者药熨后注意事项	4				
		观察局部皮肤反应	5				
		药熨部位适当	5				
	观察	观察患者反应	5				
操作后	整理	整理床单元,合理安排体位	3	15			
		清理用物,归还原处,洗手	5				
	评价	药熨部位准确、皮肤清洁情况、患者感受、目标达到的程度	5				
	记录	按要求记录及签名	2				
技能熟练		操作正确、熟练、轻巧	5	15			
理论提问		回答全面、正确	10				
合计			100				

专家签名:_____ 检查时间:_____年_____月_____日

中药保留灌肠法操作评分标准

医院名称_____ 科室_____ 姓名_____

项目		要求	应得分		扣分	得分	说明
素质要求		仪表大方,举止端庄,态度和蔼	5	10			
		服装、鞋帽整洁	5				
操作前准备	护士	遵照医嘱要求,对患者评估正确,全面	2	25			
		洗手,戴口罩	5				
	物品	治疗盘、灌肠器、橡胶单、一次性中单、卫生纸、遵医嘱准备中药汤剂	6				
	患者	核对姓名、诊断、介绍并解释,患者理解与配合	6				
		体位舒适合理,暴露灌肠部位,保暖,遮挡	6				
操作流程	灌肠体位	体位正确,臀部抬高10cm	5	35			
		臀下垫橡胶单、中单	3				
		臀旁放置弯盘	3				
		告知患者灌肠保留时间	5				
		告知患者灌肠后注意事项	4				
	观察	观察灌肠进液速度,是否通畅	5				
		患者体位适当,舒适	5				
		观察患者反应	5				
操作后	整理	整理床单元,合理安排体位	3	15			
		清理用物,归还原处,洗手	5				
	评价	灌肠部位准确、皮肤清洁情况、患者感受、目标达到的程度	5				
	记录	按要求记录及签名	2				
技能熟练		操作正确、熟练、轻巧	5	15			
理论提问		回答全面、正确	10				
合计			100				

专家签名:_____   检查时间:_____年_____月_____日

换药法操作评分标准

医院名称＿＿＿＿＿＿　　　科室＿＿＿＿＿＿　　　　　　　姓名＿＿＿＿＿＿

项目		要求	应得分		扣分	得分	说明
素质要求		仪表大方,举止端庄,态度和蔼	5	10			
		服装、鞋帽整洁	5				
操作前准备	护士	遵照医嘱要求,对患者评估正确,全面	2	25			
		洗手,戴口罩	5				
	物品	治疗盘,生理盐水、换药包、探针、胶布、一次性中单、药液或各种散、膏、丹等外用药	6				
	患者	核对姓名、诊断、介绍并解释,患者理解与配合	6				
		体位舒适合理,暴露换药部位,保暖	6				
操作流程	清洁	嘱患者取适当体位,取下伤口原有的敷料	2	35			
		外层敷料可用手取下,内层敷料应用镊子除去	2				
	创面消毒	对清洁伤口先用0.5%碘伏棉球由里向外消毒3~5cm	5				
		对感染伤口则用0.5%碘伏棉球由外向里消毒皮肤,继之用生理盐水棉球清除创面脓液,最后用0.5%碘伏棉球消毒伤口周围皮肤	8				
		根据医嘱给予药液或各种散、膏、丹等外用药	3				
	处理	伤口处理完毕后用纱布覆盖,并用胶布固定	5				
		更换下来的敷料集中放于弯盘内,倒入污桶	3				
	观察	观察局部皮肤反应	3				
		观察患者反应	3				
操作后	整理	整理床单元,合理安排体位	4	15			
		清理用物,归还原处,洗手	5				
	评价	换药部位准确、皮肤清洁情况、患者感受、目标达到的程度	5				
	记录	按要求记录及签名	2				
技能熟练		操作正确、熟练、轻巧	5	15			
理论提问		回答全面、正确	10				
合计			100				

专家签名:＿＿＿＿＿＿＿＿　　　　　　　　　　检查时间:＿＿＿年＿＿＿月＿＿＿日

第二节　常用中医诊疗设备护理技术操作规范

激光坐浴机操作评分标准

医院名称＿＿＿＿＿＿＿＿＿　　　科室＿＿＿＿＿＿＿＿　　　　　　　　　　姓名＿＿＿＿＿＿＿

项目		要求	应得分		扣分	得分	说明
素质要求		仪表大方,举止端庄,态度和蔼	5	10			
		服装、鞋帽整洁	5				
操作前准备	护士	遵照医嘱要求,对患者评估正确,全面。检查激光坐浴机备用状态	5	25			
		洗手,戴口罩	2				
	物品	治疗盘、药液、一次性激光坐浴盆、水温计等	6				
	患者	核对姓名、诊断、介绍并解释,患者理解与配合	6				
		体位舒适合理,暴露坐浴部位,保暖	6				
操作流程	定位	再次核对;确定坐浴部位	5	35			
	激光坐浴机熏洗操作方法	启动激光熏浴机,设定温度为43℃,进行预热	4				
		药液温度适宜,药液量适宜	5				
		待激光坐浴机温度达到预设温度后,加入药液,开始坐浴	4				
		激光坐浴机则按程序开始进行激光输出、发泡按摩、药液冲洗、热风风干	4				
		药液未沾湿患者衣裤、被单,坐浴时间适宜	5				
	观察	观察患者病情变化,询问患者有无不适	5				
	坐浴毕	清洁局部皮肤、擦干。关机	3				
操作后	整理	整理床单元,合理安排体位	3	15			
		清理用物,归还原处,洗手	5				
	评价	坐浴部位准确、皮肤清洁情况、患者感受、目标达到的程度	5				
	记录	按要求记录及签名	2				
技能熟练		操作正确、熟练、轻巧	5	15			
理论提问		回答全面、正确	10				
合计			100				

专家签名：＿＿＿＿＿＿＿＿＿＿　　　　　　　　　　　检查时间：＿＿＿＿年＿＿＿＿月＿＿＿＿日

中频治疗仪操作评分标准

医院名称＿＿＿＿＿＿　　　　　科室＿＿＿＿＿＿　　　　　　　姓名＿＿＿＿＿＿

项目		要求	应得分		扣分	得分	说明
素质要求		仪表大方,举止端庄,态度和蔼	5	10			
		服装、鞋帽整洁	5				
操作前准备	护士	遵照医嘱要求,对患者评估正确,全面	5	25			
		洗手,戴口罩	2				
	物品	治疗盘、湿纱布、弯盘、固定带、毛巾两张	6				
	患者	核对姓名、诊断、介绍并解释,患者理解与配合	6				
		体位舒适合理	6				
操作流程	定穴	根据医嘱选定穴位	5	35			
		用毛巾把患者衣服做保护处理	3				
	放置电极	打开电源,再次核对穴位后,用垫好湿纱布放置合适的电极片,用固定带固定	15				
	选择治疗处方	根据医嘱选择适合的治疗处方,调整电流强度	5				
	观察	患者是否有灼热、疼痛等不适情况	2				
	关机	治疗时间完毕后,先关机,再松绷带,取下湿纱布,用毛巾擦拭治疗部位的水迹	5				
操作后	整理	整理床单元,合理安排体位	3	15			
		清理用物,归还原处,洗手;整理好设备,摆放整齐,擦拭干净,备用	5				
	评价	选穴准确、操作熟练、体位合理、患者感觉、目标达到的程度	5				
	记录	按要求记录及签名	2				
技能熟练		操作熟练,轻巧;选穴正确,电极板安放正确	5	15			
理论提问		回答全面、正确	10				
合计			100				

专家签名:＿＿＿＿＿＿　　　　　　　　　　检查时间:＿＿＿年＿＿＿月＿＿＿日

超短波治疗仪操作评分标准

医院名称_____　　　　　科室_____　　　　　　　　姓名_____

项目		要求	应得分		扣分	得分	说明
素质要求		仪表大方,举止端庄,态度和蔼	5	10			
		服装、鞋帽整齐	5				
操作前准备	护士	遵照医嘱要求,对患者评估正确,全面	5	25			
		洗手,戴口罩	2				
	物品	治疗盘、固定带、超短波治疗仪	6				
	患者	核对姓名、诊断、介绍并解释,患者理解与配合	6				
		体位舒适合理	6				
操作流程	定穴	根据医嘱选定穴位	5	35			
		观察患者穴位周围皮肤情况	3				
	放置电极	打开电源,再次核对穴位后,可隔衣放置电极板,并用固定带固定	15				
	选择电流强度	根据患者的承受度调整适合的电流强度	5				
	观察	患者是否有灼热、疼痛等不适情况	2				
	关机	治疗时间完毕后,先关机,再松开固定带,取下电极板	5				
操作后	整理	整理床单元,合理安排体位	3	15			
		清理用物,归还原处,洗手;整理好设备,摆放整齐,擦拭干净,备用	5				
	评价	选穴准确、操作熟练、体位合理、患者感觉、目标达到的程度	5				
	记录	按要求记录及签名	2				
技能熟练		操作熟练,轻巧;选穴正确,电极片安放正确	5	15			
理论提问		回答全面、正确	10				
合计			100				

专家签名:_____　　　　　　　　　　检查时间:_____年_____月_____日

微波治疗仪操作评分标准

医院名称＿＿＿＿＿＿＿＿＿　　　　科室＿＿＿＿＿＿＿＿＿　　　　　　　　姓名＿＿＿＿＿＿＿＿＿

项目		要求	应得分		扣分	得分	说明
素质要求		仪表大方,举止端庄,态度和蔼	5	10			
		服装、鞋帽整齐	5				
操作前准备	护士	遵照医嘱要求,对患者评估正确,全面	7	25			
	物品	治疗盘、治疗巾	6				
	患者	核对姓名、诊断、介绍并解释,患者理解与配合	12				
操作流程	开机	在微波椅的座位上铺上治疗巾,打开电源,帮助患者入座	8	35			
	选择功率	根据患者病情选择相应的功率与治疗时间	20				
	观察	患者是否有灼热、疼痛等不适情况	2				
	关机	治疗时间到后,先关机,协助患者离开微波坐椅	5				
操作后	整理	整理微波仪器及床单元	3	15			
		清理用物,整理好设备	5				
	评价	选穴准确、操作熟练、体位合理、患者感觉、目标达到的程度	5				
	记录	按要求记录及签名	2				
技能熟练		操作熟练,轻巧;跟患者进行有效沟通	5	15			
理论提问		回答全面、正确	10				
合计			100				

专家签名：＿＿＿＿＿＿＿＿＿　　　　　　　　　　检查时间：＿＿＿＿年＿＿＿＿月＿＿＿＿日

直肠肛门测压操作评分标准

医院名称_____　　　　　　科室_____　　　　　　　　姓名_____

项目		要求	应得分		扣分	得分	说明
素质要求		仪表大方,举止端庄,态度和蔼	5	10			
		服装、鞋帽整齐	5				
操作前准备	护士	遵照医嘱要求,对患者评估正确,全面	5	25			
		洗手,戴口罩	2				
	物品	治疗车、石蜡油、棉签、50ml 空针、测压管、治疗盘、手套	6				
	患者	核对姓名、诊断、介绍并解释,患者理解与配合	6				
		体位舒适合理	6				
操作流程	加压	更换生理盐水,并用配套装置加压	5	35			
		排尽测压管空气,观察生理盐水均匀流出	3				
	清零	戴手套,在医生的示意下把测压管举至肛门平行位置,开始清零	2				
	送管	在肛门处涂擦石蜡油润滑,并送管到 10cm 后,逐渐往外退出,观察测压孔到达相应的位置,听医生提示停止退管	5				
	提示患者配合	根据测压程序安排,向患者解释不同功能检查需配合的方法,做到抑制反射实验时,抽 30ml 空气,迅速注入气囊以每次递增 10ml 为单位,观察反射曲线是否出现,最多不超过 30ml。耐受实验前为患者做好解释工作后,缓慢向气囊内推注空气,询问患者感受	15				
	结束	检查程序结束,应抽尽空气,取管	5				
操作后	整理	整理床单元,合理安排体位	3	15			
		清理用物,消毒,洗手;整理好设备,摆放整齐,备用	5				
	评价	测压孔清零准确、操作熟练、体位合理、和患者有效沟通	5				
	记录	按要求记录及签名	2				
技能熟练		操作熟练,轻巧;沟通有效	5	15			
理论提问		回答全面、正确	10				
合计			100				

专家签名:_____　　　　　　　　　　检查时间:_____年_____月_____日

生物反馈治疗操作评分标准

医院名称_____　　　科室_____　　　　　　　　姓名_____

项目		要求	应得分		扣分	得分	说明
素质要求		仪表大方,举止端庄,态度和蔼	5	10			
		服装、鞋帽整齐	5				
操作前准备	护士	遵照医嘱要求,对患者评估正确,全面	5	25			
		洗手,戴口罩	2				
	物品	治疗车、石蜡油、棉签、生物反馈测压管、治疗盘、手套、电极片、中单、卫生纸	6				
	患者	核对姓名、诊断、介绍并解释,患者理解与配合	6				
		体位舒适合理,中单垫于臀下	6				
操作流程	加压	更换生理盐水,并用配套装置加压	5	35			
		排尽测压管空气,观察生理盐水均匀流出	3				
	送管	戴手套,在肛门处涂擦石蜡油润滑,把生物反馈球囊送进肛门即可	5				
	贴电极片	用干棉签擦拭干净肛门,分别把绿色钮电极片贴在大腿内侧,其他两色电极片贴在肛周	15				
	调节参数	根据医嘱调节参数,提示病人如何进行功能训练	5				
	结束	治疗结束,取出生物反馈管,揭掉电极片,擦净局部。					
操作后	整理	整理床单元,合理安排体位	3	15			
		清理用物,消毒,洗手;整理好设备,摆放整齐,备用	5				
	评价	操作熟练、体位合理、和患者有效沟通	5				
	记录	按要求记录及签名	2				
技能熟练		操作熟练,轻巧;沟通有效	5	15			
理论提问		回答全面、正确	10				
合计			100				

专家签名:_____　　　　　　　　　　检查时间:_____年_____月_____日

肛肠腔内治疗仪操作评分标准

医院名称＿＿＿＿＿＿＿＿＿ 科室＿＿＿＿＿＿＿＿ 姓名＿＿＿＿＿＿＿

项目		要求	应得分		扣分	得分	说明
素质要求		仪表大方,举止端庄,态度和蔼	5	10			
		服装、鞋帽整齐	5				
操作前准备	护士	遵照医嘱要求,对患者评估正确,全面	5	25			
		洗手,戴口罩	2				
	物品	治疗盘、油膏、指套、棉签、手套、中单	6				
	患者	核对姓名、诊断、介绍并解释,患者理解与配合	6				
		体位舒适合理,中单垫于臀下	6				
操作流程	保护探头	打开电源,戴手套,用指套保护探头	8	35			
	插入探头	用油膏涂抹在肛周,插入探头,示意病人拉好固定绳	2				
	关机	治疗结束,关掉电源,取出探头,用卫生纸擦净局部	5				
操作后	整理	整理床单元,合理安排体位	3	15			
		清理用物,消毒,洗手;整理好设备,摆放整齐,备用	5				
	评价	操作熟练、体位合理	5				
	记录	按要求记录及签名	2				
技能熟练		操作熟练,轻巧	5	15			
理论提问		回答全面、正确	10				
合计			100				

专家签名:＿＿＿＿＿＿＿＿＿＿ 检查时间:＿＿＿＿年＿＿＿＿月＿＿＿＿日

红光治疗仪操作考核评分标准

医院名称_____ 科室_____ 姓名_____

项目			要求	应得分		扣分	得分	说明
素质要求			仪表大方,举止端庄,态度和蔼	5	10			
			服装、鞋帽整洁	5				
操作前准备	护士		遵照医嘱要求,对患者评估正确,全面。检查红光治疗仪备用状态	5	25			
			洗手,戴口罩	2				
	物品		红光治疗仪、电插座、棉签、备屏风	6				
	患者		核对姓名、诊断、介绍并解释,患者理解与配合	6				
			体位舒适合理,暴露照射部位,保暖,必要时屏风遮挡	6				
操作流程	定位		再次核对;确定照射部位	5	35			
	红光治疗仪操作方法		启动红光治疗仪,将红光治疗仪连接电源,将治疗头置于合适位置,调整治疗头方位,使红光输出窗对准照射部位(照射距离10~25cm)	9				
			调节治疗时间(5~10分钟)	5				
			按开始键,红光输出治疗开始	4				
			在治疗5~10分钟内,告知患者应保持治疗体位,不可自行调节治疗时间和距离,眼睛请勿直视红光输出镜头	4				
	观察		观察患者病情变化,询问患者有无不适	5				
	关机		观察照射部位有无异常,关机,拔出电源	3				
操作后	整理		协助病人衣着,舒适体位,整理床单元	3	15			
			清理用物,归还原处,洗手	5				
	评价		照射部位准确、皮肤清洁情况、患者感受、目标达到的程度	5				
	记录		按要求记录及签名	2				
技能熟练			操作正确、熟练、轻巧	5	15			
理论提问			回答全面、正确	10				
合计				100				

专家签名:_____ 检查时间:_____年_____月_____日

中药熏蒸治疗仪操作评分标准

医院名称_____ 科室_____ 姓名_____

项目		要求	应得分		扣分	得分	说明
素质要求		仪表大方,举止端庄,态度和蔼	5	10			
		服装、鞋帽整洁	5				
操作前准备	护士	遵照医嘱要求,对患者评估正确,全面	5	25			
		洗手,戴口罩	2				
	物品	中药熏蒸治疗仪、中单、手套、中药包、治疗巾	6				
	患者	核对姓名、诊断、介绍并解释,患者理解与配合	6				
		体位舒适合理,戴手套,将中单垫于臀下,检查需治疗部位皮肤情况	6				
操作流程	准备中药洗剂	将药包投入储药罐中,倒入800~1000ml水,关闭药罐	8	35			
	开始治疗	打开电源,调整治疗时间,开始预热。预热结束后,暴露治疗部位,用治疗巾保护周围衣物,熏蒸探头对准患处,开始治疗	22				
	关机	治疗结束,关机移开机器	5				
操作后	整理	整理床单元,合理安排体位	3	15			
		清理用物,消毒,洗手;整理好设备,摆放整齐,备用	5				
	评价	操作熟练、体位合理	5				
	记录	按要求记录及签名	2				
技能熟练		操作熟练,轻巧	5	15			
理论提问		回答全面、正确	10				
合计			100				

专家签名:_____ 检查时间:____年____月____日

中药熏蒸椅操作评分标准

医院名称＿＿＿＿＿＿＿＿＿　　科室＿＿＿＿＿＿＿＿＿　　　　姓名＿＿＿＿＿＿＿＿＿

项目		要求	应得分		扣分	得分	说明
素质要求		仪表大方,举止端庄,态度和蔼	5	10			
		服装、鞋帽整洁	5				
操作前准备	护士	遵照医嘱要求,对患者评估正确,全面	5	25			
		洗手,戴口罩	2				
	物品	中药熏蒸椅、治疗盘、中药包、治疗巾	6				
	患者	核对姓名、诊断、介绍并解释,患者理解与配合	6				
		体位舒适合理,检查需治疗部位皮肤情况	6				
操作流程	准备中药洗剂	将药包投入储药罐中,倒入 800～1 000ml 水,关闭药罐	8	35			
	开始治疗	打开电源,调整治疗时间,开始预热。预热结束后,暴露治疗部位,用治疗巾保护周围衣物,开始治疗	22				
	关机	治疗结束,关机	5				
操作后	整理	整理床单元,合理安排体位	3	15			
		清理用物,消毒,洗手;整理好设备,摆放整齐,备用	5				
	评价	操作熟练、体位合理	5				
	记录	按要求记录及签名	2				
技能熟练		操作熟练,轻巧	5	15			
理论提问		回答全面、正确	10				
合计			100				

专家签名:＿＿＿＿＿＿＿＿＿　　　　　　检查时间:＿＿＿＿年＿＿＿＿月＿＿＿＿日

低频脉冲治疗仪操作评分标准

医院名称＿＿＿＿＿＿＿ 科室＿＿＿＿＿＿ 姓名＿＿＿＿＿＿

项目		要求	应得分		扣分	得分	说明
素质要求		仪表大方,举止端庄,态度和蔼	5	10			
		服装、鞋帽整洁	5				
操作前准备	护士	遵照医嘱要求,对患者评估正确,全面	5	25			
		洗手,戴口罩	2				
	物品	治疗盘、湿纱布、弯盘、固定带、毛巾、低频脉冲治疗仪	6				
	患者	核对姓名、诊断、介绍并解释,患者理解与配合	6				
		体位舒适合理	6				
操作流程	定穴	根据医嘱选定穴位	5	35			
		用毛巾把患者衣服做保护处理	3				
	放置电极	打开电源,再次核对穴位后,用垫好湿纱布放置合适的电极片,用固定带固定	15				
	选择治疗处方	根据医嘱选择适合的治疗处方,调整电流强度	5				
	观察	患者是否有灼热、疼痛等不适情况	2				
	关机	治疗时间到后,先关机,再松绷带,取下湿纱布,用毛巾擦拭治疗部位的水迹	5				
操作后	整理	整理床单元,合理安排体位	3	15			
		清理用物,归还原处,洗手;整理好设备,摆放整齐,擦拭干净,备用	5				
	评价	选穴准确、操作熟练、体位合理、患者感觉、目标达到的程度	5				
	记录	按要求记录及签名	2				
技能熟练		操作熟练,轻巧;选穴正确,电极板安放正确	5	15			
理论提问		回答全面、正确	10				
合计			100				

专家签名:＿＿＿＿＿＿＿ 检查时间:＿＿＿年＿＿＿月＿＿＿日

多功能艾灸治疗仪操作评分标准

医院名称_____　　　　　科室_____　　　　　　　姓名_____

项目		要求	应得分		扣分	得分	说明
素质要求		仪表大方,举止端庄,态度和蔼	5	10			
		服装、鞋帽整洁	5				
操作前准备	护士	遵照医嘱要求,对患者评估正确,全面	5	25			
		洗手,戴口罩	2				
	物品	多功能艾灸治疗仪、治疗盘、成品艾绒、固定带	6				
	患者	核对姓名、诊断、介绍并解释,患者理解与配合	6				
		体位舒适合理	6				
操作流程	定穴	根据医嘱选定穴位	8	35			
	放置艾绒	打开电源,将艾绒放置于艾灸器内,用绑带固定于穴位	15				
	调整参数	调整艾灸的治疗时间 15~20 分钟	5				
	观察	患者是否有灼热、疼痛等不适情况	2				
	关机	治疗时间完毕后,先关机,再松绷带	5				
操作后	整理	整理床单元,合理安排体位	3	15			
		清理用物,归还原处,洗手;整理好设备,摆放整齐,擦拭干净,备用	5				
	评价	选穴准确、操作熟练、体位合理、患者感觉、目标达到的程度	5				
	记录	按要求记录及签名	2				
技能熟练		操作熟练,轻巧;选穴正确,电极板安放正确	5	15			
理论提问		回答全面、正确	10				
合计			100				

专家签名:_____　　　　　　　　检查时间:____年____月____日

宜穴通治疗仪操作评分标准

医院名称＿＿＿＿＿＿　　　　科室＿＿＿＿＿＿　　　　　　　　姓名＿＿＿＿＿＿

项目		要求	应得分		扣分	得分	说明
素质要求		仪表大方,举止端庄,态度和蔼	5	10			
		服装、鞋帽整洁	5				
操作前准备	护士	遵照医嘱要求,对患者评估正确,全面	5	25			
		洗手,戴口罩	2				
	物品	宜穴通治疗仪、治疗盘	6				
	患者	核对姓名、诊断、介绍并解释,患者理解与配合	6				
		体位舒适合理	6				
操作流程	定穴	根据医嘱选定穴位	8	35			
	调整参数	打开电源,调整参数	15				
	开始治疗	根据医嘱选择穴位,调整电流强度,点穴治疗	5				
	观察	患者是否有灼热、疼痛等不适情况	2				
	关机	治疗时间完毕后,先关机	5				
操作后	整理	整理床单元,合理安排体位	3	15			
		清理用物,归还原处,洗手;整理好设备,摆放整齐,擦拭干净,备用	5				
	评价	选穴准确、操作熟练、体位合理、患者感觉、目标达到的程度	5				
	记录	按要求记录及签名	2				
技能熟练		操作熟练,轻巧;选穴正确,电极板安放正确	5	15			
理论提问		回答全面、正确	10				
合计			100				

专家签名:＿＿＿＿＿＿　　　　　　　　　　　检查时间:＿＿＿年＿＿＿月＿＿＿日

宜穴康治疗仪操作评分标准

医院名称＿＿＿＿＿＿＿＿＿　　　　科室＿＿＿＿＿＿＿　　　　　　姓名＿＿＿＿＿＿＿

项目		要求	应得分		扣分	得分	说明
素质要求		仪表大方,举止端庄,态度和蔼	5	10			
		服装、鞋帽整洁	5				
操作前准备	护士	遵照医嘱要求,对患者评估正确,全面	5	25			
		洗手,戴口罩	2				
	物品	宜穴康治疗仪、治疗盘	6				
	患者	核对姓名、诊断、介绍并解释,患者理解与配合	6				
		体位舒适合理	6				
操作流程	定穴	根据医嘱选定穴位	8	35			
	调整参数	打开电源,调整参数	5				
	开始治疗	根据医嘱选择穴位,调整电流强度,头部点穴治疗	12				
	观察	患者是否有灼热、疼痛等不适情况	5				
	关机	治疗时间完毕后,先关机	5				
操作后	整理	整理床单元,合理安排体位	3	15			
		清理用物,归还原处,洗手;整理好设备,摆放整齐,擦拭干净,备用	5				
	评价	选穴准确、操作熟练、体位合理、患者感觉、目标达到的程度	5				
	记录	按要求记录及签名	2				
技能熟练		操作熟练,轻巧;选穴正确,电极板安放正确	5	15			
理论提问		回答全面、正确	10				
合计			100				

专家签名:＿＿＿＿＿＿＿＿＿　　　　　　　　　　检查时间:＿＿＿＿年＿＿＿＿月＿＿＿＿日

耳穴探测治疗仪操作评分标准

医院名称＿＿＿＿＿＿　　　　　科室＿＿＿＿＿＿　　　　　　姓名＿＿＿＿＿＿

项目		要求	应得分		扣分	得分	说明
素质要求		仪表大方,举止端庄,态度和蔼	5	10			
		服装、鞋帽整洁	5				
操作前准备	护士	遵照医嘱要求,对患者评估正确,全面	5	25			
		洗手,戴口罩	2				
	物品	耳穴探测治疗仪、治疗盘、棉签、耳豆	6				
	患者	核对姓名、诊断、介绍并解释,患者理解与配合	6				
		体位舒适合理	6				
操作流程	清洁	用棉签清洁耳廓	8	35			
	调整参数	打开电源,调整参数,探找耳廓反应区,在明确的反应区位置埋上耳豆	22				
	关机	治疗时间到后,先关机	5				
操作后	整理	整理床单元,合理安排体位	3	15			
		清理用物,归还原处,洗手;整理好设备,摆放整齐,擦拭干净,备用	5				
	评价	选穴准确、操作熟练、体位合理、患者感觉、目标达到的程度	5				
	记录	按要求记录及签名	2				
技能熟练		操作熟练,轻巧;选穴正确,电极板安放正确	5	15			
理论提问		回答全面、正确	10				
合计			100				

专家签名:＿＿＿＿＿＿　　　　　　　　检查时间:＿＿＿年＿＿＿月＿＿＿日

TDP 治疗仪操作评分标准

医院名称＿＿＿＿＿＿＿＿＿　　　　科室＿＿＿＿＿＿＿＿　　　　姓名＿＿＿＿＿＿＿＿

项目		要求	应得分		扣分	得分	说明
素质要求		仪表大方,举止端庄,态度和蔼	5	10			
		服装、鞋帽整洁	5				
操作前准备	护士	遵照医嘱要求,对患者评估正确,全面。检查TDP治疗仪备用状态	5	25			
		洗手,戴口罩	2				
	物品	TDP治疗仪、电插座、棉签、必要时备屏风	6				
	患者	评估病人临床表现、既往史、照射部位、心理状况	6				
		核对床号、姓名、诊断,取得合理体位,充分暴露照射部位,保暖,必要时屏风遮挡	6				
操作流程	定位	再次核对;确定照射部位	5	35			
	TDP治疗仪操作方法	将TDP治疗仪连接电源,将治疗头置于合适位置,调整治疗头方位,对准照射部位(照射距离20~30cm)	9				
		预热5分钟,调节治疗时间(10~20分钟)	5				
		按开始键,治疗开始	4				
		在治疗的5~10分钟内,告知患者应保持治疗体位,不可自行调节治疗时间和距离	4				
	观察	观察患者病情变化,询问患者有无不适	5				
	治疗毕	观察照射部位有无异常,关机,拔出电源	3				
操作后	整理	协助病人衣着,舒适体位,整理床单元	3	15			
		清理用物,归还原处,洗手	5				
	评价	照射部位准确、皮肤清洁情况、患者感受、目标达到的程度	5				
	记录	按要求记录及签名	2				
技能熟练		操作正确、熟练、轻巧	5	15			
理论提问		回答全面、正确	10				
合计			100				

专家签名:＿＿＿＿＿＿＿＿＿　　　　　　　　　　检查时间:＿＿＿＿年＿＿＿＿月＿＿＿＿日

结肠透析仪操作评分标准

医院名称＿＿＿＿＿＿　　　　科室＿＿＿＿＿＿　　　　　　　姓名＿＿＿＿＿

项目		要求	应得分		扣分	得分	说明
素质要求		仪表大方,举止端庄,态度和蔼	5	10			
		服装、鞋帽整洁	5				
操作前准备	护士	遵照医嘱要求,对患者评估正确,全面。结肠灌洗机备用状态	5	25			
		洗手,戴口罩	2				
	物品	治疗盘、药液、石蜡油、棉签等	6				
	患者	核对姓名、诊断、介绍并解释,患者理解与配合	6				
		体位舒适合理,暴露坐浴部位,保暖	6				
操作流程	定位	再次核对灌洗部位	5	35			
	结肠灌洗操作方法	石蜡油涂抹润滑插管末端,把插芯和主体轻轻的插入患者肛门约5cm深处,抽出插芯,连接好注液管件	4				
		切换到"肠道清洗"阶段。用节制钳关闭排污管,单击"开始/停止"按钮	3				
		肠内注水达到800~1 000ml时停止注水,此时病人即有污物排出	4				
		污物排尽时,可进行大水流量肠道冲洗,利用水流的力量,帮助带出更多的污物	4				
		单机"继续"健,第二次向病人大肠内注入纯水,再重复上述洗肠步骤三遍。每一阶段约耗时10分钟左右	4				
		退出主界面,关机	1				
		按要求清理用物	5				
	观察	观察患者病情变化,询问患者有无不适	5				
操作后	整理	整理床单元,合理安排体位	3	15			
		清理用物,归还原处,洗手	5				
	评价	排便情况、患者感受、目标达到的程度	5				
	记录	按要求记录及签名	2				
技能熟练		操作正确、熟练,轻巧	5	15			
理论提问		回答全面、正确	10				
合计			100				

专家签名:＿＿＿＿＿＿＿　　　　　　　　检查时间:＿＿＿年＿＿＿月＿＿＿日

第三节　常用抢救仪器设备护理技术操作规范

胸外心脏非同步直流电除颤术

医院名称_____　　　　科室_____　　　　　　　　姓名_____

项目		要求	应得分	扣分	得分	说明
素质要求		仪表大方,举止端庄、态度和蔼、服饰衣帽整齐	5	5		
操作前准备	物品准备	相关物品(导电胶、棉垫)摆放有序	5	35		
		迅速熟悉,检查除颤仪后报"设备完好"开机	5			
		电量充足,连线正常,电极板完好	5			
		正确开启除颤仪,调至监护位置	5			
	患者	报告心律情况"需紧急除颤"	5			
		迅速擦干患者皮肤	5			
		准备时间不超过30秒钟(31～35秒钟,36～40秒钟,＞40秒钟不得分)	5			
操作流程	皮肤	打开导电胶盖	2	50		
		在电极板上涂以适量导电胶混匀	2			
	定位	电极板位置安放正确,左、右电极板	2			
		电极板与皮肤紧密接触,不得歪斜,左、右电极板	2			
	胸外凡肌非同步直流电除颤操作过程	能量选择正确,为200J	2			
		充电、口述"请旁人离开"	5			
		电极板压力适当,左、右电极板	5			
		观察心电示波	5			
		除颤前确定周围人员无直接或间接与患者接触	5			
		操作者身体不能与患者接触	5			
		除颤仪充电并显示可以除颤时,双手拇指同时按压放电按钮电击除颤	5			
		从启用手控除颤电极板至第一次除颤完毕,全过程不超过20秒钟(21～25秒钟,26～30秒钟,31～35秒钟,＞35秒钟	10			
操作后	技能熟练	除颤结束后,报告"除颤成功,恢复窦性心律"	5	10		
		移开电极板,旋钮回位至监护清洁除颤电极板,电极板正确回位,关机	5			
合计			100			

专家签名:_____　　　　　　　　检查时间:_____年_____月_____日

中心吸引器/电动吸引器吸痰法评分标准

医院名称_____　　　　　　科室_____　　　　　　姓名_____

项目		要求	应得分	扣分	得分	说明
素质要求		仪表大方、举止端庄、态度和蔼、服装、鞋帽整齐	2	2		
操作前准备	评估	核对医嘱,治疗单(卡)	5	18		
		患者意识状态,生命体征,吸氧、氧流量及呼吸道分泌物的量,黏稠度,部位,口、鼻腔黏膜情况,检查吸痰器性能是否良好解释操作目的,取得患者合作	6			
	准备用物	洗手,戴口罩	2			
		电动吸痰装置、无菌盘内盛适当型号的无菌吸痰管数条、治疗碗、无菌镊子或手套、生理盐水、纱布、注射器、必要时备压舌板、舌钳、开口器、听诊器	5			
操作流程	病员	携用物至床旁,核对床号,姓名	3	60		
		向患者告知操作配合要点,协助患者取适宜体位	3			
	操作流程	患者头转向操作者,检查患者口腔取下活动义齿,昏迷患者可使用压舌板等	2			
		将橡胶管与负压瓶连接,接通电源,检查管道,负压装置性能。调节吸引力负压(负压为 0.04~0.053MPa,小儿吸痰压力 < 0.04MPa)	5			
		用无菌镊子或带无菌手套,持吸痰管试吸生理盐水,润滑冲洗吸痰管检查管道是否通畅	2			
		吸上呼吸道分泌物:神志清醒者嘱其张口配合,昏迷者用压舌板或开口器,助其张口,折叠吸痰管以关闭负压,将吸痰管插入口腔或鼻腔适宜深度,轻轻左右旋转上提吸出口腔及咽喉部,分泌物	8			
		吸下呼吸道分泌物:更换吸痰管,左手指折叠导管末端,轻柔、灵活、迅速地左右旋转上提吸痰管吸净痰液。[使用呼吸机时行气管内吸痰方法]:吸入高浓度氧气 1~2 分钟,如痰液黏稠不易吸出时,可注入无菌生理盐水 5~10ml,将一次性吸痰管与呼吸器连接,打开吸引器,分离与呼吸机连接管,将吸痰管插入适宜深度,旋转上提吸痰毕,迅速连接呼吸机,吸入高浓度氧气 1~2分钟	15			

续表

项目		要求	应得分		扣分	得分	说明
操作流程	操作流程	观察吸出痰液性质,量及患者生命体征	5	60			
		每次抽吸时间不超过15秒钟,如痰液未吸尽,休息2~3分钟再吸	8				
		拔出吸痰管后吸入生理盐水冲洗吸痰管	1				
	记录	清洁患者口鼻。恢复患者舒适体位,整理用物,床单元,指导清醒患者,适当饮水	5				
		洗手	1				
		记录	2				
操作流程	整理	按消毒技术规范要求分类整理使用后物品	2	20			
		正确指导患者,如果患者清醒,安抚患者不要紧张,指导其自主咳嗽告知患者适当饮水,以利痰液排除	4				
	评价	语言通俗易懂,态度和蔼,沟通有效	3				
		全过程动作熟练,规范,符合操作原则	4				
	回答问题	目的:吸出呼吸道分泌物,保持呼吸道通畅,保证有效的通气 注意事项:严格无菌操作,避免感染 选择适当型号的吸痰管,粗细及软硬度均适宜 动作应轻,稳 吸痰管不宜插入过深,以防引起剧烈咳嗽,吸引过口,鼻分泌物的吸痰管禁止进入气道,使用呼吸机时,吸痰毕吸入高浓度氧气后调回原先设置好的氧浓度,一次吸痰时间(断开至连接呼吸机)以不超过10~15秒为宜 每次更换吸痰管用注射器进行气管内滴药时,防止针头误入气道,注意观察病情变化和吸出物的性状,量等如痰液黏稠可配合背部叩击,雾化吸入等	7				

专家签名:_____　　　　　　检查时间:_____年_____月_____日

呼吸机操作考核评分标准

医院名称_____　　　　科室_____　　　　　　姓名_____

项目		要求	应得分	扣分	得分	说明
素质要求		仪表大方、举止端庄、态度和蔼、服装、鞋帽整齐	5	5		
操作前准备	评估	了解患者病情与生命体征	3	10		
		病人的合作程度及心理反应	2			
		与患者沟通语言文明,态度和蔼	2			
		呼吸机工作正常	3			
	仪器检测	呼吸机性能完好,电源、气源充足	4	10		
		物品准备正确	2			
		呼吸机各管道准备齐全	2			
		洗手戴口罩,清醒患者做好解释工作	2			
	安全舒适	保持患者安全与舒适	5	5		
操作流程	操作中	呼吸机安装及各管道连接正确	5	50		
		呼吸环路与模拟肺连接方法正确	3			
		连接电源和气源正确	2			
		打开呼吸机正确并看时间	3			
		选择标准设置呼吸机通过校准	2			
		检查呼吸机气路、声光报警系统正确	3			
		选择机械通气模式正确	3			
		设置参数正确	3			
		向加温加湿器内加灭菌蒸馏水正确	3			
		调节加温加湿器,温、湿度正确	3			
		患者假牙取出,卧位正确	3			
		取下模拟肺连接患者气道正确	3			
		观察患者胸廓起伏,听诊呼吸音正确	5			
		记录时间、病情、参数正确	5			
		调整参数,设置报警上下限正确	2			
		保持气道湿化及通畅方法正确	2			

续表

项目		要求	应得分		扣分	得分	说明
操作后	整理	停机时呼吸机管道与患者分离正确	2	10			
		关机正确并看时间	2				
		拔除电源,分离管道部件及处理正确	2				
		洗手并记录正确	2				
		整理用物及床单元,并安慰患者	2				
	评价	动作敏捷、仪表端庄、姿态美	2	10			
		按医嘱设置各参数及模式	2				
		开放气道及辅助或控制呼吸有效,病情好转	3				
		呼吸机各管道部件处理正确,消毒隔离观念强	3				
合计			100				

专家签名:_____   检查时间:_____年_____月_____日

简易呼吸器使用考核评分表

医院名称_____　　　　科室_____　　　　　　　　姓名_____

项目		要求	应得分		扣分	得分	说明
素质要求		仪表大方、举止端庄、态度和蔼	5	10			
		服装、衣帽整齐	5				
操作前准备	用物准备	简易呼吸器、面罩、吸氧装置、连接管、口咽通气道,必要时备氧气袋	5	5			
操作流程	判断指征	呼吸趋于停止,血氧饱和度下降,行气管插管前,先使用简易呼吸器辅助呼吸	5	60			
	备齐用物	携至床旁。将简易呼吸器连接吸氧装置,调节流量 10L/min,使储氧袋迅速鼓起,检查连接管是否连接紧密	10				
	病人准备	平卧、清理口咽分泌物,开放气道(颈椎损伤或可疑损伤者必须用托下额法)。必要时使用口咽通气道	10				
	操作手法	呼吸面罩罩住患者口鼻,左手用"EC"手法固定面罩,(拇、食指呈"C"型固定面罩,其余三指呈"E"型托住下顿),右手持简易呼吸器球囊规律挤捏球体。频率:成人 12～15 次/min,儿童 14～20 次/min;成人潮气量 500～800ml/min(气囊 1/3～l/2);I:E 为1:1.5～2;意送气时间不少于 2 秒,以防止过快的频率将气体挤入胃内。同时观察病人的胸廓起伏,以确定辅助呼吸是否有效	20				
	判断有效通气指征	1.病人胸廓随挤压球体而起伏;2.由面罩透明盖部分观察病人嘴角与面色转红润;3.由简易呼吸器透明盖处观察单向间正常开启;4.病人呼气时,面罩内有雾气出现	15				

续表

项目		要求	应得分	扣分	得分	说明
操作后	终末消毒	1.将口鼻面罩取下,置于500mg/L的含氯消毒浸泡30分钟,清水冲净后,晾干备用。2.将简易呼吸器头端,浸入500mg/L的含氯消毒剂中迅速挤捏球体,以清除病人的呕吐物或血液等。3.将简易呼吸器的各部件拆开,储氧袋用75%酒精擦拭,其余用500mg/L的含氯消毒剂浸泡30分钟4.清水冲净后,晾干	10			
	提问	目的:1.增加机体通气量;2.纠正威胁生命的低氧血征注意事项:1.保证气道通畅,及时清理分泌物;2.使用期间注意观察患者胸廓起伏,双肺呼吸音、脉搏、血氧及患者的呼吸是否有改善;3.观察胃区是否胀气,是否挤压到胃部而影响呼吸的改善;4.密切观察生命体征、神志、面色等变化	10	25		
	终末质量	检测合格,定点放置备用	5	5		
合计			100			

专家签名:_____   检查时间:_____年_____月_____日

静脉输液泵操作评分标准

医院名称_____　　　　科室_____　　　　　　　　　姓名_____

项目		要求	应得分	扣分	得分	说明
素质要求		仪表大方、举止端庄、态度和蔼、服装、鞋帽整齐	5	5		
操作前准备（20）	护士准备	着装整洁，洗手，戴口罩	5	20		
	评估患者	核对医嘱，了解病情，与病人沟通，语言规范，态度和蔼，询问是否小便	5			
	环境评估	病房环境整洁安全，有电源插座	5			
	用物准备	治疗盘备碘伏、棉签、液体、输液器、治疗巾、弯盘、输液泵	5			
操作流程（47）	备齐用物	携至患者床旁，核对床号、姓名，向患者解释操作目的及方法，取得合作	5	45		
		固定输液泵于输液架上，接通电源	5			
		按输液法连接液体与输液器，打开输液泵泵门，安装输液器，打开输液泵开关，按医嘱设定滴数及其他参数	10			
		再次核对，按静脉输液法穿刺输液，按开始键	10			
		再次核对，告知注意事项	10			
		分类清理用物、洗手、记录	5			
操作后（33）	评价	操作熟练、方法正确	5	30		
		无菌观念强，用物、污物处置正确	5			
		了解病人情况，关爱患者	5			
	理论回答	应答切题、流畅	5			
		回答全面、正确	10			
合计			100			

专家签名：_____　　　　　　　　检查时间：_____年_____月_____日

输液泵/微量输液泵的使用技术与操作流程

医院名称_____ 科室_____ 姓名_____

项目		要求	应得分	扣分	得分	说明
素质要求		仪表大方、举止端庄、态度和蔼、服装、鞋帽整齐	5	5		
操作前准备	人员	衣帽整洁、洗手、戴口罩	3	9		
	用物	微量输液泵用物(微量输液泵、注射器、药物、液体、无菌延长管、基础消毒盘),静脉输液泵用物(输液泵、泵管、基础消毒盘、药物、液体)	3			
	患者	评估患者病情、治疗情况、心理反应	3			
操作流程	(1)微量输液泵	1.携用物至患者床旁,核对患者,解释取得合作。告知患者输注药物名称及注意事项	5	45		
		①核对、按医嘱配制药液,用注射器抽吸准备好,注明药液名称及浓度	5			
		②连接注射器与输液泵延长管,排尽空气	5			
		③将注射器安装在输液泵上	5			
		④连接电源,打开输液泵开关	5			
		⑤遵医嘱设定输液总量、速度、确认运行正常	5			
		⑥将输液泵导管与患者输液通道相连,并妥善固定	5			
		⑦密切观察,做好记录。发现异常及时与医师沟通	5			
		⑧整理用物	5			
	(2)静脉输液泵	①检查泵管的完整性、有效期	5	26		
		②按输液法连接液体与泵管,将输液泵管充满液体,排尽空气	2			
		③将泵管安装在输液泵上,关好仓门	2			
		④携用物至患者床旁,核对患者,解释取得合作。告知患者输注药物名称及注意事项	2			
		⑤连接电源,打开泵开关	2			
		⑥根据医嘱要求,设定输液总量,速度,确认运行正常	5			
		⑦将输液泵导管与患者输液通道相连,并妥善固定	5			
		⑧密切观察、做好记录。发现异常及时与医师沟通	2			
		⑨整理用物	2			

续表

项目		要求	应得分	扣分	得分	说明
操作后	效果评价	护患沟通有效,关爱患者,严密观察输注情况,患者无空气栓塞发生	3	10		
		方法正确,严格执行操作规程,及时排除故障	5			
		用物齐备,处理规范	2			
	理论回答	回答全面、正确	5	5		
合计			100			

专家签名:_____　　　　　　检查时间:_____年_____月_____日

心电监护(成人)评分表技术操作程序及考核标准

医院名称＿＿＿＿＿＿＿＿＿　　　　科室＿＿＿＿＿＿＿＿　　　　　　　姓名＿＿＿＿＿＿＿＿

项目		要求	应得分		扣分	得分	说明
素质要求		仪表大方,举止端庄,态度和蔼、服装、鞋帽整齐	5	5			
操作前	评估	患者病情、意识及皮肤情况	5				
		了解需要监测的项目和患者配合程度	2				
	准备	备齐用物 环境:安静、整洁,必要备隔帘或屏风,无电磁波干扰	3	10			
操作流程	核对解释	·携物至床旁,称呼患者,核对患者及医嘱,向患者及家属解释,取得配合 ·按六步洗手法洗手,戴口罩	3				
	连接电源开机	·将监护仪放置于治疗车或床旁桌上适当位置,妥善固定 ·连接监护仪电源,打开主机开关,检查监护仪能否正常开机,显示屏能否正常显示	5				
	舒适体位	·放下操作侧床栏 ·协助患者取舒适的平卧位或半卧位	2	50			
	连接导联粘贴电极片	·解衣服,暴露胸部,评估皮肤,正确定位,用酒精棉球/片擦拭皮肤 ·电极片连接在监护仪 ECG 导线上贴电极 ·右上(RA):锁骨下,靠近右肩部位 ·左上(LA):锁骨下,靠近左肩部位 ·右下(RL):右下腹部 ·左下(LL):左下腹部 ·胸导(V):胸前壁部 ·导联线从颈部穿出,穿好患者衣服,盖好被盖	10				
	连接血压袖带	·排尽袖带中的气体,将袖带缠绕在所测上臂,袖带下缘距肘窝 1~2cm 处 ·袖带气囊感应点准确压在肱动脉上 ·松紧能容纳一指为宜 ·输液与测血压不在同一肢体进行 ·启动测压	5				

续表

项目		要求	应得分	扣分	得分	说明
操作流程	连接血氧饱和度监测	·评估脉搏血氧饱和度监测部位 ·将探头固定于手指(或脚趾) ·红外线指示灯正对手指(或脚趾)甲床部位 ·用胶布适当固定探头,防止脱落 ·不在测量血压的手臂上测量血氧饱和度	5			
	整理	·整理心电图、血压和脉搏氧饱和监测导线(或传感线),有序规范放置和妥善固定 ·整理床单元,保持床单元平整有序 ·上床栏,防止患者坠床	5			
	设定参数	·设置合适的 ECG 监测导联,心电波形显示清晰 ·设置合适的测压方式 ·根据患者病情调整测压间隔时间 ·打开报警系统 ·根据患者心率情况,设定正常成人报警上下限参数 ·根据患者病情及基础血压,设定正常成人报警上下限参数 ·设置 SPO$_2$ 监测报警高限(100%)及低限(90%)	5	50		
	指导整理	·监测结果告知患者并解释其数据的意义 ·告知患者不要自行移动或者摘除电极片及传感器 ·告知患者和家属避免在监测仪附近使用手机,以免干扰监测波形 ·将呼叫器置于易取处,如有异常及时呼叫 ·整理床单元 ·清理用物	5			
	洗手记录	·按六步洗手法洗手 ·再次查对床号、姓名、医嘱 ·记录监测时间及监测结果	5			

续表

项目		要求	应得分	扣分	得分	说明
停用心电监护	停止监测	遵医嘱停止监测 ·携用物至患者床旁,核对患者 ·向患者解释停用的原因及配合等 ·关闭监护仪电源开关,放下操作侧床栏 ·顺序取下 SPO_2 探头、血压袖带、ECG 导线,边取边适当整理	5			
	整理记录	·清洁皮肤,安置患者于舒适体位 ·整理患者衣服、床单元、上床栏 ·清理用物,规范处理 ·按六步洗手法洗手 ·再次查对床号、姓名、医嘱 ·记录停止监测时间	5	10		
操作后	动作熟练	·程序正确,操作规范,动作熟练	5			
	护患沟通	·仪表大方,举止端庄,符合礼仪要求·护患沟通有效、充分体现人文关怀·语言流畅,态度和蔼,面带微笑	5			
	质量评价	·粘贴电极片位置、袖带位置、SPO_2 探头位置放置正确·固定合适,电极和导线固定美观,导线未打折缠绕	5	25		
	操作时间	·10 分钟,到时停止操作	5			
	提问	目的:评估病情(呼吸、循环功能等),评价治疗、护理效果,指导临床治疗、护理	5			
合计			100			

专家签名:_____　　　　检查时间:_____年_____月_____日

第四节　常用腧穴

常用腧穴定位方法

1. 手指同身寸取穴法

依据患者本人手指为尺寸折量标准来量取腧穴的定位方法。

（1）中指同身寸以患者中指中节桡侧两端纹头（拇、中指屈曲成环形）之间的距离作为 1 寸（图 4 - 1）。

（2）拇指同身寸以患者拇指的指间关节的宽度作为 1 寸（图 4 - 2）。

（3）横指同身寸（又名一夫法）是令患者将食指、中指、无名指和小指并拢，以中指中节横纹为标准，其四指的宽度作为 3 寸（图 4 - 3）。

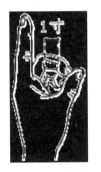 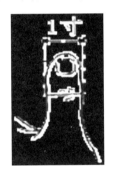 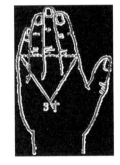

图 4 - 1　中指同身寸　　　图 4 - 2　拇指同身寸　　　图 4 - 3　横指同身寸

2. 简便取穴法：

简便取穴法是一种简便易行的腧穴定位方法。常用的简便取穴方法有：两耳尖直上连线中点取百会；半握拳，当中指端所指处取劳宫；两手伸开，于虎口交叉，当食指端处取列缺；两手自然下垂，于中指端处取风市；垂肩屈肘于平肘尖处取章门等。

临床常用腧穴定位及主治症候

（一）头面部

1. 太阳

【穴位描述】　在颞部，当眉梢与目外眦之间，向后约一横指的凹陷处。

【临床取穴】　正坐或仰卧，额骨的眉弓外侧端旁开可按取凹陷，凹陷正中即是

（图 4 - 4）。

【主　　治】　①头痛；②目疾；③面瘫。

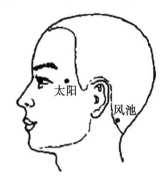
图 4 - 4　太阳、风池

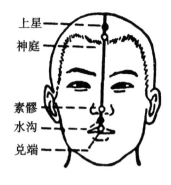
图 4 - 5　水沟

2. 水沟

【穴位描述】　在面部，当人中沟的上 1/3 与中 1/3 交点处。

【临床取穴】　仰靠或仰卧，人中沟的上 1/3 与中 1/3 交点处（图 4 - 5）。

【主　　治】　①昏迷、晕厥、中风、中暑、休克、呼吸衰竭等急危重症，为急救要穴之一；②癔病、癫狂痫证、急慢惊风等神志病证；③鼻塞、鼻衄、面肿、口歪、齿痛、牙关紧闭等面鼻口部病证；④闪挫腰痛。

3. 百会

【穴位描述】　在头部，当后发际正中直上 7 寸，或当头部正中线与两耳尖连线的交叉处。

【临床取穴】　①两耳尖直上连线中点处；②在后正中线上，前、后发际之间的中点前一寸（图 4 - 6）。

【主　　治】　①痴呆、中风、失语、瘛疭、失眠、健忘、癫狂痫证、癔病等神志病证；②头风、头痛，眩晕、耳鸣等头面病证；③脱肛、阴挺、胃下垂、肾下垂等气失固摄而致的下陷性病证。

4. 颊车

【穴位描述】　在面颊部，下颌角前上方约一横指（中指），按之凹陷处，当咀嚼时咬肌隆起最高点处。

【临床取穴】　正坐或侧卧，下颌角直上 4 分，向前一横指处。咬合，肌肉隆起处。（图 4 - 7）

【主　　治】　齿痛、牙关不利、颊肿、口角歪斜等局部病证。

5. 下关

【穴位描述】　在耳屏前，下颌骨髁状突前方，当颧弓与下颌切迹所形成的凹陷中。合口有孔，张口即闭，宜闭口取穴。

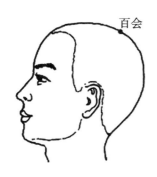

图 4-6 百会

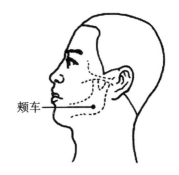

图 4-7 颊车

【临床取穴】 正坐或侧卧,闭口,耳屏前约一横指,颧弓下的凹陷处。(图 4-8)

【主 治】 ①牙关不利、三叉神经痛、齿痛、口眼歪斜等面口病症;②耳聋、耳鸣、聤耳等耳疾。

6.阳白

【穴位描述】 目正视,瞳孔直上,眉上 1 寸。

【临床取穴】 正坐仰靠直视前方,瞳孔直上,过眉 1 寸。(图 4-9)

【主 治】 ①前头痛;②目痛、视物模糊、眼病等。

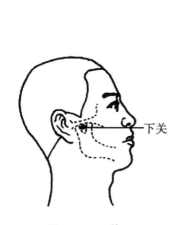

图 4-8 下关

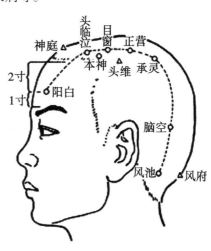

图 4-9 阳白

7.完骨

【穴位描述】 在头部,当耳后乳突的后下方凹陷处。

【临床取穴】 正坐或侧伏,颞骨乳突后下方凹陷处。(图 4-10)

【主 治】 ①癫痫;②头痛、颈项强直、喉痹、颊肿、齿痛、口歪等头项五官病证。

(二)颈部

1.天突

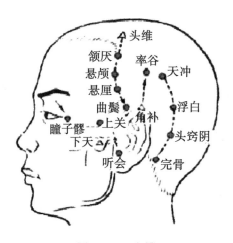

图 4 - 10　完骨

【穴位描述】　在颈部,当前正中线上,胸骨上窝中央。

【临床取穴】　仰靠,胸骨上窝中点。(图 4 - 11)

【主　　治】　①咳嗽、哮喘、胸痛、咽喉肿痛、暴喑等肺系病证;②瘿气、梅核气、噎膈等气机不畅病证。

2. 大椎

【穴位描述】　在后正中线上,第 7 颈椎棘突下凹陷中。

【临床取穴】　俯伏或正坐低头,在后正中线上,颈后隆起的最高点为第七颈椎棘突(头部俯仰转动时,此点可随之屈伸转动),高点下凹陷处。(图 4 - 12)

【主　　治】　①热病、疟疾、恶寒发热、咳嗽、气喘等外感病证;②骨蒸潮热;③癫狂痫证,小儿惊风等神志病证;④项强,脊痛;⑤风疹,痤疮。

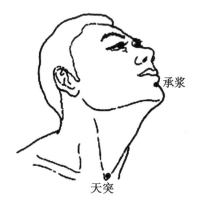

图 4 - 11　天突

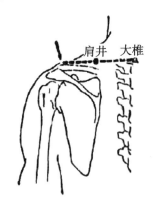

图 4 - 12　大椎

(三)胸部

膻中

【穴位描述】　在胸部,当前正中线上,平第 4 肋间隙,两乳头连线的中点。

【临床取穴】　仰卧,在前正中线上,平第 4 肋间隙(男性约与乳头平齐)。(图 4 -13)

【主　治】　①咳嗽、气喘、胸闷、心痛、噎隔、呃逆等胸中气机不畅的病证;②产后乳少,乳痈、乳癖等胸乳病证。

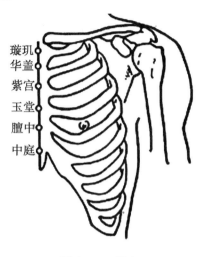

图 4 - 13　膻中

(四)腹部

1. 上脘

【穴位描述】　在上腹部,前正中线上,当脐中上 5 寸。

【临床取穴】　仰卧,在前正中线上,中脘上 1 寸。(图 4 - 14)

【主　治】　①胃痛、呕吐、呃逆、腹胀等胃腑病证;②癫痫。

2. 中脘

【穴位描述】　在上腹部,前正中线上,脐上 4 寸,或脐与胸剑联合连线的中点处。

【临床取穴】　仰卧,在前正中线上,脐与胸剑联合连线的中点处。(图 4 - 14)

【主　治】　①胃痛、腹胀、纳呆、呕吐、吞酸、呃逆、小儿疳积等脾胃病证;②黄疸;③癫狂、脏躁。

3. 神阙

【穴位描述】　在腹中部,脐中央。

【临床取穴】　仰卧,脐正中。(图 4 - 14)

【主　治】　①虚脱、中风脱证等元阳暴脱;②腹痛、腹胀、腹泻、痢疾、便秘、脱肛等肠腑病证;③水肿,小便不利。

4. 关元

【穴位描述】　在下腹部,前正中线上,当脐中下 3 寸。

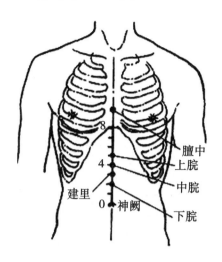

图 4 - 14 上脘、中脘、下脘、神阙

【临床取穴】 仰卧,在前正中线上,脐中与耻骨联合上缘中点(曲骨穴)的连线长度为 5 寸,曲骨穴上 2 寸。(图 4 - 15)

【主   治】 ①中风脱证、虚劳冷惫、羸弱无力等元气虚损病证;②少腹疼痛,疝气;③腹痛、痢疾、脱肛、便血等肠腑病证;④五淋、尿血、尿闭、尿频等泌尿系病证;⑤遗精、阳痿、早泄、白浊等男科病;⑥月经不调、痛经、闭经、崩漏、带下、阴挺、恶露不尽、胞衣不下等妇科病证。

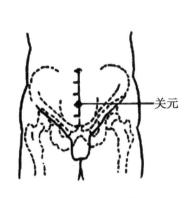

图 4 - 15 关元

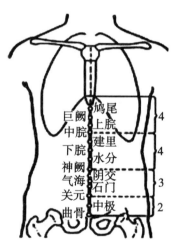

图 4 - 16 气海

5.气海

【穴位描述】 在下腹部,前正中线上,当脐中下 1.5 寸。

【临床取穴】 仰卧,脐中与关元穴连线的中点。(图 4 - 16)

【主   治】 ①虚脱、形体羸弱、脏气衰惫、乏力等气虚病证;②水谷不化、绕脐疼痛、腹泻、痢疾、便秘等肠腑病证;③小便不利,遗尿;④遗精,阳痿,疝气;⑤月经不调、痛经、经闭、崩漏、带下、阴挺、产后恶露不止、胞衣不下等妇科病证。

6.天枢

【穴位描述】　在腹中部,脐中旁开2寸。

【临床取穴】　仰卧,脐中旁开2寸。(图4-17)

【主　　治】　①腹痛、腹胀、便秘、腹泻、痢疾等胃肠病证;②月经不调、痛经等妇科疾患。

（五）背部

1.膏肓

【穴位描述】　在背部,当第4胸椎棘突下,旁开3寸。

【临床取穴】　俯卧,第4胸椎棘突下旁开3寸。(图4-18)

【主　　治】　①咳嗽、气喘、肺痨等肺之虚损证;②肩胛痛;③健忘、遗精、盗汗等虚劳诸疾。

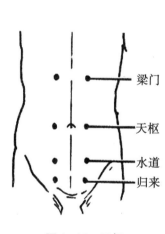

图4-17　天枢

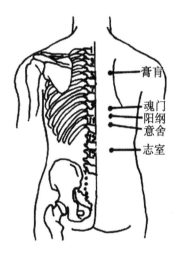

图4-18　膏肓

2.肝俞

【穴位描述】　在背部,当第9胸椎棘突下,旁开1.5寸。

【临床取穴】　俯卧,第9胸椎棘突下,旁开1.5寸。(图4-19)

【主　　治】　①胁痛、黄疸等肝胆病证;②目赤、目视不明、夜盲、迎风流泪等目疾;③癫狂痫;④脊背痛。

3.肺俞

【穴位描述】　在背部,当第3胸椎棘突下,旁开1.5寸。

【临床取穴】　俯卧,第3胸椎棘突下,旁开1.5寸。(图4-19)

【主　　治】　①咳嗽、气喘、咯血等肺疾;②骨蒸潮热、盗汗等阴虚病证。

4.心俞

【穴位描述】　在背部,当第5胸椎棘突下,旁开1.5寸。

【临床取穴】　俯卧,第5胸椎棘突下,旁开1.5寸。(图4-19)

【主　　治】　①心痛,心悸;②咳嗽,胸闷;③呕吐。

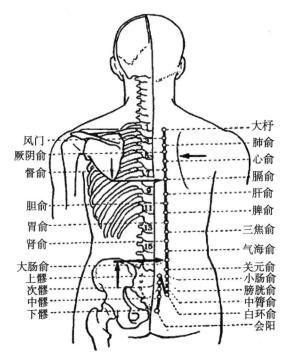

图4-19　肝俞　肺俞　心俞

5. 定喘

【穴位描述】　在背部,当第7颈椎棘突下,旁开0.5寸。

【临床取穴】　俯伏或俯卧,先在后正中线上定取第7颈椎棘突下的大椎穴,大椎穴旁开0.5寸。(图4-20)

【主　　治】　①哮喘、咳嗽;②肩背痛,落枕。

(六)腰部

1. 肾俞

【穴位描述】　在腰部,当第2腰椎棘突下,旁开1.5寸。

【临床取穴】　俯卧,第2腰椎棘突下,旁开1.5寸。(图4-21)

【主　　治】　①头晕、耳鸣、耳聋、腰酸痛等肾虚病证;②遗尿、遗精、阳痿、早泄、不育等生殖泌尿系统疾患;③月经不调、带下、不孕、等妇科病证。

2. 大肠俞

【穴位描述】　在腰部,当第4腰椎棘突下,旁开1.5寸。

【临床取穴】　俯卧,第4腰椎棘突下,旁开1.5寸。(图4-22)

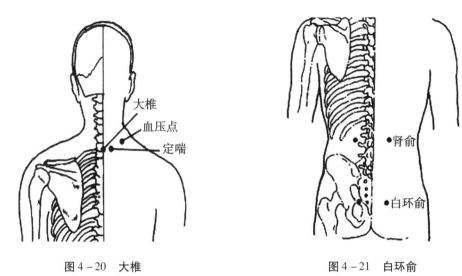

图 4 - 20　大椎　　　　　　　　　　　　　图 4 - 21　白环俞

【主　　治】　①腰腿痛;②腹胀、腹泻、便秘等胃肠病证。

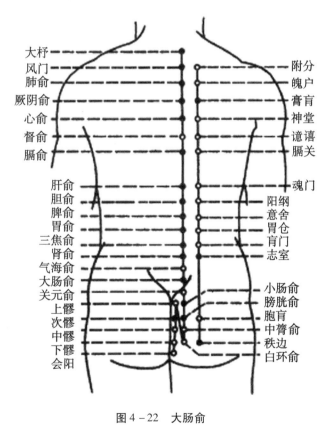

图 4 - 22　大肠俞

（七）上肢

1.曲池

【穴位描述】　屈肘成直角,在肘横纹外侧端与肱骨外上髁连线中点。

【临床取穴】 ①屈肘成直角,在肘弯横纹尽头处。②屈肘成直角,在肘横纹外侧端与肱骨外上髁连线中点处。(图4-23)

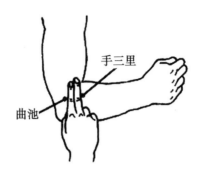

图4-23 曲池

【主　　治】 ①手臂痹痛、上肢不遂等上肢病证;②热病;③高血压;④癫狂;⑤腹痛、吐泻等肠胃病证;⑥咽喉肿痛、齿痛、目赤肿痛等五官热性病证;⑦瘾疹、湿疹、瘰疬等皮、外科疾患。

2. 内关

【穴位描述】 在前臂掌侧,腕横纹上2寸,掌长肌腱与桡侧腕屈肌腱之间。

【临床取穴】 向前伸臂仰掌,掌根第1腕横纹正中(大陵)直上2寸,掌长肌腱与桡侧腕屈肌腱之间(两筋之间)。(图4-24)

【主　　治】 ①心痛、胸闷、心动过速或过缓等心疾;②胃痛、呕吐、呃逆等胃腑病证;③中风;④失眠、郁证、癫狂痫等神志病证;⑤眩晕症,如晕车、晕船、耳源性眩晕;⑥肘臂挛痛。

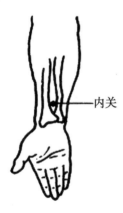

图4-24 内关

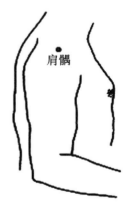

图4-25 肩髃

3. 肩髃

【穴位描述】 在肩部,三角肌上,臂外展或向前平伸时,当肩峰前下方凹陷处。

【临床取穴】 ①上臂外展平举,肩关节出现两个凹陷,前面的凹陷处。②垂肩,锁骨肩峰端前缘直下约2寸,在骨缝之间。(图4-25)

【**主　　治**】　①肩臂挛痛、上肢不遂等肩、上肢病证;②瘾疹。

(八)手部

合谷

【**穴位描述**】　在手背,第1、2掌骨间,当第2掌骨桡侧的中点处。

【**临床取穴**】　①拇指与食指两指张开,将另一手拇指的关节横放在虎口上,拇指尖点到之处。②拇指与食指两指并拢,在两指间的肌肉最高点。③拇指与食指两指张开,在虎口与第1、2掌骨结合部连线的中点。(图4-26)

【**主　　治**】　①头痛、目赤肿痛、齿痛、鼻衄、口眼歪斜、耳聋等头面五官诸疾;②发热恶寒等外感病证,热病无汗或多汗;③经闭,滞产等妇产科病证。

(九)下肢

1.委中

【**穴位描述**】　在腘横纹中点,当股二头肌腱与半腱肌肌腱的中间。

【**临床取穴**】　俯卧,腘窝横纹中点。(图4-27)

【**主　　治**】　①腰背痛、下肢痿痹等腰及下肢病证;②腹痛,急性吐泻;③小便不利,遗尿;④丹毒。

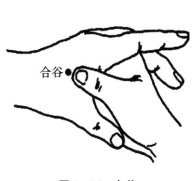

图4-26　合谷

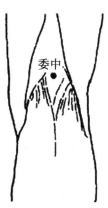

图4-27　委中

2.足三里

【**穴位描述**】　在小腿前外侧,当犊鼻下3寸,距胫骨前缘一横指(中指)。

【**临床取穴**】　①正坐屈膝,外膝眼(犊鼻)直下3寸,胫骨前嵴外一横指处。②正坐屈膝,先找到胫骨粗隆,在胫骨粗隆外下缘直下1寸处。③正坐屈膝,患者用手掌自然遮住膝盖,食指按在胫骨上,中指指尖处即是。(图4-28)

【**主　　治**】　①胃痛,呕吐,噎膈,腹胀,腹泻,痢疾,便秘等胃肠病证;②下肢痿痹证;③癫狂等神志病;④乳痈,肠痈等外科疾患;⑤虚劳诸证,为强壮保健要穴。

3. 丰隆

【穴位描述】 在小腿前外侧,当外踝尖上 8 寸,条口穴 1 寸外,距胫骨前嵴外二横指(中指)。

【临床取穴】 正坐屈膝,外膝眼(犊鼻)与外踝尖连线中点,距离胫骨前嵴二横指处。(图 4 - 29)

【主　治】 ①头痛、眩晕;②癫狂;③痰多咳嗽等痰饮病证;④下肢痿痹;⑤腹胀、便秘。

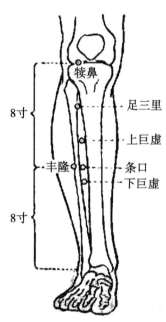

图 4 - 28　足三里、丰隆、犊鼻

4. 阳陵泉

【穴位描述】 在小腿外侧,当腓骨头前下方凹陷处。

【临床取穴】 正坐屈膝垂足,在腓骨头前下方凹陷处。(图 4 - 29)

【主　治】 ①黄疸、胁痛、口苦、呕吐、吞酸等肝胆犯胃病证;②膝肿痛、下肢痿痹及麻木等下肢、膝关节疾患;③小儿惊风。

5. 居髎

【穴位描述】 在髋部,当髂前上棘与股骨大转子最凸点连线的中点处。

【临床取穴】 侧卧,当髂前上棘与股骨大转子最高点连线的中点处。(图 4 - 30)

【主　治】 ①腰腿痹痛,瘫痪;②疝气,少腹痛。

6. 犊鼻

【穴位描述】 屈膝,在膝部,髌骨与髌韧带外侧凹陷中。又名外膝眼。

【临床取穴】 正坐屈膝,髌骨与胫骨之间,髌韧带外侧凹陷处。(图 4 - 28)

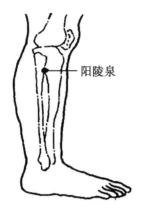

图4-29　阳陵泉

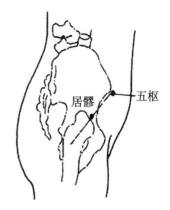

图4-30　委中

【主　　治】　膝痛,屈伸不利,下肢麻痹等下肢、膝关节疾患。

7.三阴交

【穴位描述】　在小腿内侧,当足内踝尖上3寸,胫骨内侧缘后方。

【临床取穴】　正坐或侧卧,胫骨内侧面后缘,内踝尖直上3寸。(图4-31)

【主　　治】　①肠鸣腹胀、腹泻等脾胃虚弱诸证;②月经不调、带下、阴挺、不孕、滞产等妇产科病证;③遗精、阳痿、遗尿等生殖泌尿系统疾患;④心悸,失眠,高血压;⑤下肢痿痹;⑥阴虚诸证。

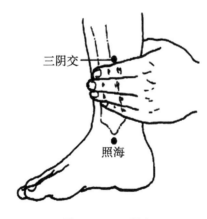

图4-31　三阴交

8.阴陵泉

【穴位描述】　在小腿内侧,当胫骨内侧髁后下方凹陷处。

【临床取穴】　正坐或仰卧,胫骨内侧髁下缘与胫骨粗隆平齐处。(图4-32)

【主　　治】　①腹胀、腹泻、水肿、黄疸、小便不利等脾不运化水湿病证;②膝痛。

9.血海

【穴位描述】　屈膝,在大腿内侧,髌骨内上缘2寸,当股四头肌内侧头的隆起处。

【临床取穴】　①正坐屈膝,髌骨内上缘上2寸,股内侧肌突起中点处。②医者以对侧手掌心按于患侧髌骨上缘,第2至5指向上伸直,拇指约呈45°斜置,拇指尖下是穴。

（图 4 - 33）

【主　　治】 ①月经不调、痛经、经闭等妇科月经病；②瘾疹、湿疹、丹毒等血热性皮肤病。

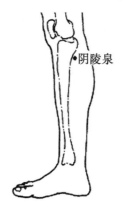

图 4 - 32　阴陵泉

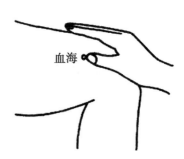

图 4 - 33　血海

（十）足部

【穴位描述】 足趾跖曲时，约当足底（去趾）前 1/3 凹陷处。

【临床取穴】 仰卧，蜷足，脚掌心前部正中凹陷处，约当足底前、中 1/3 交界，第 2、3 趾跖关节稍后。（图 4 - 34）

【主　　治】 ①晕厥、中暑、小儿惊风、癫狂痫等急症及神智病患；②头痛，头晕，目眩，失眠；③咯血、咽喉肿痛、喉痹等肺系病证；④大便难，小便不利；⑤奔豚气；⑥足心热。

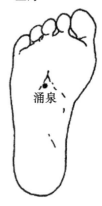

图 4 - 34　涌泉

参考文献

［1］　石学敏.普通高等教育"十五"国家级规划教材·针灸学［M］.北京:中国中医药出版社,2007.

［2］　王利祥.实用临床取穴配穴手册［M］.北京:人民军医出版社,2007.

第六章 中医特色康复健康宣教

第一节 痔瘘健康教育宣教

痔疮健康教育宣教

痔是直肠末端黏膜下和肛管皮肤下的直肠静脉丛发生扩大、曲张而形成的柔软的静脉团,并因此而产生出血、栓塞或团块脱出。根据其所在部位的不同分为内痔、外痔和混合痔。

一、健康指导

1.保持肛门部清洁,勤换内裤。

2.避免久坐久站,要经常改变体位。

3.养成每日定时排便的良好习惯,蹲坐时间不宜过长。

4.饮食上多饮水,忌烟酒,多吃新鲜蔬菜等含纤维素丰富食物,少吃蒜、葱、韭等刺激性较大食物。茄子、香蕉、无花果、海参、甜瓜、田螺、柿饼、河蚌等食品,有助通便与痔疮治疗。

二、中医疗法

1.药膳处方

1)内痔

(1)风伤肠络证

治法:清热凉血祛风

药膳:桑耳粥

原料:桑耳3g,粳米50g。

烹制方法:先煎桑耳,去渣取汁,和米煮粥,空腹服用。

（2）湿热下注证

治法:清热利湿止血

药膳:金针菜

原料:金针菜50g,红糖适量。

烹制方法:取金针菜加水煎,加红糖适量,早饭前1小时服,连续3~4天。

（3）气滞血瘀证

治法:清热利湿,行气活血

药膳:黑木耳饼

原料:黑木耳5g,柿饼30g。

烹制方法:将黑木耳泡发,柿饼切块,同加水煮烂,食用。每日1~2次。

（4）脾虚气陷证

治法:补中益气升提

药膳:槐花牛脾汤

原料:牛脾250g,槐花15g。

烹制方法:将牛脾洗净切小块,与槐花共入锅中,加水煨汤。每日1次,吃脾饮汤。

2）外痔

（1）湿热下注证

治法:清热利湿,活血散瘀

药膳:蕹菜蜂蜜饮

原料:蕹菜2 000g,蜂蜜250g。

烹制方法:将蕹菜洗净,切碎,捣汁。将菜汁放锅内,先以大火,后以小火加热煎煮浓缩,至煎液较稠厚时加入蜂蜜,再煎至稠黏时,停火,待冷装瓶备用。每次以沸水冲化饮用1汤匙,每日2次。

（2）血热瘀阻证

治法:清热凉血,散瘀消肿

药膳:猪大肠煮香蕉树芯

原料:猪大肠头250g,香蕉树芯适量。

烹制方法:猪大肠头与香蕉树芯适量,煮熟食用。

2. 其他疗法

（1）中药内服调理。

（2）针灸疗法:①体针②挑治③耳针

（3）按摩疗法:从头部百会,颈根部的大椎为出发点,接着指压背部、腰部的各穴位。尤其对接近患部的会阳与长强要仔细指压。

（4）中药外治:外用外敷药及熏洗药。

肛痈健康教育

病因及主证:肛痈系肛管直肠周围软组织间隙急性感染所形成的化脓性疾病,多因过食肥甘辛辣,醇酒等物,湿浊不化,热邪蕴结下注大肠,日久化火,灼肌腐肉成脓,以肛周疼痛,有肿块伴恶寒发热为主证。

健康指导:

(一)饮食

1. 术前可进普食,但不宜过饱,戒烟酒忌辛辣,香燥之品。

2. 术后三天进半流质,如肉末稀饭、面条等。第四天可进普食、蛋类、猪瘦肉、牛奶等,粗细粮搭配。

3. 多吃水果蔬菜,以滋阴润燥,清热解毒凉血止痛的冬瓜、茄子、苦瓜、白菜为好。

(二)主要用药及注意事项

1. 术后每天上午8~10点、晚上7~9点换药一次,在换药前坐浴初步清洗伤口,如有伤口出血,应及时报告医生。

2. 中药坐浴,坐浴时应取下外层敷料,用500ml坐浴液,配1 000ml温开水坐浴,每次10~15分钟。

3. 术后常规静滴抗生素5~7天,输液时不能随意调整速度。

4. 口服缓泻剂应从小剂量开始防止导泻过度。

(三)生活起居

1. 按时作息起居有常。

2. 保持肛门清洁干燥,勤换内裤,养成定时排便的习惯,便后坐浴。

3. 保持情绪稳定,精神愉快,气血平和有利于疾病康复。

(四)活动及功能锻炼

1. 手术当天应卧床休息,在床边排便,上厕所有晕厥的危险。

2. 术后抗病力下降,防止外感风寒。

3. 术后一周内只能在病区活动,一周以后,根据病情可以到院内散步,但时间不宜过长,勿久坐、久蹲。

（五）复查指征及时间

出院后如有肛门疼痛，肛门处有分泌物流出或肿胀，速到医院复查。

肛裂健康教育

肛裂指肛管皮肤全层裂开，并形成溃疡的炎性疼痛，多因阴虚津液不足或热结肠燥大便秘结，排便努责，使肛门皮肤损伤，以肛门周期性疼痛，便后下血为主证。

（一）饮食

1. 平时养成良好的饮食习惯，多吃含纤维食物，如：芹菜、苦菜、番茄、白菜等，使大便排泄通畅。

2. 术晨饮食宜清淡，可食粥、馒头、忌食牛奶、豆奶、面条、避免肠胀气。

3. 术后午餐可食全流质，如藕粉等，晚餐可进少量半流质，如米线、面条、卷粉等。

4. 术后第三天改为普食，宜进高蛋白、富含胶原及维生素 A、C 丰富的食物，如瘦肉、猪皮、肝、蛋黄、豆制品、胡萝卜、新鲜蔬菜、水果，以补充足够的营养，促进伤口愈合及机体恢复，忌辛辣，肥甘、烟酒之品，如辣椒、葱、蒜、肥肉。

（二）主要用药及注意事项

1. 术后保持肛门清洁，便后及换药前，按 50ml 比 1000ml，温水配制，水温在 39℃ ~ 43℃坐浴。每次 10 ~ 15 分钟。

2. 止痛栓宜低温保存，用时打开塑料盖取出，沾少许黄连膏轻轻塞入肛门内。

3. 大便干燥难解多喝开水或食绿豆汤，菊花、麦冬、甘草泡水代茶，保持大便通畅，以日行一次成形大便为好，习惯性便秘可晨起空腹饮淡盐水 500ml。

（三）生活起居

1. 按时作息起居有常。

2. 保持肛门清洁干燥，勤换内裤，养成定时排便的习惯，便后坐浴。

3. 保持愉悦的心情，清静淡泊，防止情志内伤。

（四）活动及功能锻炼

术后一周可做肛提肌锻炼，每日 2 次，每次 2 分钟，十天后可做肛肠内治疗 5 次，有扩肛、止痛、软化疤痕作用。

（五）复查指征及时间

出院后一月返院复查,若有出血、疼痛、分泌物多及时复诊。

肛瘘健康教育

肛瘘是肛门周围皮肤与肛管或直肠相通的炎性管道,外口常有分泌物流出,多因肛周脓肿自行破溃或切开引流后外口很快愈合,内口毒邪未尽,或因虚痨久咳、肺脾两虚、阴虚内热,热邪下乘,郁久化火,灼肌腐肉成脓,穿肠窜臀成瘘,以肛周反复流脓、疼痛、瘙痒为主证。

健康指导:

（一）饮食

1. 术前进普食,术后三天内进清淡易消化的半流饮食,三天后改普食,多吃新鲜蔬菜、水果、瘦肉、蛋类、奶类、鱼类,有条件可吃甲鱼,以滋阴润燥补益气血。

2. 术前洗澡更换清洁衣裤,训练床上排尿习惯。

3. 腰麻、骶麻者术后平卧6小时,脱肛注射者俯卧6小时。

4. 术后三天内不吃牛奶、豆类产气过多的食品,忌辛辣烧烤肥甘厚味之品,忌羊肉、臭豆腐等发物,忌烟酒、胡椒、蒜等刺激性食物。

5. 所有食品都要新鲜、清洁、易消化。

（二）主要用药及注意事项

1. 术后每天上午8~10点、晚上7~9点换药一次,换药前应取下外层敷料,每次坐浴10~15分钟,坐浴液的配法是:50ml坐浴液,1000ml温开水,坐浴时,勿拖拉留于肛门外的橡皮线,以防断裂。

2. 为防止术后便秘,医生常规开给润肠通便药,由于个体差异,不能一律按说明书服用,应从小剂量开始,防止导泻过度。

3. 为软化粪便应多饮开水,食粗细纤维混合食物。

4. 施行肛瘘剥离切除者,术后2~3天控制大便,给流质或半流饮食。

（三）生活起居

1. 按时作息,起居有常。

2. 养成定时排便的习惯,取蹲坐位,排便时间尽量短。

3. 保持肛门清洁,每晚和便后温水坐浴,勤换内裤,保持肛门清洁干燥。

4.保持情绪稳定,精神愉快,气血平和,有利于疾病的康复。

(四)活动及功能锻炼

1.术后一周内应当在病区活动,一周后可到院内散步,但时间不宜过长,避免劳累。

2.术后一月内,不能骑自行车,防止引起肛门疼痛和坠胀不适。

(六)复查指征和时间

1.注意肛门排便功能的恢复,如有大便失控现象,应到医院就诊。

2.出院后,肛门处如有疼痛、肿胀、分泌物流出,速来医院复查。

3.如为继发性瘘管应坚持抗痨治疗。

直肠脱垂健康教育

　　直肠脱垂为直肠黏膜、肛管、直肠全层和部分乙状结肠向下移位而脱出肛门外的一种疾病。各种年龄层均可发病,但多发于幼儿、老年人、久病体弱及身高瘦弱者。而女性因骨盆下口较大及多次分娩等因素,发病率高于男性。该病以直肠黏膜及直肠反复脱出肛门外并伴随肛门松弛为主要特点。

一、术后护理

　　1.严密观察病情,术后当日卧床休息,采取舒适体位;越日下床适当活动,以后活动量逐步增加,但避免剧烈活动。由于肛管血管丰富,注射药量多,为了防止注射部位感染出血等,应定时测量生命体征,尤其是观察体温的变化、肛门有无下坠感、大便颜色的变化更为重要。具体观察病情,发现异常立即通知主管医生,并备好抢救物品等。

　　2.饮食指导,术后当日禁食,越日可进流质,3日后改为普食,少食脂肪、肥厚、油腻之物,忌辛辣、烟酒、刺激之品,多食营养丰富含纤维多易消化之物,如新鲜蔬菜、水果、粗纤维食品等。由于此类食品能促进肠蠕动,有利于排便。并向患者解释摄入补充营养的必要性,调动患者的积极性,同时取得家属的理解和配合,促进早日康复。

　　3.排便指导,术后嘱患者控制大便在2~3天内排出(以防出血和污染伤口)。首次排便应以开塞露或液体石蜡注入肛内协助排便。以后保持逐日大便1次,忌久蹲或用力过猛。便后用络合碘消毒肛门,用无菌纱布包扎。逐日换药时塞入肛内痔疮栓1粒,以消肿、止痛、止血,保持大便通畅及肛周清洁。

　　4.疼痛护理,患者术后局部组织受损,创面炎症性水肿,且注射药量多,这些均可引起不同程度疼痛或下坠不适。此时应耐心解释,做好心理护理,及时引入良性信息,指导患者采用放松疗法,如听音乐、看电视、深呼吸,以分散注意力,使其发挥耐痛潜伏能力,必要时用止痛剂。

5.健康教育

（1）保持肛周清洁。

（2）保持大便通畅,以防大便干结,引起大出血或再次脱垂,尽量养成逐日定时排便的好习惯,避免长时间蹲厕。

（3）适当活动,忌重体力劳动。

（4）多食润肠通便有营养之品,少食刺激性之物。

（5）天天坚持做提肛运动数次。

（6）定期复查,不适随访。

第二节　肛肠科特色健康宣教

肛肠疾病的健康教育宣教

随着社会的发展,人们生活水平的不断提高,人们对健康的需求也日益增加。现已不仅仅满足于有病治病,更需要得到疾病的预防、护理、康复促进、保健指导等方面的服务。因此,开展健康教育成为护理工作的重点,起到了推动医疗卫生服务从观念转到工作模式的作用。体现了三个有利于:即有利于患者,有利于医院的发展,有利于护理专业的建设和学科的发展。

1.健康教育的定义:是护士帮助服务对象及其家属满足健康学习的需要,这种学习需要可以改变服务对象有关的健康行为,并通过服务对象的行为作为学习效果的评价。

2.肛肠病的特点:发病病因

（1）人体生理解剖上的弱点:

①血液回流阻力变大:肛门位于臀部正中线的会阴及尾骨之间,人直立位后心脏高于肛门直肠,该部的血液回流阻力和地心引力的影响容易造成局部瘀血。

②肛门直肠部静脉结构特殊,因肛门直肠部静脉没有静脉瓣,由下而上穿过直肠肌层而回流受压,血液回流瘀滞。

③肛腺与肛窦的因素:肛腺为肛窦组织内分泌物黏液的腺体,其分泌的液体通过肛窦管从肛窦部排出到直肠,肛窦开口朝上,大便时粪便由上而下,粪渣和细菌等容易滞留在肛窦内而引起感染,感染沿导管扩散引起肛腺发炎,形成脓肿。

（2）大便不规则

大便干燥:干燥的粪块经肛门排出时,由于承受较强的挤压力,往往会使肛门直肠部瘀血甚至裂伤皮肤而疼痛出血引起肛门疾病。

（3）生活起居与肛肠病：如出差或旅行，改变原来规律，使大便间隔时间延长，造成大便干燥而引起肛门疾病或饮食影响，如饮酒过多或过食辛辣之品可使痔疮发作或劳动强度增加而诱发肛肠病或肛门部受寒冷潮湿或性生活过度，这些因素容易引起肛肠疾病。

（4）职业因素：一些久坐、久站或久蹲的职业，如银行职员、教师等，当人长期坐着或站着，尤其是坐位时肛门受臀部肌肉的压迫，再加腹压影响，使肛周血液循环受阻而患肛门疾病。

（5）其他因素：如妊娠妇女感染、痢疾、肠炎、寄生虫、肛门皮肤病等感染性疾病都可引起周围炎症和静脉内膜炎，使痔血管发生充血、扩张、瘀血而形成痔核。

3. 发病部位：发病部位特殊化，位于人体的肛肠部位。

4. 恢复时间相对较长：因为肛门部位每天都要经过大便刺激，且伤口又是开放性，不能达到无菌伤口。

5. 健康教育在肛肠科中的内容

（1）入院健康教育：病房环境介绍如科室概况、病房陈设、医护办公室、卫生间、作息时间、饮食、探视、陪视、药物、查房、治疗。

（2）住院期间健康教育：住院期间健康教育往往是整个健康教育过程中最重要的，我们应采用口述加书面形式，有计划性教育，把疾病有关知识传授给病人，使其了解疾病在不同阶段的注意事项，根据肛肠科疾病的特点，我们制定了不同阶段的健康教育。

（3）术前健康教育：术前准备：在术野范围内的皮肤准备、更换衣服，术晨灌肠：嘱患者侧卧位，灌肠后保留10分钟后排便，然后清洗肛门等待手术；术前饮食要求：术前晚进半流质饮食如稀饭、面条，手术前8小时禁食，术后6小时可进食但忌牛奶等产气食物，以避免术后肠道存积气体。勿食香蕉、麻油，以避免排便过早，增加痛苦。

（4）恢复期健康教育：饮食与营养：手术后第一天晚，根据术后胃肠情况按医嘱给予合适饮食，术后可进食者，饮食要定时定量，每餐后散步15～20分钟或进行腹部按摩，以促进肠蠕动，预防便秘。饮食以清淡、易消化、高蛋白质、高含粗纤维、维生素食物为主，如甲鱼、鸽子、瘦肉、新鲜蔬菜（芹菜、黄瓜、青菜）水果等，烹调方式以煮、炖、蒸为主，多饮温开水，禁烟、戒酒、禁食辛辣、刺激性食物，如辣椒、大葱、大蒜、洋葱，忌食发物，如鲫鱼、芫荽、鹅、公鸡等。伤口自我护理知识：①手术后48小时内不要排便，48小时后可以排便，以免伤口感染、出血。②有便秘者，平时要多喝开水，吃梨、香蕉、蜂蜜、麻油以帮助排便。③术后第一次排便不要紧张，如有大便，让其自然排出，不要努挣以免出血，便后用1:5 000高锰酸钾温水坐浴，可将臀部浸于水中，使肛内敷料软化后轻轻拔出，然后清洗伤口，时间5分钟，洗净擦干后到换药室换药。④肛门周围保持清洁，干燥，勤换内裤，切口愈合后即可洗澡，但须采用淋浴。

（5）出院健康教育：①保持情绪稳定，心情舒畅、愉快，避免急躁，忧虑心情，养成定时排便习惯,保持大便通畅。②平时注意肛门部卫生,大便后用温开水坐浴,常洗澡,勤换内裤,内衣,避免肛门部感染及肠道病发生。③饮食宜清淡、富于营养、易消化之品,多食蔬菜、水果、蜂蜜等,忌烟、酒、葱、蒜、辣等刺激之品。④平时保持大便通畅,大便秘结时勿用力努挣,给予润肠通便剂,如麻仁丸或开塞露等以通便。大便后清洗肛门,宜用干净柔软的纸巾擦试肛门。⑤注意生活起居,勿做重体力劳动,避免久坐、久蹲、久站等不良刺激。

锁肛痔健康教育宣教

锁肛痔是发生在肛管直肠的癌病类疾病。初起肛门有坠胀感,便秘或大便次数增多,或大便带血和黏液。症状逐渐加剧,伴有里急后重,粪便中有脓血,后期粪形变细,阵发性腹痛,两胯腹间可发现肿块,坚硬而推之不移,身体衰弱。

一、健康指导

1. 居室保持安静、清洁、空气新鲜,注意休息,避免劳累。

2. 平时保持心情舒畅,忌忧思郁怒,以一颗平常心对待生活,工作和学习。

3. 合理饮食,荤素搭配,多食蔬菜水果及粗纤维食物,适当降低饮食中脂肪和肉类的比例。出血时进食以流质软食为主,忌食辛辣刺激等食物。

4. 积极防治一些可能癌前病变。积极防治和消灭血吸虫病。

5. 教会病人适当掌握活动强度,避免过度活动增加腹压而引起人工肛门黏膜脱出。

6. 让病人掌握人工肛门袋的应用方法。用肛袋前应先以清水将周围皮肤洗净,肛袋松紧适宜,随时清洗,避免感染和减少臭气。

7. 指导病人掌握人工肛门的护理,定时指扩,若发现狭窄或排便困难,及时到医院复查。

二、中医疗法

1. 药膳处方

(1)湿热蕴结型

药膳:赤小豆苡米粥

原料:赤小豆50g,苡米适量。

烹制方法:赤小豆50g,苡米浸透,以文火煮烂,加大米共煮成粥,加糖即可。

用法:每日1次,连服10~15天。

(2)气滞血瘀型

药膳:佛手柑粥

原料:佛手柑 15g,粳米 100g,冰糖适量。

烹制方法:佛手煎汤备用,粳米加水适量煮粥,粥成佛手汁及冰糖微煮沸即可。

用法:每日 1 次,连服 10～15 天。

(3)气血两虚型

药膳:芪归猴头菇鸡汤

原料:黄芪 30g,当归 15g,猴头菇 150g,嫩鸡肉 250g。

烹制方法:将黄芪、当归洗净,切片,装入纱布中,扎紧口;猴头菇温水发胀后洗净,切成小片;鸡肉切成小方块,煸炒后用泡发猴头菇的水及少量清水同入砂锅,加入黄芪、当归药袋以及葱段、姜片、料酒、文火煨炖 1 小时,取出药袋,加进猴头菇片、精盐、味精,再煮片刻即可。

用法:每日 1 次。

2.其他疗法

(1)中药内服调理。

(2)熏洗法。

(3)针灸疗法。

(4)气功疗法。

便秘健康教育宣教

便秘是临床常见复杂症状,而不是一种疾病,主要是指排便次数减少,粪便量减少、粪便干结、排便费力等。便秘从病因上分为器质性和功能性两类。

一、健康指导

1.调节生活方式,养成定时排便的习惯,戒烟酒;避免滥用药物。有便意时需要及时排便,避免抑制排便。

2.提倡均衡饮食、适量增加膳食纤维、多饮水。

3.补充水分:多饮水,建议每天饮水可在 1 500ml 以上,使肠道保持足够的水分,有利于粪便排出。

4.供给足够 B 族维生素及叶酸:如粗粮、酵母、豆类,包心菜等。

5.增加脂肪供给:适当增加高脂肪食物,植物油能直接润肠,如核桃仁、松子仁、各类瓜子仁、杏仁、桃仁等。

6.增加易产气食物:如洋葱、萝卜、蒜苗等。

7.适当运动以医疗体操为主:我院以济川捭阖术为主,可配合慢跑、步行和自我按摩。

二、中医疗法

1. 药膳处方

（1）热秘、气秘型

药膳：番薯粥

原料：番薯 50g，小米 50g。

烹制方法：番薯洗净去皮，切成小块，小米淘净；共入锅中，用武火烧沸后，转用文火至米烂成粥。

用法：每日 1～2 次，作早餐、晚餐食用。

（2）血虚型

药膳：杏仁当归炖猪肺

原料：杏仁 15g，当归 15g，猪肺 250g。

烹制方法：将猪肺洗净切片，在沸水中捞起，与杏仁、当归同放入砂锅内，加清水适量，用武火烧沸后，转用文火煮，熟后调味。

用法：每日 1 次。

（3）冷密型

药膳：苁蓉羊肾汤

原料：肉苁蓉 30g，羊肾 1 对。

烹制方法：将羊肾剔去筋膜细切，用酱油、淀粉、黄酒拌匀稍腌制；肉苁蓉加水适量，用武火烧沸后，转用文火煮，熟后调味。

用法：每日 1 次。

2. 其他疗法

（1）中药内服调理。

（2）灌肠疗法。

（3）针灸疗法。

直肠、结肠息肉健康教育宣教

直肠息肉是发生在直肠黏膜上的新生物，多因粪便慢性刺激而引起，为常见的良性肿瘤。单发性居多，多发性的占少数。息肉是人体组织上多余的肿块，占消化道良性肿瘤的 50%～70%。

直肠息肉多数是带蒂的圆形或椭圆形的肿物，可突入肠腔上下移动。其蒂的大部分是肠黏膜由于肠蠕动或粪便牵拉延长所致。而不应把肌肉、脂肪里的肌瘤引起黏膜表面隆起的也叫做息肉，避免误把肿瘤当作息肉。

一、健康指导

1. 阿司匹林预防女性结肠息肉。

2. 补钙有助于预防息肉。

3. 多食水果、蔬菜和全谷食物。

4. 忌吸烟、饮酒。

5. 坚持体育锻炼,保持健康体重。

6. 有良好的心态应对压力,劳逸结合,不要过度疲劳。

7. 不要使用被污染的食物,如被污染的水、农作物、家禽鱼蛋、发霉食品等,多食绿色有机食物。

二、中医疗法

1. 药膳处方

(1)药膳:笋菇肚丝

原料:芦笋 100g,香菇 100g,熟猪肚丝 100g,调料适量。

烹制方法:将芦笋、香菇切丝,起油锅,放植物油 25g,烧热,葱花,姜末炝锅;速入三丝翻炒,加盐,淋少许麻油出锅。

用法:每日晚 1 次。

2. 其他疗法

(1)中药内服调理。

(2)熏洗。

(3)涂药。

(4)揉腹。

(5)提肛。

溃疡性结肠炎健康教育宣教

溃疡性结肠炎属于炎症性肠病(IBD)的一种。克罗恩病也属于这类疾病。这两种疾病都会引起腹泻(有时是血便)及腹痛,并且症状很相似,所以有些时候,即使是医生也很难明确作出诊断。事实上,大约有 10% 的病例不能被区别出是溃疡性结肠炎还是克罗恩病。

克罗恩病可能影响到消化道的各个部分,而溃疡性结肠炎的影响常局限于结肠(也被称为大肠)。炎症通常起始于直肠,并逐渐蔓延至整个结肠。溃疡性结肠炎病变的肠段之间没有正常的肠组织,而克罗恩病常常是跳跃性的病变。克罗恩病可累及整个肠壁,而溃疡性结肠炎只累及最里面的一层肠壁,引起炎症反应,形成细小的糜烂灶或溃疡,从而导致出血,脓液和黏液。概括来说,溃疡性结肠炎是一种结肠内层壁的炎症疾病。

一、健康指导

应保证营养摄入,避免食用生、冷、辛辣、产气多的刺激性食物。

根据病情掌握活动量,疾病发作时应减少活动量,避免劳累,保证充足的睡眠,恢复期可增加活动量,但应避免剧烈活动,以免加重或诱发并发症。指导病人正确用药方法。

二、中医疗法

药膳处方:

(1)药膳:萝卜姜汁糖茶

原料:姜汁15ml,蜜糖30g,萝卜汁50ml。

烹制方法:调匀、蒸热。

用法:每天2次。

(2)药膳:大麦土豆粥

原料:大麦仁100g,土豆300g,精盐,葱花,植物油适量。

烹制方法:土豆去皮,切小丁。大麦仁去杂,洗净。锅上火,放油烧热,放葱花煸香,加水,放入大麦仁烧至沸,加土豆丁煮成粥,加盐。

用法:每日早、晚食用。

其他疗法:

中药内服调理、中药灌肠治疗。

第三节 外科特色健康宣教

胆石症健康教育宣教

胆石症是胆管或胆囊产生胆石而引起剧烈的腹痛、黄疸、发烧等症状之疾病。胆石症是最常见的胆道疾病。按结石所含的成分胆固醇结石、胆色素结石、混合性结石,按发生部位分为胆囊结石、肝外胆管结石和肝内胆管结石。

一、健康指导

1.生活起居有规律,保证足够的睡眠,畅情志。防风寒、防外感。

2.根据自己的体力合理安排锻炼,如散步、慢跑、伏案工作者要抽空多走动。加强体育锻炼,增强机体抵抗力。

3.养成良好的饮食习惯,以清淡、易消化、低脂饮食为宜,忌暴饮暴食。

4.不可饮酒和进食辛辣刺激食物,宜多食萝卜、青菜、豆类等副食品。此外,还因补充一些水果、果汁等,以弥补炎症造成的津液和维生素的损失。

5.随着身体的恢复,逐渐增加油脂摄入,要以不出现腹痛、腹泻等症状为前提。

6.中药宜饭后温服。

二、中医疗法

1.药膳处方

(1)肝胆湿热证

治法:清热利湿,柔肝散结

药膳:李子茶

原料:鲜李子100~150g,绿茶2g,蜂蜜25g。

烹制方法:将鲜李子剖开,加水300ml,煮沸3分钟,再加茶叶与蜂蜜,沸后即可。

用法:每日1剂,分早、中、晚3次服用。

(2)肝胆气滞证

治法:疏肝理气,健脾开胃

药膳:柚皮粥

原料:鲜柚子皮1个,粳米60g。

烹制方法:将柚子皮内外剖洗干净,清水浸泡1日,切成块放入砂锅内,加水煮沸,用文火煮粥,加入葱、盐、味精调味即可。

用法:每日1剂,可作早餐食用。

2.其他疗法

(1)中药内服调理。

(2)口服中成药。

(3)敷贴疗法:①胆痛散外敷;②解痉止痛膏外敷。

(4)针灸疗法:①体针;②艾灸;③耳针加体针;④耳压;⑤耳穴电针;⑥穴位注射;⑦耳背放血综合疗法;⑧埋针。

(5)推拿疗法:①按揉推拿法;②胸穴指压法。

(6)情志疗法:调振精神,保持心情舒畅,避免愤怒、焦虑等。

急性胃肠炎健康教育宣教

急性胃肠炎是胃肠黏膜的急性炎症,将胃肠炎分为湿热、寒湿和积滞等不同类型。

一、健康指导

1. 卧床休息,注意保暖。

2. 急性期失水较多:可供鲜果汁、藕粉、米汤、蛋汤等流质食物,酌情多饮水和淡盐水。

3. 避免胃肠道发酵、胀气:忌食牛肉的产气食物,并尽量减少蔗糖的摄入,忌食高脂肪的油煎、炸及熏的食物,刺激性强的饮料、食物和调味品等。

4. 规律饮食。

5. 定时定量:要做到每餐食量适度,每日 3 餐定时。

6. 饮食的温度:应以"不烫不凉"为度。

7. 细嚼慢咽:以减轻胃肠负担,对胃黏膜有保护作用。

8. 饮水择时:空腹时及每次进餐前 1 小时。

二、中医疗法

1. 药膳处方

(1)胃肠湿热型

治法:清热化湿,理气和胃。

药膳:鲜藕粥。

原料:鲜藕适量,粳米 100g,红糖少许。

烹制方法:将鲜藕洗净,切成薄片,粳米淘净。将粳米、藕片、红糖放入锅内,加清水适量,用武火烧沸后,转用文火煮至米烂成粥。

用法:每日 2 次,早晚餐食用。

(2)寒湿阻滞型

治法:温中散寒,祛湿止泻

药膳:椒姜羊肉汤

原料:姜、羊肉。

烹制方法:少姜 1 片,花椒、大料各少许。羊肉 250g,煮汤饮用。

用法:每日 1 次。

2. 其他疗法

(1)中药内服调理。

（2）口服中成药。

阑尾炎术后健康教育宣教

阑尾炎是阑尾由于多种因素形成的炎性改变,腹部外科疾病。按病程长短分为急性阑尾炎和慢性阑尾炎。按炎症性质分为单纯性阑尾炎、蜂窝织炎性阑尾炎和坏疽性阑尾炎。

一、健康指导

1.阑尾炎术后早期下床活动,防止发生肠粘连甚至粘连性肠梗阻。

2.近期内避免重体力劳动,特别是增加腹压的活动,防止形成切口疝。

3.保持良好的饮食、生活及卫生习惯,餐后不作剧烈活动,尤其跳跃、奔跑等。

4.饮食宜清淡为主,忌食化学性刺激食物、机械性刺激食物、易产酸食物、产气食物、生冷食物,食盐不宜过多。

二、中医疗法

药膳处方:

（1）瘀滞型

药膳:芹菜瓜仁汤

原料:芹菜、冬瓜仁、野菊花、藕节。

烹制方法:芹菜30g,冬瓜仁20g,藕节20g,野菊花30g,水煎。

用法:每日2次。

（2）湿热型

药膳:冬瓜仁苦参汤

原料:冬瓜仁、苦参、甘草。

烹制方法:冬瓜仁15g,苦参30g,甘草10g,水煎。

用法:调蜂蜜适量饮服。

2.其他疗法

（1）中药内服调理。

（2）针刺疗法。

（3）耳针疗法。

（4）电针疗法。

（5）穴位注射。

（6）拔罐疗法。

（7）敷贴疗法。

（8）灌肠疗法。

肠梗阻健康教育宣教

肠梗阻是肠内容物通过障碍。按梗阻的原因分为机械性肠梗阻和非机械性肠梗阻（动力性肠梗阻、缺血性肠梗阻）。按肠壁的血供情况分为单纯性肠梗阻和绞窄性肠梗阻。按梗阻发生的部位分为小肠梗阻和结肠梗阻。按梗阻程度分为完全性梗阻和不完全性梗阻。按起病缓急分为急性肠梗阻和慢性肠梗阻。

一、健康指导

1. 少食刺激性的辛辣食物，宜食营养丰富、高维生素、易消化吸收的食物。

2. 反复发生粘连性肠梗阻应少食粗纤维的食物避免暴饮暴食，饭后忌剧烈活动。

3. 注意饮食及个人卫生，饭前、便后洗手，不进不洁的食物。

4. 便秘者应注意通过调整饮食、腹部按摩等方法保持排便通畅，无效者可适当口服缓泻剂，避免用力排便。

5. 保持心情愉悦，每天适当进行体育锻炼。

6. 加强自我检测，若出现腹胀、腹痛、呕吐、停止排便等不适，及时就诊。

二、中医疗法

1. 药膳处方

（1）热结腑实

治法：泻热通腑，荡涤积滞

方剂：生大黄10g，枳实10g，芒硝10g，厚朴10g。

（2）血瘀气滞

治法：活血化瘀，行气止痛

方剂：小茴香10g，血竭5g，延胡索10g，没药6g，当归10g，川芎10g，官桂6g，赤芍10g，生蒲黄10g，五灵脂6g，木香10g，香附10g。

2. 其他疗法

（1）烫熨疗法。

（2）针刺疗法。

（3）保留灌肠。

（4）外敷疗法。

（5）中药内服调理。

尿石症健康教育宣教

尿石症是泌尿系统各部位结石病的总称,是泌尿系统的常见病。根据结石所在部位不同分为肾结石、输尿管结石、膀胱结石、尿道结石。

一、健康指导

1. 多饮水:每日饮水量在 3 000~4 000ml 以上,维持每日尿量在 2 000ml 以上。将全日饮水量平均分配,分别于晨起、餐前和睡前。

2. 饮食宜以清淡、低蛋白、低脂肪为主。

3. 草酸盐结石应避免含钙、草酸食物的过量摄入,如牛奶、奶酪、各类豆制食品、马铃薯、巧克力、可可、咖啡、菠菜、红茶、草莓等。

4. 磷酸盐结石应采用低钙、低磷饮食、少饮牛奶、多吃酸性食物,如乌梅。

5. 尿酸盐结石应少吃动物内脏,如猪肝、猪脑、猪肾、;少吃各类肉类、豆类等。

6. 注意卫生,预防泌尿系感染。

二、中医疗法

1. 药膳处方

(1)气结型

药膳:鸡内金粥

原料:粳米 100g,鸡内金 20g。

烹制方法:将鸡内金捣碎与粳米同煮粥服用。

用法:早晚食用。

(2)湿热型

药膳:芥菜黄瓜汤

原料:芥菜 500g,黄瓜 200g。

烹制方法:芥菜切断洗净,黄瓜切片洗净,水煎调味即可。

用法:分 2 次服,每日 1 剂。

2. 其他疗法

(1)中药内服调理。

(2)中成药内服调理。

第四节　中医内科特色健康宣教

肺痈的健康教育

肺痈是指由于热毒瘀结于肺,以致肺叶生疮,血败肉腐,形成脓疡的一种病证,属内痈之一。

一、健康指导

1. 起居有常,适时加减衣服,注意保暖。冬季外出时戴好口罩。

2. 饮食有节,向患者讲解饮食宜忌。

3. 向患者讲解疾病的基本知识,不良情绪对健康的影响。对病情迁延、反复发作者,耐心疏导,保持良好心态,积极配合治疗与护理。

4. 加强身体锻炼,谨防感冒。

二、中医疗法

1. 初期

治法:清肺散邪。

方药:银翘散。

2. 成痈期

治法:清肺化瘀消痈。

方药:千金苇茎汤合金解毒散。

3. 溃脓期

治法:排脓解毒。

方药:加味桔梗汤。

4. 恢复期

治法:益气养阴清热。

方药:沙参清肺汤合竹叶石膏汤。

三、饮食疗法

1. 患者宜食用具有润肺生津化痰作用的水果和蔬菜,如:橘子、生梨、枇杷、萝卜等。

2. 忌油腻厚味及一切辛辣刺激海腥之物,如辣椒、韭菜、海虾等。

3. 严禁烟酒。

风湿病的健康教育

风湿病是"风湿类疾病""风湿性疾病"的简称。凡侵犯肌肉骨骼系统(如关节、肌肉、滑囊、肌腱、韧带等),以疼痛为主要表现的疾病,无论其发病原因如何,均属风湿性疾病。

一、健康指导

1. 风湿病患者最怕风冷、潮湿、因此居住的房屋最好向阳、通风、干燥,保持室内空气新鲜,床铺要平整,被褥轻暖干燥,经常洗晒,洗脸洗手宜用温水,晚上洗脚,热水以能浸至踝关节以上为好,时间在一刻钟左右,可促进下肢血液流畅。

2. 对四肢:功能基本消失长期卧床者,应注意帮助经常更换体位,防止发生褥疮。对手指关节畸形,或肘关节屈伸不利,或两膝关节及踝关节变形、行走不便者,要及时照顾。

3. 风湿病人的姿势动态异常,往往会影响病人今后的活动功能和今后的生活与工作。姿态护理的目的是时时注意纠正病人不良的姿态、体位有利于今后恢复健康,正常进行工作。风湿病患者由于肢体麻木、酸痛、屈伸不利、僵硬等情况,常常采取种种不正确的姿态和体位,以图减轻疼痛。

4. 因此在护理时患者的坐、立、站、行走、睡眠等姿态均须注意,及时纠正,防止贻害终生。护理时还要注意生理姿态的保持。一般病人站立时应尽量挺胸、收腹和两手叉腰,避免懒散松弛的驼背姿态,床铺不可太软,以木板床为佳,睡眠时忌用高枕,卧姿采取以俯卧姿势为佳等。

5. 风湿病的护理,患有风湿病的病人务必要在生活中养成一种良好的作息习惯,每天的生活要有规律,早日恢复健康。

二、中医疗法

风热痹证:高热,咽痛,烦渴,关节红、肿、热及游走性疼痛,皮肤环形红斑。舌红,苔黄,脉滑数。本型常见于急性风湿热。

风寒痹证:不发热或低热,关节不温无红,但痛如刀割,遇寒尤剧。面色白,皮下结节。舌淡黯,苔薄白或白腻,脉弦紧。本型常见于慢性风湿性关节炎。

风湿痹证:关节肿胀,麻木疼痛,或伴关节冷痛。舌苔白腻,脉沉濡。或伴身热不扬,关节热痛,口渴不欲饮,多汗。舌苔黄腻,脉濡数。本型见于慢性风湿性关节炎。

邪痹心脉证:关节疼痛微肿,或伴咽痛,胸闷或痛,气短,自汗,或心悸少寐。舌胖,色红或黯红,脉细数或结代。本型见于风湿病累及心脏,出现心脏瓣膜病变者。

三、饮食疗法

1. 饮食要根据具体病情而有所选择。风湿病患者的饮食,一般应进高蛋白、高热量、易消化的食物,少吃辛辣刺激性的食物以及生冷、油腻之物。

2. 饮食不可片面,正确对待药补、食补问题。瓜果、蔬菜、鱼肉、鸡、鸭均有营养,不可偏食。

3. 注意饮食宜忌。

感冒的健康教育

感冒,俗称伤风,是感触风邪或时行病毒,引起肺卫功能失调,出现鼻塞,流涕,喷嚏,头痛,恶寒,发热,全身不适等主要临床表现的一种外感病。

一、健康指导

1. 起居有常,饮食有节。加强锻炼以增强体质。
2. 自我穴位按摩,坚持每日用凉水洗脸,预防感冒。
3. 注意四时天气变化,天暑地热之时,切忌坐卧湿地,汗出勿当风。

二、中医疗法

1. 风寒感冒,发热无汗,遵医嘱给予针刺。
2. 鼻塞流涕,可用热毛巾敷鼻额部或按摩迎香穴。
3. 风热感冒口渴,可给予温开水或清凉饮料,或遵医嘱给予鲜芦根煎汤代茶饮。
4. 便秘者,遵医嘱服用中药泡水淡茶饮。
5. 暑湿感冒,头身疼痛着,遵医嘱针刺或用刮痧疗法。
6. 体虚感冒者,遵医嘱艾灸。

三、饮食疗法

1. 饮食以清淡为主,多饮水。忌辛辣油腻厚味食物。
2. 风寒感冒者,宜热食,忌生冷;风热感冒者,可多食水果;气虚感冒,宜多温补、易消化食物。

咳嗽的健康教育

咳嗽是由六淫外邪侵袭肺系,或脏腑功能失调,内伤及肺,肺气不清,失于宣肃所成,临床以咳嗽、咳痰为主要临床表现。

一、健康指导

1. 鼓励患者适当户外活动,平时注意身体锻炼,以增强体质,改善肺功能。

2. 注意四时气候变化,随时增减衣服,慎起居,适寒暖,防外感。

3. 增加饮食调养。

4. 积极提倡戒烟,改善卫生环境。

5. 积极治疗原发病,定期门诊随访,病情变化及时就医。

二、中医疗法

1. 风寒袭肺

治法:疏风散寒,宣肺止咳。

方药:三拗汤合止嗽散加减。

2. 风热犯肺

治法:疏风清热,宣肺止咳。

方药:桑菊饮加减。

3. 风燥伤肺

治法:疏风清肺,润燥止咳。

方药:桑杏汤加减。

4. 痰热壅肺

治法:清热化痰,肃肺止咳。

方药:清金化痰汤加减。

5. 肝火犯肺

治法:清肺泻肝,化痰止咳。

方药:黄芩泻白散合黛蛤散加减。

6. 痰湿蕴肺

治法:燥湿化痰,理气止咳。

方药:二陈汤和三子养亲汤加减。

7. 肺阴亏虚

治法:养阴清热,润燥止咳。

方药:沙参麦冬汤加减。

8. 中医特色疗法

(1)艾灸肺腧穴、大椎穴。

(2)在足三里注射喘可治。

三、饮食疗法

1. 忌冷、酸、辣食物。冷冻、辛辣食品会刺激咽喉部,使咳嗽加重。因此,咳嗽时不宜吃冷饮或冷冻饮料,从冰箱里取出的牛奶最好加温后再喝。患"过敏性咳嗽"的孩子更不宜喝碳酸饮料,以免诱发咳嗽发作。酸食常敛痰,使痰不易咳出,以致加重病情,使咳嗽难愈。

2. 忌花生、瓜子、巧克力等。上述食品含油脂较多,食后易滋生痰液,使咳嗽加重。

3. 忌鱼腥虾蟹。常见咳嗽在进食鱼腥类食品后咳嗽加重,这与腥味刺激呼吸道和对鱼虾食品的蛋白过敏有关。过敏体质的咳嗽时更应忌食上述食物。

4. 忌补品。不少家长给体质虚弱的孩子服用一些补品,但孩子咳嗽未愈时应停服补品,以免补品留邪,使咳嗽难愈。

5. 少盐少糖。吃得太咸易诱发咳嗽或使咳嗽加重。咳嗽时饮食宜清淡,不宜吃咸鱼、咸肉等重盐食物。至于糖果等甜食多吃可助热生痰,也要少食。

6. 不食或少食油煎炸食物。

内伤发热的健康教育

内伤发热是指以内伤为病因,脏腑功能失调,气血阴阳亏虚为基本病机的以发热为主的病症。

一、健康指导

1. 内伤发热常缠绵反复,体温正常后嘱患者仍须注意体温变化。
2. 保持良好的心态,避免急躁、焦虑、忧思等不良刺激。
3. 适当锻炼身体,以增强体质。
4. 遵医嘱按时服药,定时来医院复查。

二、中医疗法

1. 气郁发热
治法:疏肝理气,解郁泻热。
方药:丹栀逍遥散。

2. 血瘀发热
治法:活血化瘀。
方药:血府逐瘀汤。

3. 湿郁发热

治法:利湿清热。

方药:三仁汤。

4.气虚发热

治法:益气健脾,甘温除热。

方药:补中益气汤。

5.血虚发热

治法:益气养血。

方药:归脾汤。

6.阴虚发热

治法:滋阴清热。

方药:清骨散。

7.阳虚发热。

治法:温补阳气,引火归元。

方药:金匮肾气丸。

三、饮食疗法

1.患者应注意休息,发热体温高者应卧床休息。

2.部分长期低热的患者,在体力许可的情况下,可作适当户外活动。

3.保持乐观情绪,饮食宜进清淡、富于营养而又易于消化之品。

4.由于内伤发热的患者常卫表不固而有自汗、盗汗,故应注意保暖、避风,防止感受外邪。

哮喘的健康教育

哮病是由于宿痰伏肺,遇诱因或感邪引触,以致痰阻气道,肺失肃降,气道挛急所致发作性的痰鸣气喘疾患。

喘证是由于感受外邪,痰浊内蕴,情志失调而致肺气上逆,失于宣降,或久病气虚,肾失摄纳,以呼吸困难,甚则张口抬肩,鼻翼煽动、不能平卧等为主要临床表现的一种常见病症。严重者可致喘脱。

一、哮喘症的健康指导

1.平时慎起居,避风寒,防感冒,居室内禁放花、草、地毯等。注意肺俞穴保暖,适当体育锻炼,增强抗病能力。流感流行时,少去公共场所活动。

2.找出过敏原,避免诱发因素,戒烟、酒。一旦发现鼻痒、打喷嚏、咳嗽,须积极治疗,及时防治上呼吸道感染。

3.保持情绪乐观,避免激动、忧虑、紧张,学会自我调节。

4.饮食宜清淡,富有营养,多进健脾、补肺、益肾之品,忌诱发哮证食物。

5.根据病情遵医嘱采用冬病夏治,如穴位敷贴、食疗、气管炎菌苗接种等,达到扶正祛邪、防病治病的目的。

6.保持大便通畅,大便切忌努责,养成定时排便的习惯。

7.积极治疗支气管炎、哮喘、肺气肿等原发病,指导健康期间用药。

8.积极介绍冬病夏治的知识,如每年夏季三伏天使用中药敷贴治疗本病。

9.定期门诊随访,一旦出现发热、咳嗽,应及时治疗。

二、中医疗法

1.寒哮证

治法:温肺散寒,化痰平喘。

方药:射干麻黄汤。

2.热哮证

治法:清热宣肺,化痰定喘。

方药:定喘汤加减。

3.肺气亏虚证

治法:补肺固卫。

方药:屏风固肺汤。

4.肺肾气虚证

治法:益气补肺,纳气定喘。

方药:补肺益肾方。

5.肺肾气阴两虚证

治法:益气养阴补肺,滋肾纳气定喘。

方药:益肺滋肾方。

三、饮食疗法

1.在生活调摄上嘱其保持良好的情绪,避免接触刺激性气体及易导致过敏的灰尘、花粉、食物、药物和其他可疑异物。

2.平时饮食宜清淡而富有营养,忌生冷、肥甘、厚味、辛辣等。

3.宜戒除烟酒,调畅情志。

4.鼓励患者根据个人身体状况,选择太极拳、散步或慢跑等方法长期锻炼,增强体质,预防感冒。

悬饮的健康教育

饮邪停留胁肋部而见咳唾引痛的病证。

一、健康宣教

1. 有慢性肺系疾病的患者,平时应注意保养,劳逸适度,避免感受外邪,或淋雨涉水。
2. 饮食宜清淡,忌肥脂、生冷之品。
3. 戒烟酒。
4. 肺痨患者应积极治疗,避免继发悬饮。

二、中医治疗

1. 邪泛胸肺证

治则:和解宣利。

方药:柴枳半夏汤。

2. 饮停胸胁证

治则:泄肺祛饮。

方药:椒目瓜蒌汤合十枣汤或控涎丹加减。

3. 络气不和证

治则:理气和络。

方药:香附旋覆花汤加减。

4. 阴虚内热证

治则:滋阴清热。

方药:沙参麦冬汤合泻白散加减。

5. 艾灸治疗

直接灸或艾灸盒温和灸肺俞穴、大椎穴、天宗穴、定喘穴、风门穴、足三里穴、关元穴,每天灸3壮。10天一个疗程。

三、饮食疗法

1. 饮食调护。饮食注意营养,少进肥甘、煎炸之品及海鲜发物。
2. 忌辛辣食物及烟酒。饮食宜用赤豆、薏米、冬瓜等作菜羹,忌生冷、油腻之品及发物。

肺胀的健康教育

肺胀是指多种慢性肺系疾患反复发作,迁延不愈,肺脾肾三脏虚损所致。

一、健康指导

1.饮食护理:饮食宜清淡可口、富营养、易消化,忌食辛辣、煎炸或过甜、过咸之品。饮食有节,戒烟酒。

2.起居护理:加强锻炼,劳逸适度;慎风寒,防感冒。

3.情志护理:本病缠绵难愈,患者精神负担较重,指导患者自我排解方法,树立战胜疾病信心,积极配合治疗与护理。

4.其他:积极治疗原发病,定期去医院复查。

二、中医治疗

1.急性加重期

(1)寒饮伏肺证

治法:温肺化痰,涤痰降逆。

方药:小青龙汤加减。

(2)痰浊阻肺证

治法:化痰降逆平喘。

方药:二陈汤合三子养亲汤。

(3)痰热壅肺证

治法:清热化痰平喘。

方药:麻杏石甘汤合千金苇茎汤。

(4)阳虚水泛证

治法:益气温阳,健脾利水。

方药:真武汤合五苓散。

(5)痰蒙神窍证

治法:涤痰,开窍,息风。

方药:涤痰汤。

2.稳定期

(1)肺脾气虚证

治法:补肺健脾,降气化痰。

推荐方药:六君子汤合玉屏风散加减。

（2）肺肾气虚证

治法：补肾益肺，纳气定喘。

推荐方药：补肺汤合金匮肾气丸加减。

（3）肺肾气阴两虚证

治法：益气养阴滋肾，纳气定喘。

推荐方药：四君子汤合生脉散加减。

（二）穴位贴敷

1. 药物组成：主要有白芥子、延胡索、甘遂、细辛等组成，磨成粉，姜汁调敷。

2. 穴位选择：选取膻中、肺俞、脾俞、肾俞、膏肓，或辨证选穴。

3. 操作方法：患者取坐位，暴露所选穴位，局部常规消毒后，取帖敷剂敷于穴位上，于6～12小时后取下即可。

4. 外敷后反应及处理：严密观察用药反应。

（三）益肺灸（督灸）

益肺灸是在督脉的脊柱段上施以隔药灸来治疗疾病的特色疗法，汇集督脉、益肺灸粉、生姜泥和艾灸的治疗作用于一炉，每月1～2次，3～6次为一疗程。

（四）拔罐疗法

选择背部太阳经及肺经，辨证取穴，运用闪罐、走罐、留罐等多种手法进行治疗，每周2次。

（五）穴位注射

可选曲池穴、足三里、尺泽、丰隆穴，或者辨证取穴注射卡介菌多糖核酸注射液，每穴0.5ml，1次/3日，7次为1疗程。

（六）穴位埋线法

根据不同证候辨证选穴，15天1次，3次为一疗程。

（七）针灸

根据不同证候选择热敏灸、雷火灸等，辨证取穴或循经取穴，如肺脾气虚证配气海、丰隆，肺肾气虚证配太溪等。

（八）其他中医特色疗法

根据病情可选择中药离子导入、电针疗法、沐足疗法、砭石疗法、经络刺激疗法等。经络刺激法可选用数码经络导平治疗仪、针刺手法针治疗仪等设备。

（九）冬令膏方

辨证选用不同的补益方药。

三、饮食疗法

1. 饮食调护，一般饮食：高热量、高蛋白、高维生素、易消化饮食。
2. 宜少量，多餐，多吃高纤维食物，禁吃产气性食物，如豆子、土豆、藕等；禁止抽烟和饮烈性酒。

辨证饮食：①寒饮伏肺：以清淡富含营养为主，少量，多餐。可配食葱白姜豉汤、姜豉饴糖饮。忌食生冷瓜果、腌菜及肥甘厚腻之品。②痰热壅肺：宜多吃清热化痰鲜蔬菜、水果。如梨，可生食，或与贝母炖食有润肺化痰止咳作用。忌辛辣、油腻、燥热之品。

胃脘病的健康教育

胃脘病是指由外感邪气，内伤饮食情志，脏腑功能失调等导致气机郁滞，胃失所养，以上腹胃脘部近歧骨处疼痛为主症的病症。

一、健康指导

1. 加强体育锻炼，增强体质。生活要有规律，注意劳逸结合，保证充足睡眠。根据气候变化，适时增减衣服。
2. 保持心情舒畅，避免情绪波动与激动。
3. 饮食宜少量多餐，避免生冷、油炸食物，戒烟、酒。
4. 遵医嘱坚持服药，避免服用对胃肠有刺激的药物，如阿司匹林、红霉素或激素类药物。
5. 告知疾病的相关知识，发病规律。
6. 积极治疗原发病，定期门诊随访。如出现上腹部疼痛、不适、恶心、呕吐、黑便等，应立即就医。

二、中医疗法

1. 寒邪客胃

治法:温胃散寒,理气止痛。

方药:良附丸。

2. 饮食停滞

治法:消食导滞,和胃止痛。

方药:保和丸。

3. 肝气犯胃

治法:疏肝理气,和胃止痛。

方药:柴胡疏肝散。

4. 肝胃郁热

治法:疏肝理气,泄热和中。

方药:丹栀逍遥散合左金丸。

5. 瘀血停滞

治法:活血化瘀,理气止痛。

方药:失笑散合丹参饮。

6. 脾胃湿热

治法:清热化湿,理气和中。

方药:清中汤。

7. 胃阴亏虚

治法:养阴益胃,和中止痛。

方药:益胃汤合芍药甘草汤。

8. 脾胃虚寒

治法:温中健脾,和胃止痛。

方药:黄芪建中汤。

9. 中成药可酌情选用香砂六君丸、香砂养胃丸、胃苏冲剂、虚寒胃痛冲剂、胃乃安、三九胃泰、气滞胃痛冲剂等。

10. 针灸疗法。可选足三里、中脘等穴针刺、艾灸或穴位注射。

三、饮食疗法

1. 保持精神愉快,性格开朗,劳逸结合,切忌暴饮暴食,或饥饱无常。

2. 饮食以少食多餐,清淡易消化为原则,可减轻胃痛发作。

呕吐的健康教育

呕吐是指胃失和降,气逆于上,胃中之物从口吐出的一种病症。

一、健康指导

1. 注意顺四时调室温,防止胃脘部受风寒。

2. 注意饮食卫生,饮食有节,勿暴饮暴食。节制饮酒,不吃腐败变质的食物。病愈后仍需注意饮食调节,避免饥饱无度,生冷不忌,恣食厚味。可遵医嘱选用药膳调护。

3. 注意适当的运动,劳逸结合,可进行慢跑等体育锻炼,增强抗病能力。

4. 注意慎用对胃黏膜有刺激性的药物。掌握常诱发呕吐的原因和发病规律,尽量避免一切致病原因。

5. 积极治疗原发病,如慢性胃炎、消化性溃疡、肠梗阻等疾病。定期门诊随访。

二、中医疗法

1. 脾胃虚弱

治法:益气健脾,和胃降逆。

方药:香砂六君子汤。

2. 胃阴不足

治法:滋养胃阴,和胃降逆。

方药:麦门冬汤。

3. 外邪犯胃

治法:疏邪解表,和胃降逆。

方药:霍香正气散。

三、饮食疗法

1. 避免风寒暑湿之邪或秽浊之气的侵袭。

2. 避免精神刺激,避免进食腥秽之物,不可暴饮暴食。

3. 忌食生冷、辛辣、香燥之品。

4. 呕吐剧烈者应卧床休息。

泄泻的健康教育

泄泻是以排便次数增多,粪质稀薄或完谷不化,甚至泻出如水样为特征的病证。

一、健康指导

1. 注意饮食调护与卫生,勿暴饮暴食,不吃生冷寒凉、油腻、坚硬、不消化食物。可选食用薏苡仁、白扁豆、莲子、山药等健脾食物。

2.生活起居有规律,不要劳倦过度,根据气候变化而增减衣被,盛夏炎暑季节,不露天卧湿地,以免暑湿外侵。

3.进行适当的运动锻炼,如慢跑、游泳、散步等中等强度的运动,对脾虚者较为适宜。

4.加强自身保健,经常按揉足三里,也可指压足底,增强脾胃消化功能,年老体弱者可练保健操。肝气犯脾者,平时多听音乐,以陶冶情操,消除烦恼。

二、中医疗法

症候:

1.湿热泻

治法:清肠解热,化湿止泻。

方药:葛根黄芩黄连汤加减。

2.风寒泻

治法:疏风散寒,化湿和中。

方药:藿香正气散加减。

3.伤食泄

治法:运脾和胃,消食化滞。

方药:保和丸加减。

4.脾虚症候

治法:健脾益气,助运止泻。

方药:参苓白术散加减。

5.脾肾阳虚泻

治法:温补脾肾,固涩止泻。

方药:附子理中汤合四神丸加减。

辨证:

1)气阴两伤

治法:健脾益气,酸甘敛阴。

方药:人生乌梅汤加减。

2)阴竭阳脱

治法:挽阴回阳,救逆固脱。

方药:生脉散合参附龙牡救逆汤加减。

3)其他治疗

(1)内治疗法

①中药成药、葛根芩连丸。

②藿香正气液。

③纯阳正气丸。

④健脾八珍糕,开水调成糊。

⑤附子理中丸。

（2）外治疗法

①丁香20g,吴茱萸30g,胡椒30粒共研为细末,每次1～3g,醋调成糊状,敷贴脐部,每日1次,用于风寒泻、脾虚泻。

②鬼针草30g加水适量煎煮后倒入盆内,先熏蒸,后浸泡双足,每日2～4次,连用3～5日,用于各种小儿泄泻。

（3）推拿疗法

①清补脾土,清大肠,清小肠,退六腑,揉小天心,用于湿热泻。

②揉外劳宫,推三关、摩腹、揉脐、揉龟尾,用于风寒泻。

③推板门,清大肠,补脾土,摩腹,逆运内八卦。

三、饮食疗法

1.平时养成良好的饮食卫生习惯,不饮生水,不食生冷瓜果。

2.居处冷暖适宜。

3.每次便后用软纸擦拭肛门并用温水清洗,以免肛门发生感染,黏膜破溃。

4.对重度泄泻者,应注意防止津液亏损,及时补充体液。

5.泄泻痊愈后还应注意饮食调养、精神调养和体育锻炼,防止复发。

积聚的健康教育

积聚是由于正气亏虚,脏腑失和,气滞、血瘀、痰浊蕴结腹内而致,以腹内结块,或胀或痛为主要临床特征的一类病证。

一、健康指导

1.起居:起居有时,劳逸有节,适寒温,防外感。

2.饮食:避免暴饮暴食,忌生冷、油腻、辛辣,禁醇酒,少食人工合成和含防腐剂的食物。

3.情志:调畅情志,避免诱发本病的病因。

4.用药:合理,告戒病人不应随意服药,以免服药不当而加重肝脏负担和肝功能损害。

5.强身:散步、打太极拳、八段锦以增进体质,提高机体抗病能力。

二、中医疗法

（一）辨证选择口服中药汤剂

1. 湿热内阻证

治法：清热利湿。

推荐方药：茵陈蒿汤或中满分消丸加减。

2. 肝脾血瘀证

治法：活血软坚。

推荐方药：隔下逐瘀汤加减。

3. 肝郁脾虚证

治法：疏肝健脾。

推荐方药：柴胡疏肝散合四君子汤加减。

4. 脾虚湿盛证

治法：健脾利湿。

推荐方药：参苓白术散加减。

5. 肝肾阴虚证

治法：滋养肝肾。

推荐方药：一贯煎加减。

6. 脾肾阳虚证

治法：温补脾肾。

推荐方药：附子理中丸合济生肾气丸加减。

（二）辨证选择中成药

1. 护肝解毒：五味子制剂、甘草制剂、水飞蓟制剂、双虎清肝制剂等。

2. 利胆退黄：茵栀黄制剂、赶黄草制剂、苦黄注射液等。

3. 活血软坚化积：丹参制剂、大黄䗪虫丸（胶囊）、扶正化瘀胶囊、复方鳖甲软肝片、安络化纤丸等。

（三）其他治法

主要包括病原学的治疗如抗病毒、杀虫、戒酒、解毒及相关病因的治疗等。根据病情可选用中药穴位敷贴疗法、直流电药物离子导入治疗、结肠透析机辅助，中药灌肠疗法、脐火疗法、生物信息红外肝病治疗仪等。

三、饮食疗法

1. 综合营养,合理搭配,防止偏食。

2. 肝病患者每日要摄取足量的维生素、脂肪、碳水化合物、蛋白质。一日三餐要合理搭配,荤素相间,尽可能少食辛辣等刺激性较强的食物,避免养成偏食的不良习惯。每天坚持喝一杯牛奶,吃一个鸡蛋,2~3两(100~150g)精瘦肉(猪、牛、羊、鸡、鱼肉均可),一块豆腐,每天两种蔬菜(扁豆、菠菜、油菜、芹菜、黄瓜、香菇、木耳等任选)交换搭配,吃两个水果(苹果、梨、桃、香蕉等不限)。

尽可能避免食用麻辣火锅、海鲜发物、油炸油煎、动物内脏等不易消化的食品。

3. 要禁酒戒烟

在饮食上宜食用一些酸性的蔬菜和水果,例如山楂、杏肉、酸枣、番茄等。另外,香菇、木耳等食用菌含有较为丰富的多糖类物质。

4. 对于加强肝病病人机体免疫功能十分有益。

5. 绿色食品是保肝养肝的最佳选择,对于新鲜的蔬菜,患者既可以生食,也可以煮汤,每日交换食用。

糖尿病的健康教育

糖尿病是由遗传因素、免疫功能紊乱、微生物感染及其毒素、自由基毒素、精神因素等等各种致病因子作用于机体导致胰岛功能减退、胰岛素抵抗等而引发的糖、蛋白质、脂肪、水和电解质等一系列代谢紊乱综合征,临床上以高血糖为主要特点,典型病例可出现多尿、多饮、多食、消瘦等表现,即"三多一少"症状,糖尿病(血糖)一旦控制不好会引发并发症,导致肾、眼、足等部位的衰竭病变,且无法治愈。

一、健康指导

1. 帮助患者(或家属)掌握有关糖尿病治疗的知识,树立战神疾病的信心。给予心理疏导与安慰,帮助患者正确应对各种应激,避免精神创伤,保持良好的心态,乐观开朗,保持身心健康。

2. 指导患者和家属正确掌握测量血糖、尿糖的方法及其有关事项。定期检测血糖、尿糖,以了解药物治疗的效果,控制和预防并发症,为医师提供调整治疗方案的依据。

3. 加强饮食教育,认识自觉遵守饮食规定的重要性。掌握饮食治疗的具体措施和要求。遵医嘱制定每日热量供应分配原则,按规定热量定时进食,避免偏食、过食与绝食,保持正常体重。采用营养均衡的清淡食品,使菜谱多元化,多食蔬菜,忌食辛辣、刺激、肥甘、油腻之品,坚决戒烟、酒。

4.掌握体育的具体方法和注意事项,根据年龄、身体条件和病情的不同,选择合适的运动方式,注意运动的规律性、稳定性和持续性,避免外伤。注意劳逸结合,适当休息,避免过度劳累。

5.遵从医师处方,按时服药,定时进食,不可随意增减药物或变换药物。指导患者观察药物疗效、不良反应,教会患者预防、识别低血糖反应和酮症酸中毒的方法,帮助其掌握低血糖反应的处理方法。

6.帮助患者及家属学会胰岛素的正确注射技术方法,掌握用药方案、用药剂量、计算单位、注射部位、注射时间和注射后观察。

7.注意个人卫生,保持皮肤、口腔、外阴等清洁卫生。预防感染,有炎症、损伤者及时治疗。做好足部护理,每日清洗双脚,保持清洁、干燥,避免袜紧、鞋硬,以免影响局部的血液循环。积极治疗足癣,预防"糖尿病足"。

8.生活起居,掌握四定原则:定时起床、定时进餐、定时运动、定时睡眠,尽量减少外出就餐和宴会,如外出旅行或增加劳动强度时应随身携带糖果、饼干,预防低血糖。

9.定期门诊复查,及时取得医师指导。外出时应随身携带治疗卡及家属联系卡。

二、中医疗法

1.糖尿病分型辨治
(1)肝肾阴虚型
治则:润燥止渴。
方药:六味地黄丸。
(2)阴虚及阳型
治则:滋阴温阳,补益肾气。
方药:金匮肾气丸(六味地黄丸加附子、桂枝)。
(3)脾虚气弱型
治则:健脾益气,生津止渴。
方药:七味白术散或参苓白术散。
(4)久病血瘀型
治则:活血化瘀。
方药:降糖活血方或配生脉散益气养阴。
2.糖尿病并发症辨治
(1)痈疽红肿疼
治则:清热解毒。
方药:五味消毒饮。
(2)心悸失眠

治则:滋阴降火,滋阴清热,益气养血。

方药:三子养阴汤、天王补心丹。

(3)胸闷心痛

若经多方检查确定为糖尿病伴发冠心病,即按冠心病治疗,常用苏合香丸、复方丹参丸、麝香救心丸(中成药)。

(4)肢体麻木

治则:养肝益肾。

方药:明目地黄丸(六味地黄丸加当归、白芍、枸杞子、甘菊、白蒺藜、石决明)。

(5)便秘

治则:润肠通便。

方药:麻仁丸(中成药)或增液汤(玄参、生地、麦冬)。

(6)腹泻

治则:温补脾肾。

方药:理中汤或附子理中汤加赤石脂、禹余糖丸。

三、饮食疗法

老年糖尿病早期,经过严格的饮食控制,病情可以明显好转,甚至可以控制病情,如果不讲究饮食控制,任何有效的降糖药物都难以控制病情发展,饮食控制疗法:

1.要限制主食量以4~6两(200~300g)为宜,如发生饥饿难忍,可增加蔬菜量如青菜、黄瓜、豆芽之类,也可用花生米、核桃仁等为零食。副食品要选择蛋白质丰富的食物,豆制品可以首选亦可选用瘦肉、鱼、鸡鸭、蛋、牛奶等;油类可选用豆油、花生油、玉米油等。

2.要控制甜食,如糖果、蜜饯、含糖量高的水果及一般白糖、葡萄糖都不宜吃,同时要限制红薯、马铃薯、芋头、粉条、果酱等食品,饮食控制是糖尿病治疗的一部分,它要求患者在饮食的质和量两方面严格限制,许多病人因此谈食色变,其实,这是对饮食控制的误解,科学研究表明一些食物中的营养物质对糖尿病人恢复健康具有重要作用。

水臌的健康教育

鼓胀是以腹部膨胀如鼓而命名。

一、健康指导

1.对病毒性肝炎的早期防治,及时治疗黄疸和癥积患者。

2.注意营养,避免饮酒过度,避免与血吸虫、疫水接触,避免精神刺激,避免接触对肝有毒物质。

3.本病患者应多卧床休息,腹水较多者可取半卧位,腹水减少者,宜忌盐。

4.寒湿证应忌生冷,阳虚证可予腹部热敷,适当配合外治法。

二、中医疗法

1.鼓胀早期

治法:理气和血,行湿散满。

方药:木香顺气散加减。

2.鼓胀中期

治法:扶正行气,化瘀利水。

方药:扶正以四君子汤加减。

3.鼓胀晚期

①正虚邪恋

治法:温补脾肾,或滋补肝肾。

方药:温补脾肾以附子理中汤合济生肾气丸化裁。

②鼓胀出血

治法:泄热宁络,凉血止血;气血耗伤者合益气固脱为法。

方药:泻心汤或大黄白及三七粉凉开水调成糊状,慢慢吞服;加减:如吐血、便血来势猛烈,盈碗盈盆。可选用三腔二囊管,压迫止血;气随血脱,汗出肢冷时,可煎服独参汤,或生脉注射液或参附注射液静脉注射或滴注。或服黄土汤。

③鼓胀昏迷

治法:醒神开窍。

方药:湿热蕴积,蒙蔽心包者,方用至宝丹;或静脉滴注醒脑静注射液(40~60ml+5%~10%葡萄糖液250ml)。痰湿蒙闭心包者,方用苏合香丸,或用菖蒲郁金汤以化痰开窍。加减:如病情进一步恶化,昏睡不醒、汗出肢冷、双手撮空,不时抖动,脉微欲绝,生脉注射液静滴,或急煎参附牡蛎汤口服。

三、饮食疗法

1.注意休息,病重者以卧床休息为主。

2.饮食调理:应低盐饮食,禁食生冷、油腻、粗糙、坚硬类饮食,忌酒戒烟。

3.精神调摄:避免不良的精神刺激,消除恐惧,增强信心。

水肿的健康教育

水肿是指因感受外邪,饮食失调或劳倦过度,使肺失通调,脾失转输,肾失开合,膀胱气化不利,导致体内水液潴留,泛滥皮肤,表现以头面、眼睑、四肢、腹背,甚至全身浮肿为特征的一类病症。

一、健康指导

1.保持病室空气流通,注意保暖,避免与上呼吸道感染着接触,尽量少去人多的场所,预防交叉感染。

2.注意劳逸结合,不要从事重体力劳动,疾病发作期注意卧床休息,生活起居有规律。

3.保持心情舒畅,精神愉快,有利于疾病恢复。

4.注意个人卫生,勤洗澡,勤换内衣裤,保持皮肤清洁,饭前饭后漱口,睡前醒后刷牙,口腔糜烂时,可用冰硼散涂抹患处。

5.适当运动,量力而行。不宜过度劳累,可选择慢跑、散步、健身操、太极拳等运动,可适当配合气功锻炼。

6.积极治疗各种感染,如扁桃体炎、中耳炎、鼻窦炎等。

7.饮食要清淡,肾功能不全者限制大量蛋白质的摄入,除忌食豆制品外,可适当给予优质蛋白。水肿、高血压、心力衰竭者,应进食少盐或无盐食物。

二、中医疗法

1.风水泛滥

治法:疏风清热,宣肺行水。

方药:越脾加术汤。

2.湿毒侵淫

治法:宣肺解毒,利湿消肿。

方药:麻黄连翘赤小豆汤合五味消毒饮。

3.水湿浸渍

治法:健脾化湿,通阳利水。

方药:五皮饮合胃苓汤。

4.湿热壅盛

治法:分利湿热。

方药:疏凿饮子。

5.脾阳虚衰

治法:温运脾阳,以利水湿。

方药:实脾饮。

6.肾阳衰微

治法:温肾助阳,化气行水。

方药:济生肾气丸合真武汤。

三、饮食疗法

1.水肿初期,应吃无盐饮食,待肿渐退,逐步改为低盐,最后恢复普通饮食。

2.忌食辛辣、烟酒等刺激性物品。

3.注意摄生,起居有时,预防感冒,不宜过度疲劳,尤应节制房事,以防伤及真元。

肾衰的健康教育

肾衰属临床危重症。该病是一种由多种病因引起的急性肾损害,可在数小时至数天内使肾单位调节功能急剧减退,以致不能维持体液电解质平衡和排泄代谢产物,而导致高血钾、代谢性酸中毒及急性尿毒症综合征。

一、健康指导

1.心理指导:加强患者自我认识,提高自我保健,稳定患者情绪,及时解释病情及治疗方案。

2.饮食指导:向患者讲解饮食方案,让患者和家属懂得合理营养。

3.预防疾病指导:慎用氨基糖苷类等肾毒性抗生素。尽量避免需用大剂量造影剂的X线检查,尤其是老年人及肾血流灌注不良者(如脱水、失血、休克)。

4.加强劳动防护,避免接触重金属、工业毒物等。误服或误食毒物时,应立即进行洗胃或导泻,并采用有效解毒剂。

5.恢复期病人加强营养,应锻炼身体,增强抗病能力。

6.注意个人清洁卫生,注意保暖,防止受凉;避免妊娠、手术、外伤等。要注意观察身体的某些变化:如水肿、高血压、发热、乏力、食欲不振、贫血等,强调监测肾功能、尿量的重要性,并教会病人测量记录尿量的方法。

7.叮嘱病人定期随访,按医嘱服用药物,不可随便增减,未经医师处方,不可擅自服药。定期门诊随访。

二、中医疗法

1.对症治疗针对肾衰竭患者的具体病情进行对症用药,比如健脾理气不但可以调整患者的肠胃功能,而且可以减轻肾病征候患者之蛋白尿,并提升血中白蛋白浓度,以调整免疫,提高生活质量为主。其使用原则必须根据辨证论治原则,也就是依患者体质选择合适的处方。

2.中药药浴俗称皮肤透析,发汗排毒、利水止痒有一定疗效。主要适用于水肿严重,经一般治疗效果不明显者;顽固性高血压,常规降压无效者;尿毒症病人皮肤瘙痒严重者。我们常用生麻黄、浮萍、桂枝、白鲜皮、苦参、苏叶、黄连等。

3.穴位外敷是内病外治的一种方法,将中药研成细末,参以渗透剂外敷在特定的穴位,通过经络和穴位的刺激,调节人体机能,改善肾衰的症状,延缓肾功能恶化进程。常用药物由桃仁、红花、苍术、附片、川连等组成。

4.中药灌肠通过肠道通腑泄浊排毒,配合中药口服,能较好地延缓肾衰进程。对于血肌酐或血尿素氮升高者,中医辨证邪实明显,见到恶心呕吐、汤药难进、大便秘结或干、舌苔厚腻者均可使用,常用生大黄、煅牡蛎、蒲公英、六月雪、生甘草等组成。

三、饮食疗法

1.饮食有节,忌食豆制品,不过食含钾、磷丰富的食物。

2.保持口腔、皮肤清洁,勤剪指甲,勤换内衣,注意个人卫生。

3.长期卧床者,应注意预防压疮的发生。

4.如病情恢复较好,适当进行身体锻炼,如练太极拳。

淋证的健康教育

淋证是指小便频急、淋漓不尽、尿道涩痛、小腹拘急、痛引腰腹为特征的一类病症。

一、健康指导

1.实则清利,虚则补益是淋症的治疗原则。

2.情志护理。认真做好病人的心理护理,使病人保持着良好的心理状态。针对病情,对病人进行充分的宣教,解除患者心理恐惧和失望感,树立战胜疾病的信心,积极配合治疗。

3.起居指导。居室宜凉爽、干燥,多饮水;恶寒发热者宜卧床休息;下阴不洁,秽浊之邪侵入膀胱可致淋症,故应保持会阴部的清洁,勤洗和更换内裤,防止逆行感染,不穿紧身衣,避免过度劳累。

4.用药指导。大多数抗生素在碱性尿液中的抗菌作用强,如磺胺,氨基苷类;但也有少数抗生素如四环素、呋喃妥因,在酸性环境中抗菌作用强。因此,在药物治疗的同时,应注意调节饮食的酸碱度。

5. 情志护理。指导患者树立战胜疾病的信心,保持心情愉快。

二、中医疗法

1. 热淋(主症)

治法:清热利湿通淋。

方药:八正散。

2. 血淋(实证)

治法:清热通淋,凉血止血。

方药:小蓟饮子。

3. 血淋(虚证)

治法:滋阴补虚,清热止血。

方药:知柏地黄丸。

4. 石淋(实证)

治法:清热利湿,通淋排石。

方药:石苇散。

5. 石淋(虚实夹杂)

治法:通补兼顾。

方药:①气血亏虚:八珍汤加通淋排石药。②肾阴虚:石苇散合六味地黄丸等。

6. 气淋(实证)

治法:利气疏导。

方药:沉香散。

7. 气淋(虚证)

治法:补中益气。

方药:补中益气汤。

8. 膏淋(实证)

治法:清热利湿,分清泌浊。

方药:程氏萆薢分清饮。

9. 膏淋(虚证)

治法:补脾固涩。

方药:膏淋汤。

10. 劳淋(主症)

治法:健脾益肾。

方药:无比山药丸。

三、饮食疗法

1. 应多喝水,饮食宜清淡,忌肥厚香燥,辛辣之品。
2. 禁房事,注意适当休息,有助于早日康复。

癃闭的健康教育

癃闭是指小便量少,点滴而出,甚则小便闭塞不通为主症的一种疾患。小便不利,点滴而短少,病势较缓者称为"癃",小便闭塞,点滴不通,病势较急者称为"闭"。但"癃"和"闭"都是指排尿困难。

一、健康指导

1. 向患者和家属讲解本病的相关知识,使其掌握缓解症状的简单方法。
2. 生活有规律,饮食有节制。
3. 保持心情舒畅,坚持参加体育锻炼,增强抗病能力。
4. 切忌忧思恼怒。

二、中医疗法

1. 湿热蕴结证
治法:清利湿热,消瘀散结。
方药:龙胆泻肝汤或猪苓汤加减。
2. 脾肾气虚证
治法:益气升提,化气行水。
方药:补中益气汤加减。
3. 气滞血瘀证
治法:活血祛瘀,散结利水。
方药:桂枝茯苓丸加减。
4. 气阴两虚证
治法:益气养阴,调补阴阳。
方药:黄芪甘草汤合六味地黄丸加减。
5. 肾阳不足证
治法:温肾助阳,化气行水。
方药:金匮肾气丸加减。
6. 针灸治疗针刺足三里、三阴交、中极、阳陵泉等穴。取嚏或探吐疗法:即打喷嚏或呕吐这一动作,能开肺气,举中气而通利下焦之气使小便畅通。其方法用消毒棉签向鼻中取嚏,或喉中探吐。独头蒜 1 个,栀子 3 枚,盐少许捣烂,摊纸贴脐部,良久可通,不通可再涂阴囊上。经服药、针灸、按摩等。

三、饮食疗法

1. 饮食宜清淡。
2. 脾肾亏虚者,多选补脾益肾之品,忌食生冷、油腻、硬固之物。
3. 湿热下注者,宜食偏凉、滑利渗湿之物,忌辛辣、肥甘助火之品。
4. 除膀胱湿热者之外,适当限制水。

心悸的健康教育

心悸是指气血阴阳亏虚,或痰饮瘀血阻滞,致心失所养,或邪扰心神,导致心中悸动,惊惕不安,甚至不能自主为主要表现的病证。

一、健康指导

1. 积极治疗各种器质性心脏病。
2. 生活起居有常,保证充足的睡眠和休息。适寒温,随气候变化而增减衣被。
3. 保持心情舒畅,避免激动、忧伤,平时可欣赏优雅悦耳的音乐,宜陶冶情操。
4. 饮食有节,多食蔬菜、水果,减少肥甘、油腻、食盐的摄入,忌刺激性食物,戒烟、酒。
5. 根据自身体质,选择适当的锻炼方式,以不感劳累为度。
6. 遵医嘱按时、按量服药,不得随意增减用药或中断治疗。
7. 定期随访。

二、中医疗法

1. 气阴两虚证
治法:益气养阴,安神定悸。
方药:生脉散加味。
2. 心脾两虚证
治法:健脾益气,养心安神。
方药:归脾汤加减。
3. 阴阳两虚证
治法:滋阴补血,通阳复脉。
方药:炙甘草汤加减。

4. 痰瘀互阻证

治法:化痰泄浊,活血化瘀。

方药:二陈汤合桃红四物汤加减。

5. 气滞血瘀证

治法:活血祛瘀,理气通脉。

方药:血府逐瘀汤加减。

6. 痰火扰心证

治法:清热化痰,宁心定悸。

方药:黄连温胆汤加味。

(二)根据病情辨证选择静脉滴注中药注射液,可辨证选择参附注射液、生脉注射液、红花注射液、川芎嗪注射液、复方丹参注射液等。

(三)针灸治疗

1. 体针疗法主穴:内关、神门、心俞、膻中、厥阴俞,每次选用2~3个穴位。

2. 耳针疗法选穴:心、交感、神门、皮质下、肝、内分泌、三焦、肾。

三、饮食疗法

1. 应适当的饮食调养,可辨证选用红枣、莲子、银耳、黑木耳、牛奶等食品。

2. 水肿者,低盐或无盐饮食,适当限制水的摄入量。

3. 戒烟忌酒,限制茶、咖啡的饮入量,忌食辛辣刺激性食品。

4. 体胖者应清淡饮食,忌肥甘厚腻多形之品。

眩晕的健康教育

眩晕是一种运动性或位置性错觉,造成人与周围环境空间关系在大脑皮质中反应失真,产生旋转、倾倒及起伏等感觉。

一、健康指导

1. 生活起居有常,注意劳逸结合,不可过度劳累,忌纵欲过度,保持大便通畅。

2. 饮食清淡,忌食辛辣、厚味、过咸伤肾之品,忌暴饮暴食,戒烟、酒。

3. 适当参加体育活动,如散步、慢跑、打太极拳等,生活有规律。

二、中医疗法

1. 风痰上扰证

治法:祛风化痰,健脾和胃。

方药:半夏白术天麻汤加减。

2.阴虚阳亢证

治法:镇肝息风,滋阴潜阳。

方药:镇肝息风汤加减。

3.肝火上炎证

治法:平肝潜阳,清火息风。

方药:天麻钩藤饮加减。

4.痰瘀阻窍证

治法:活血化痰,通络开窍。

方药:涤痰汤合通窍活血汤加减。

5.气血亏虚证

治法:补益气血,健运脾胃。

方药:八珍汤加减。

6.肾精不足证

治法:补肾填精,充养脑髓。

方药:河车大造丸加减。

(二)辨证选择静脉滴注中药注射液

可选用黄芪注射液、丹参注射液、灯盏细辛注射液、三七总皂苷注射液(血塞通或血栓通)等。

(三)针刺治疗体针

百会、四神聪、风池(双)、三阴交。耳穴:肾区、脑干、神门。

(四)其他疗法

1.根据患者情况,可选用耳尖放血疗法。

2.可选用以下设备辅助治疗:多功能艾灸仪、数码经络导平治疗仪、针刺手法针疗仪、智能通络治疗仪等。

三、饮食疗法

1.宜少食多餐,多吃蔬菜水果,鼓励病人多饮水,多食润肠通便的食物,如各种粗粮,蜂蜜、香蕉等。

2.风痰上扰的病人应多食祛痰息风之品,如雪梨、橘、杏仁、冰糖、萝卜;忌食肥腻、公鸡肉等助痰生风的食物。

3.肝阳上亢病人的饮食更宜清淡,可多食山楂、芹菜、香菇等。

4.痰湿中阻的病人可多食红小豆、西瓜、冬瓜、竹笋等清热利湿的食物。

5.气血两虚的病人则应着重补益,如黑芝麻、胡桃肉、红枣、山药、甲鱼、羊肝、猪肾等。阴虚病人则忌羊肉,辛辣等食品。

不寐的健康教育

入睡困难,或睡而易醒,醒后不能再睡,重则彻夜难眠,连续4周以上;常伴有多梦、心烦、头昏头痛、心悸健忘、神疲乏力等症状;无妨碍睡眠的其他器质性病变和诱因。

一、健康指导

1.注意精神调摄喜怒有节,心情愉快。克服过度的紧张、兴奋、焦虑、抑郁、惊恐、愤怒等不良情绪,尽量以放松的、顺其自然的心态对待睡眠。

2.养成良好的睡眠习惯,就寝前不做剧烈活动,看电视,小说不宜过久,避免过度兴奋;养成定时睡眠的习惯,非就寝时间不要卧床。睡前可用热水泡脚,或热水浴。

3.饮食宜清淡可口,忌食辛辣肥腻之品。晚餐不宜过饱,临睡前不宜进食、饮浓茶、咖啡及吸烟等,可于睡前饮适量牛奶。心气虚弱者,予酸枣仁粉睡前冲服。或服用安神补心类药物。

4.按摩背部夹脊穴(提拿夹脊法:患者俯卧位,双手拇指与其他四指对挤之力,将夹脊提而拿之,自上而下,边移边提,边提边拿,反复操作3~5分钟)。

5.要注意睡眠环境的安宁,床铺要舒适,卧室光线要柔和,并努力减少噪音,去除各种可能影响睡眠的外在因素。

6.注意生活起居,按时作息。每日应有适当的活动,以增强体质。

二、中医疗法

(1)肝火扰心证

治法:疏肝泻火。

方药:龙胆泻肝汤。

(2)痰热扰心证

治法:清化痰热。

方药:黄连温胆汤。

(3)胃气失和证

治法:和胃降逆。

方药:保和丸合平胃散。

(4)瘀血内阻证

治法:活血化瘀。

方药:血府逐瘀汤。

(5)心脾两虚证

治法:补益心脾。

方药:归脾汤加减。

(6)心胆气虚证

治法:益气镇惊。

方药:安神定志丸合酸枣仁汤加减。

(7)心肾不交证

治法:交通心肾。

方药:六味地黄丸合交泰丸。

2.针灸治疗

(1)体针主穴:神门、内关、百会、四神聪。操作:用平补平泻法。

(2)耳穴疗法取穴:神门、心、脾、肾、皮质下,配穴取枕、交感、内分泌、神经衰弱点。

(3)穴位贴敷:用夜交藤15g,白芷12g,败酱草10g等。

(4)其他疗法可选用滚针疗法、热敏灸疗法、穴位埋线、浅针疗法等进行治疗。

3.中医心理疗法

(1)低阻抗意念导入疗法(TIP技术)

A.睡眠刺激适应技术。

B.情绪—睡眠剥离技术。

C.睡眠信心增强技术。

4.认知疗法

5.行为疗法

(1)刺激控制法;(2)睡眠限制法;(3)反意向控制法。

6.推拿疗法:头部推拿。

7.导引疗法

(1)三线放松法

第一条线:由头顶百会穴→面部→前颈部→胸部→腹部→两大腿前面→两小腿前面→两脚的脚背和脚趾放松。

第二条线:头顶百会穴→后枕部→后颈部→背部→腰部→臀部→两大腿后面→两小腿后面→两脚跟及脚心涌泉穴。

第三条线:头顶百会穴→两侧颞部→两侧颈部→两肩→两上臂→两前臂→两手,然后意守两手心劳宫穴片刻,再重复做。

(2)分段放松法:头部放松→颈部放松→肩与上肢放松→胸背放松→腹腰放松→大腿放松→小腿放松→足放松。一般反复做 3~5 遍即可。

(3)局部加强放松法:在整体放松后,通过意念的调节有侧重地放松身体的某一局部。例如:过于紧张、疼痛的部位或某一穴位,可在此局部或穴位加强放松数分钟,乃至半个小时。

(4)默念词句放松法:即通过默念词句来帮助放松。通过默念良好的词句,不但可以帮助排除杂念,放松入静,而且这些词句对大脑皮质还是一种良性刺激,通过第二信号系统,对患者能起很好的心理治疗作用。默念的词句可根据具体情况有针对性地选择,如有高血压或兴奋占优势的神经官能症患者,易焦虑紧张,可以默念"松、静"或"松静好"等。默念词句一般与呼吸配合,如吸气时默念"静",呼气时默念"松",同时随意念向下放松。

8.音乐疗法:失眠患者可以应选择我国传统的乐曲、古典音乐和轻音乐为主。听音乐的时间不宜太长,一般在 30~60 分钟以内,可选用一组在情调、节奏、旋律等方面和谐的多支乐曲或歌曲。音量不宜过大,应在 45~70dB。每日睡前 1 次,每次治疗 30~60 分钟。

9.中药足浴:取中草药威灵仙30g,鸡血藤30g 等,加水 5 升煎煮约 1 小时,滤出中药渣,待温度适中(40℃~45℃),即可将双足放入药液进行浸泡,浸泡 15 分钟。每日 1 次,10 次为 1 疗程。

三、饮食疗法

1.以清淡而易消化的食物为主,如各种谷类、豆类、奶类、蛋类、鱼类等。

2.平时可适当多吃一些具有补心安神作用的食品,如百合、莲子、桂圆、大枣、小麦、核桃等。

3.晚饭不宜过饱,尤须注意睡前不宜大量进食,也不宜大量饮水,避免因胃的刺激或因夜尿增多而致失眠。

4.忌食胡椒、辣椒等辛辣刺激性食品,睡前忌饮浓茶、咖啡,少吃油腻、油炸食物。此外,晚上睡觉前必须保持心情平静,尽量少做一些可引起兴奋的事情,如不看情节比较紧张激烈的电视剧、书籍,不聊天等。有时适当听一些优美舒缓的音乐,有助于大脑的松弛,促使入睡。

痉证的健康教育

痉证是以项背强直,四肢抽搐,甚至口噤,角弓反张为主要临床表现的一种病证,古亦称为"痉"。

一、健康指导

1. 病人病房安静,减少噪音刺激。

2. 床要平整松软,应设床栏。

3. 在发作停止后要保证病人安静休息,护理时间要合理,不要随便打扰病人。

二、中医疗法

1. 邪壅经络证

治法:祛风散寒,燥湿和营。

方药:羌活胜湿汤加减。

2. 肝经热盛证

治法:清肝潜阳,息风镇痉。

方药:羚角钩藤汤加减。

3. 阳明热盛证

治法:清泄胃热,增液止痉。

方药:白虎汤合增液承气汤加减。

4. 心营热盛证

治法:清心透营,开窍止痉。

方药:清营汤加减。

5. 痰浊阻滞证

治法:豁痰开窍,息风镇痉,

方药:导痰汤加减。

6. 阴血亏虚证

治法:滋阴养血,息风止痉。

方药:四物汤合大定风珠加减。

三、饮食指导

1. 发作阶段宜给予高热量流质饮食。

2. 病情稳定后可给半流质及软食物。

3. 避免过凉或过热,以免因冷热刺激引起发作。

痿病的健康教育

痿病系指脏腑内伤,肢体筋脉失养,而致肢体筋脉弛缓,软弱无力,日久不用,甚则肌肉萎缩或瘫痪为主要临床表现的一种病证。

一、健康指导

1. 突然发病者应加强护理,密切观察病情变化,若出现神志昏迷,呼吸困难,吞咽困难等证,应密切观察病情变化,及时组织抢救。

2. 对下肢萎软,行走困难者,应注意避免发生意外,瘫痪不能随意活动的病人,应加强肢体活动和按摩,以防止肌肉萎缩。

二、中医疗法

1. 截瘫

(1)早期(伤后 10 天内)。多为外伤跌仆,瘀血阻滞,经络不通,治则:活血化瘀,疏通督脉,疏筋壮骨,用补阳还五汤加减。

(2)中期(伤后 10～20 天)。肿痛减轻,腹胀消减,大便不畅,小便潴留,治宜温经通脉,续筋接骨,用健脾温肾汤加减。

(3)后期(伤后 20 天至 3 个月)。多为脾肾阳虚,督伤络阻致腰背、四肢软弱无力,治宜助阳补火,温通经络,用归脾汤加减。

2. 肢体瘫痪

①夹脊电场疗法处方:脊髓损伤节段的上下端两侧各一对夹脊穴。操作:针柄接电针仪导线,同 1 组导线连接同侧 1 对夹脊穴,正极在上,负极在下。采用 KWD-808 型脉冲电针仪,用密波,输出强度以双下肢瘫痪肌肉出现收缩为度,每日 1～2 次,每次 30 分钟,6 次后休息 1 日。

②电针疗法处方:上肢用肩髃、天井、手三里、外关、八邪等穴位,下肢用髀关、血海、阳陵泉、悬钟、八风等穴位。方解:取神经干的腧穴,通以电流,有利于防止神经支配区的肌萎缩。操作:针尖达神经干根部。用电针仪疏波,输出强度以瘫痪肢体肌肉出现节律性收缩为度,每日 1～2 次,每次 30 分钟,6 次后休息 1 日。

3. 二便障碍

①尿潴留:处方:双肾俞、双会阳操作:针柄接电针仪导线,正极在上,负极在下。采用 KWD-808 型脉冲电针仪,用密波,输出强度以患者耐受为度,每日 1～2 次,每次 30 分钟,6 次后休息 1 日。

②尿失禁:处方:双肾俞、双会阳操作:针柄接电针仪导线,正极在上,负极在下。采

用 KWD - 808 型脉冲电针仪,用疏波,输出强度以患者耐受为度,每日 1 ~ 2 次,每次 30 分钟,6 次后休息 1 日。

三、饮食疗法

宜清淡饮食,富有营养。

痹证的健康教育

痹证是以肢体筋骨、关节、肌肉疼痛、酸楚、麻木、重着、屈伸不利甚则关节肿大变形为主要症状的病证,轻者病在四肢关节肌肉,重者可内舍于脏。

一、健康指导

1. 恶寒发热、关节红肿疼痛、屈伸不利者,宜卧床休息,病情稳定后可适当下床活动

2. 脊柱变形者宜睡硬板床,保持衣被清洁干燥,出汗多时及时擦干,更换衣被。

3. 生活不能自理的患者,要经常帮助其活动肢体,适时更换卧位,受压部位用软垫保护,防止发生压疮。

4. 本病病程缠绵,行动不便,患者常心情抑郁,要关心患者,给予心理安慰,减轻其痛苦。

5. 指导患者保持心情舒畅,学会自我调控,说明情绪不佳对疾病的影响,介绍疾病治疗成功的经验,使其积极配合治疗与护理。

6. 慢性恢复期病人可参加适当体育锻炼,如太极拳、八段锦、气功等,以疏通经络。

7. 关节屈伸不利可配合按摩及被动活动,以防发生畸形及肌肉萎缩

8. 注意防风寒、防潮湿,出汗时切忌当风,被褥常洗常晒,保持干燥清洁。

二、中医疗法

1. 行痹
治法:祛风通络,散寒除湿。
方药:防风汤加减。

2. 痛痹
治法:温经散寒,祛风除湿。
方药:乌头汤加减。

3. 着痹
治法:除湿通络,祛风散寒。
方药:薏苡仁汤加减。

4. 风湿热痹

治法：清热除湿，宣痹通络。

方药：白虎加桂枝汤或宣痹汤加味。

5. 痰瘀痹阻

治法：化痰行瘀，蠲痹通络。

方药：桃红饮加味。

6. 气血亏虚

治法：调补气血，活血通络。

方药：黄芪桂枝五物汤加减。

7. 肝肾两虚

治法：培补肝肾，活血通络。

方药：独活寄生汤加减。

三、饮食指导

1. 均衡饮食，肥胖者指导患者减轻体重，以减轻关节负荷。
2. 痛风性关节炎患者应减少嘌呤类食物。
3. 饮食宜高营养、高维生素、清淡可口，易于消化。
4. 风、寒、湿痹者，应进食温热性食物，适当饮用药酒，忌食生冷。
5. 热痹者，宜食清淡之品，忌食辛辣、肥甘、醇酒等食物，鼓励多饮水。

汗证的健康教育

汗证是指由于阴阳失调，腠理不固，而致汗液外泄失常的病症。

一、健康指导

1. 汗出之时，腠理空虚，易感受外邪。
2. 避风寒，以防感冒。
3. 汗出时，应及时用干毛巾将汗擦干。
4. 出汗多者，需经常更换内衣，并注意保持衣服、卧具干燥清洁。

二、中医疗法

1. 肺卫不固

治法：益气固表。

方药：玉屏风散。

2. 营卫不和

治法:调和营卫。

方药:桂枝汤。

3. 心血不足

治法:补血养心。

方药:归脾汤。

4. 阴虚火旺

治法:滋阴降火。

方药:当归六黄汤。

5. 邪热郁蒸

治法:清肝泄热,化湿合营。

方药:龙胆泻肝汤。

三、饮食指导

1. 心汗证饮食上适宜常吃补养心脾、益气敛汗的食物。
2. 无汗证适宜多吃生津养液、滋阴润燥的食品。
3. 忌食油腻煎炸香燥辛热的物品。
4. 忌吃辛辣刺激食物。

冠心病的健康教育

冠状动脉粥样硬化性心脏病是指冠状动脉粥样硬化使血管腔阻塞导致心肌缺氧而引起的心脏病,它和冠状动脉痉挛一起统称冠状动脉性心脏病,简称冠心病。

一、健康指导

1. 积极治疗高血压、高血脂等原发性疾病。
2. 保持心情愉快,避免各种诱发因素,如紧张、焦虑、劳累、情绪激动、感染等。
3. 指导患者合理安排工作和生活,保证良好的睡眠。
4. 合理调整饮食,选用低盐、低脂肪、低胆固醇食物,少量多餐,忌刺激性食物,戒烟、酒。
5. 急性发作期应卧床休息,缓解期可适当运动。
6. 注意保暖,避免受寒,预防感冒。养成良好的生活习惯,保持大便通畅。控制体重。
7. 按医嘱服药,随身携带硝酸甘油、麝香保心丸等药物,以便急性时使用。教患者自测脉搏。指导患者及家属学会当病情突然变化时采取的应急措施。
8. 注意劳逸结合。康复期可适当进行康复锻炼,锻炼过程中应注意观察有无胸痛、心悸、呼吸困难、脉搏增快等,一旦出现上述情况应停止活动,并及时就诊。

二、中医疗法

1. 发作期治疗

遵循"急则治其标"的原则,选用:

①麝香保心丸,芳香温痛,益气强心,每次含服 1~2 粒或吞服。

②速效救心丸,活血理气,每次含服 5~10 丸。

③复方丹参滴丸,活血化瘀,理气止痛. 每次含服 5~10 丸。

④重度心痛或上述止痛无效者,可配合吸氧或选用川芎嗪针、丹参针、生脉针静滴。

2. 缓解期治疗

遵循"缓则治其本"的原则,依据辨证结果,选用治法方药。

(1)心气虚损证

治法:补益心气。

方药:归脾汤加减或保元汤加减。

(2)心阴不足证

治法:滋养心阴。

方药:天王补心丹加减或黄连阿胶汤加减。

(3)气阴两虚证

治法:益气养阴。

方药:生麦散加减。

(4)心阳不振证

治法:温阳宣痹。

方药:栝蒌薤白白酒汤加减。

(5)痰浊闭塞证

治法:化痰开窍。

方药:温胆汤加减或导痰汤加减。

(6)心血瘀阻证

治法:活血化瘀。

方药:血府逐瘀汤加减或失笑散加减。

(7)寒凝气滞证

治法:温阳理气。

方药:枳实薤白桂枝汤加减或金铃子散加减。

(8)常用中成药

冠心宁胶囊:活血化瘀,理气止痛 5 粒,每日 3 次。

心可舒片:活血祛瘀,行气止痛.每次服 1.2g,每日 3 次。

通心络胶囊:益气活血,通络止痛.每次服 0.76～1.52g,每日 3 次。

地奥心血康胶囊:活血化瘀,行气止痛,每次服 0.2～0.4g,每日 3 次。

麝香保心丸:芳香温通,益气强心。每次 1～2 粒,含服或吞服,每日 3 次。

速效救心丸:活血理气。5～10 粒含服,每日 3 次。

生脉胶囊:益气养阴。每次 0.9g,每日 3 次。

香丹注射液:每次 10～20ml,用 5%～10% 的葡萄糖注射液或 0.9% 氯化钠注射液 250ml 稀释后,静脉滴注,每天 1 次。

丹参注射液:每次 10～20ml,用 5%～10% 的葡萄糖注射液或 0.9% 氯化钠注射液 250ml 稀释后,静脉滴注,每天 1 次。

葛根素注射液(麦普宁、普乐林):每次 200～400mg,用 5%～10% 的葡萄糖注射液或 0.9% 氯化钠注射液 250ml 稀释后,静脉滴注,每天 1 次。

灯盏细辛注射液:每次 10～20ml,用 5%～10% 的葡萄糖注射液或 0.9% 氯化钠注射液 250ml 稀释后,静脉滴注,每天 1 次。

生脉注射液:每次 10～20ml,用 5%～10% 的葡萄糖注射液或 0.9% 氯化钠注射液 250ml 稀释后,静脉滴注,每天 1 次。

川芎嗪注射液:每次 40～80mg,用 5%～10% 的葡萄糖注射液或 0.9% 氯化钠注射液 250ml 稀释后,静脉滴注,每天 1 次。

3. 其他治疗:还可采用针灸治疗等方法。

三、饮食疗法

1. 避免刺激性饮食,戒烟酒,禁咖啡。

2. 饮食宜清淡、易消化、低盐、低脂、低胆固醇。

3. 避免暴饮暴食,肥胖者应限制饮食,减轻体重。

高血压的健康教育

高血压中医称为眩晕,是由于情志、饮食内伤、体虚久病、失血劳倦及外伤、手术等病因,引起风、火、痰、瘀上扰清空或精亏血少,清窍失养为基本病机,以头晕、眼花及血压升高为主要临床表现的一类病证。

一、健康指导

1. 了解高血压病的知识及检测长期规则治疗和保健护理的重要性,遵医嘱服药,定期测量血压,保持血压接近正常水平,防止对脏器的进一步损害。

2.提高社会适应能力,保持心情舒畅,避免各种不良心理的影响。

3.避免各种诱发因素,生活起居有常,注意劳逸结合,不可过度劳累。

4.注意饮食控制与调节,宜清淡、低脂、低盐,忌暴饮暴食和辛辣、厚味、过咸之品,戒烟、酒。

5.眩晕患者不宜从事高空作业,避免游泳、乘船及做各种旋转度大的动作和游戏,避免突然或较大幅度的头部运动。

6.保持大便通畅,必要时服药缓泻剂,避免排便努责。

7.坚持体育锻炼,增强体质,如练太极拳等。为避免强光刺激,外出时佩戴变色眼镜。

8.定期随访。血压持续升高或出现头晕、头痛、恶心等症状时,应及时就医。

二、中医疗法

1.中医辨证治疗

(1)中气不足

治法:补中益气。

方药:补中益气汤加减。

(2)肝肾阴虚

治法:滋养肝肾,养阴填精。

方药:杞菊地黄汤。

(3)命门火衰

治法:温补肾阳。

方药:右归丸加减。

(4)肝阳上亢

治法:平肝潜阳,滋养肝肾。方用天麻钩藤饮加减。

(5)心脾两虚

治法:补益心脾。

方药:归脾汤加减。

(6)痰湿中阻

治法:燥湿祛痰,平肝息风。

方药:半夏白术天麻汤加减。

(7)气滞血瘀

治法:理气活血。

方药:血府逐瘀汤。

2.防护与调理

对于高血压病应做到"未病先防"与"既病防变"相结合。实践证明,对已病者采取有效的防病措施。基本措施：

①无高血压病者，应做到未病先防，如平素应积极开展养生防病；偶尔发现一二次血压升高，即应引起重视，如定期复查、及时开展防与治。

②一旦患有本病，原则上一期高血压病应重在防而兼顾治，以防发展；二期、三期合并有心、脑、肾器质性损害者则在中西医治疗的基础上，注重于防，以阻止病情恶化。

③患病后应加强摄生调养，尤其要保持心情舒畅，不必恐惧、焦虑和紧张。只要情志畅达，气血阴阳协调，自有益于本病的康复。

④注意劳逸结合，紧张的脑力劳动者尤需注意休息、娱乐；否则，长期精神紧张会使交感神经兴奋，肾上腺素分泌增加，小动脉收缩，从而使血压增高。

⑤经常散步或户外活动，以及郊游览胜，可促使气血阴阳平和，降低并稳定血压。

三、饮食疗法

1. 控制食盐量正常成人每日摄入 6g 食盐为宜；患高血压病尤其是合并有心、肾功能不全者则应减量，一般每日 3～4g。

2. 限制饮食，防止过胖，饮食要有节度。长期食量过大，易使痰湿内盛而肥胖，肥胖者又易发高血压病。所以高血压病（尤其是体胖者）要适当限制饮食，或少食精白米饭，多食糙米及杂粮。

3. 食宜清淡，少食肥甘对饮食的基本要求是以清淡素食为主，少食肥甘油腻，饮食合理搭配。此外，还需了解三点：

①宜以豆类及谷类为主食，如黄豆、大麦、小米、玉米、小麦、高粱等，以白菜、芹菜、番茄、豆芽、菠菜、萝卜、海带等为主要蔬菜；多食新鲜水果如柑橘、山楂、苹果等。

②少食或不食动物脂肪，而以植物油如豆油、棉籽油、糠油等为主；少食含胆固醇高的食物如动物内脏、蛋黄、螃蟹、带鱼、鱼子等。

③少食发物如雄鸡、猪头肉、狗肉、鹿茸等，因这一类发物均易耗损肝阴，使肝阳易亢，病情复发或加重。

4. 戒烟忌酒，少食辛辣烟酒及辛辣之品对人体的危害对高血压病的危害尤为明显。如烟草中的尼古丁易使人体去甲肾上腺素分泌增加，引起血管痉挛，血压升高；长期大量饮酒，对本病不仅易诱发中风，还会促使内源性（肝）胆固醇合成，血脂升高，引起动脉硬化和加重高血压病。

第五节　康复科特色健康宣教

颈椎病的健康教育

颈椎病是因颈椎间盘、骨关节、软骨、韧带、肌肉、筋膜等发生退行性改变及其继发改变,使脊髓、神经、血管等组织受到损害,如压迫、刺激、失稳等,由此产生的一系列临床症状和体征。

一、健康指导

1. 防寒保暖:很多颈性眩晕病例是由风寒感冒等引起,故天气变化剧烈时、出汗后、沐浴后、睡眠时,应特别注意加强防范。炎热季节尤其要注意空调温度不能太低,不能直吹患部。

2. 调整饮食、重视补钙。

3. 选择适合的枕头(高 10cm)并改变枕头不枕颈的旧习惯,让颈肌松弛。

4. 电疗按摩颈肌以促进局部血循环。

5. 避免长时间低头以减少椎间盘后凸机会,颈部牵引或戴头颈托减少椎间盘上的应力等,但切忌对颈椎作有力板动。

6. 局部痛点封闭或药物治疗。

7. 颈椎病人还可行自身锻炼,其方法是:

每天早晨起床后颈部前屈后伸,及左右旋转各 50 次;左右交替转动,幅度尽量大;前后交替传动、前屈下颌抵胸骨柄,后伸颈项向后尽量仰。

自己锻炼时应注意活动幅度宜大,速度宜缓慢,因速度快了会引起头晕,每日一次,每次各 50 下。

二、中医疗法

1. 牵引疗法:颈椎牵引取端坐位颌枕带牵引,牵引重量 3～5kg,每次持续时间 1～1.5 小时,1 日两次,2 周为一疗程。

2. 按摩推拿疗法:它的治疗作用是能缓解颈肩肌群的紧张及痉挛,恢复颈椎活动,松解神经根及软组织粘连来缓解症状。

3. 固定疗法:颈椎病患者一般不需要固定,但在颈椎病急性发作期可适当固定颈部,这样可限制颈椎活动和保护颈椎,减少神经根的磨损,减少椎间关节创伤性反应,有利于组织水肿的消退,巩固疗效,特别对眩晕型颈椎病,固定可防止眩晕复发。

4. 针灸疗法:可取穴大椎、百劳、风池、风府、绝骨、后溪、大杼、合谷等。一般留针20~30分钟,每日1次,15次为一疗程。

5. 小针刀治疗:可对颈部及痛点进行松解,减轻疼痛症状。

6. 痛点封闭治疗:在压痛点处注入0.5%普鲁卡因2~5ml,加入醋酸强的松龙25mg,每周1次,3次为1疗程。

7. 物理治疗:在颈椎病的治疗中,理疗可起到多种作用。一般认为,急性期可行离子透入、超声波、红外线等;疼痛减轻后用超声波、碘离子透入,感应电或其他热疗。

8. 中医辨证治疗:颈型颈椎病主要以颈项和肩背部的疼痛不适、活动受限为主要症状。主要可归纳为气血凝滞型和风寒湿痹型两种。

(1)气血凝滞型:治疗以行滞化瘀、通行经络,佐以解痉止痛。以复元活血汤加白芍、木瓜、僵蚕、陈皮、细辛、葛根为主方。

(2)风寒湿痹型:治疗时用调和营卫、通达腠理,佐以解痉止痛的方法。以杨氏蠲痹汤加葛根、木瓜、细辛、青皮为主方。

(3)肝阳上亢型:治疗以平肝潜阳。天麻钩藤饮加减。

(4)气血亏虚型:治疗以健脾益气养血。补中益气汤或八珍汤加减。

三、饮食疗法

1. 川芎白芷炖鱼头:川芎15g,白芷15g,鳙鱼头1个,生姜、葱、盐、料酒各适量。川芎、白芷分别切片,与洗净的鳙鱼头一起放入锅内,加姜、葱、盐、料酒、水适量,先用武火烧沸后,改用文火炖熟。佐餐食用,每日1次。可祛风散寒,活血通络。

2. 天麻炖鱼头:天麻10g,鲜鳙鱼头1个,生姜3片。天麻、鳙鱼头、生姜放炖盅内,加清水适量,隔水炖熟,调味即可。可补益肝肾,祛风通络。适用于颈动脉型颈椎病。

3. 葛根煲猪脊骨:葛根30g,猪脊骨500g。葛根去皮切片,猪脊骨切段,共放锅内加清水适量煲汤。饮汤食肉,常用有效。可益气养阴,舒筋活络。适用于神经根型颈椎病。

4. 桑枝煲鸡:老桑枝60g,母鸡1只(约1 000g),食盐少许。鸡洗净,切块,与老桑枝同放锅内,加适量水煲汤,调味,饮汤食鸡肉。可补肾精,通经络。适用于神经根型颈椎病。

5. 生姜粥:粳米50g,生姜5片,连须葱数根,米醋适量。生姜捣烂与米同煮,粥将熟加葱、醋,佐餐服食,可祛风散寒,适用于太阳经络不利型颈椎病。

6. 川乌粥:生川乌12g,香米50g,慢火熬熟,下姜汁1茶匙,蜂蜜3大匙,搅匀,空腹啜服,可散寒通痹,适用于经络痹阻型颈椎病。

7. 杭芍桃仁粥:杭白芍20g,桃仁15g,粳米60g。先将白芍水煎取液500ml,再把桃仁洗净捣烂如泥,加水研汁去渣,二汁液同粳米煮熟。饮此粥可活血,养血,通络,适用于气滞血瘀型颈椎病。

8.葛根五加粥:葛根、薏米仁、粳米各50g,刺五加15g。所有原料洗净,葛根切碎,刺五加先煎取汁,与余料同放锅中,加水适量。武火煮沸,文火熬成粥,加冰糖适量,调味食用。可祛风,除湿,止痛。适用于风寒湿痹阻型颈椎病。

9.木瓜陈皮粥:木瓜、陈皮、丝瓜络、川贝母各10g,粳米50g。将原料洗净,木瓜、陈皮、丝瓜络先煎,去渣取汁,加入川贝母(切碎),加冰糖适量即成。可化痰,除湿,通络。适用于痰湿阻络型颈椎病。

10.参芪龙眼粥:党参、黄芪、桂圆肉、枸杞子各20g,粳米50g。将原料洗净,党参、黄芪切碎先煎取汁,加水适量煮沸,加入桂圆肉、枸杞子及粳米,文火煮成粥,加适量白糖即可。可补气养血。适用于气血亏虚型颈椎病。

11.参枣粥:人参3g,粳米50g,大枣15g。将人参粉碎成细粉,米、枣洗净后入锅,加水适量,武火煮沸,文火熬成粥,再调入人参粉及白糖适量,可补益气血,适用于气血亏虚型颈椎病。

腰椎间盘突出的健康教育

当腰骶部遭受急、慢性损伤,尤其在弯腰旋转负重时,腰椎间盘不仅受到向内的压力,而且还受到张力和剪力作用,造成纤维破裂和髓核组织突出,压迫神经根或马尾神经出现腰腿痛症状。

一、健康指导

1.急性期应睡硬板床,绝对卧床3周。

2.避免咳嗽、打喷嚏,防止便秘。

3.症状明显好转后,可逐步进行背肌锻炼,并在腰围保护下,下地做轻微活动。

4.预防腰椎间盘突出症复发。

腰椎间盘突出症患者经过治疗和休息后,可使病情缓解或痊愈,但该病的复发率相当高,原因为:

(1)腰椎间盘突出症经过治疗后,虽然症状基本消失,但许多病人髓核并未完全还纳回去,只是压迫神经根程度有所缓解,或者是和神经根的粘连解除而已。

(2)腰椎间盘突出症病人病情虽已稳定或痊愈,但在短时间内,一旦劳累或扭伤腰部可使髓核再次突出,导致疾病复发。

(3)在寒冷、潮湿季节未注意保暖,风寒湿邪侵袭人体的患病部位,加之劳累容易诱发本病的复发。

(4)肝肾亏损未能及时补充。中医认为,肾藏精、主骨;肝藏血、主筋。肾精充足、肝血盈满,则筋骨劲强、关节灵活。人到中老年,生理机能减退,肝肾精血不足,致使筋骨失养,久而久之,容易发生骨关节病。

(5)术后的病人虽然该节段髓核已摘除,但手术后该节段上、下的脊椎稳定性欠佳,故在手术节段上、下二节段的椎间盘易脱出,而导致腰椎间盘突出症的复发。

二、中医治疗

(一)辨证选方

1.气滞血瘀

治法:活血化瘀,行气止痛。

方药;和营止痛汤、身痛逐瘀汤加减。

2.风寒湿

治法:祛风散寒兼以化湿。

方药:可选用独活寄生汤。

3.肾虚

治法:重补肾阴,壮肾阳,填精补髓,强筋壮骨。

方药:肾阳虚者可用右归饮,肾阴虚者可用左归饮。应用时可加活血化瘀之品,如地龙、红花之类。

(二)手法治疗

在腰部、髋部及下肢部做揉、拿手法以放松肌肉。

1~5腰椎两侧连续按压(以痛点为主)。髋部重点以梨状肌走行部位做按法、拨法。下肢后侧、小腿后外侧以坐骨神经走行做按法、拨法。按压肾俞、志室、大肠俞、椎旁痛点(阿是穴);髋部巨髎、上环跳、腰眼穴、秩边。下肢承扶、殷门、委中、阴谷、阳陵泉、承山、昆仑、涌泉等穴。根据腰椎侧弯、后突、棘突偏弯的病理现象,有针对性的采取矫正畸形法,如腰椎侧扳法、腰椎定位旋转法。

(三)针灸疗法

选穴:大肠俞、肾俞、环跳、阴市、委中、承山、昆仑等穴。疼痛局部采用艾条灸。每日1次。

(四)牵引疗法

主要采用骨盆牵引法,适用于早期病人和反复发作的急性病人。

（五）休息与固定

急性期应完全卧床休息,一般经严格的卧床休息3周后症状可基本缓解。待症状基本消失后,可戴腰围保护下起床活动。

（六）练功疗法

练功可以逐渐纠正因疾病而造成的不正确姿势,增强腰背肌力量,使肌力平衡稳定,逐渐恢复正常的功能。常用的方法有飞燕式、拱桥式,或站立位作腰部前屈、后伸、侧弯及在双杠上垂直悬吊练习等。

（七）中药熏洗

活血止痛洗剂:伸筋草、海桐皮、红花、透骨草、牛膝、千年健、羌活、乳香、没药、苏木、荆芥、防风、土元、赤芍等。

功用:舒筋活血,消肿止痛。适用于腰腿痛、各种关节扭伤等病症。

用法:煎汤乘热熏洗患处(先用热气熏蒸患处,待水温稍减后用药水浸洗患处),不宜内服。

（八）中药外敷

定痛膏:骨碎补、血竭、乳香、没药、当归、川断、大黄、土元、三七、䗪虫等。

功用:舒经活络止痛。适用于腰腿痛。

用法:选肾俞、阿是穴敷贴,3~5天换一次,一个月一疗程。

三、饮食指导

1.日常生活中含钙量多的食物有:鱼、奶及奶制品、芝麻、浓绿蔬菜、海藻类。

2.含维生素B多的食物有粗米、精米、大豆、花生等。蛋白质是形成肌肉、韧带所不可或缺的营养素。日常生活中含蛋白质多的食物有猪肉、鸡肉、牛肉、肝脏、鱼类、鸡蛋、豆类及其豆制品等。

3.维生素E有扩张血管、促进血液循环、消除肌肉紧张的作用,同样能缓解腰椎间盘突出的疼痛的症状。日常生活中含维生素E多的食物有鳝鱼、大豆、花生米、芝麻、杏仁等。

4.维生素C能增强腰椎椎间盘的纤维环的强度,多食维生素C也能达到缓解腰椎间盘突出症状的效果。维生素C含量多的食物有红薯、马铃薯、油菜花、青椒、卷心菜、芹菜、草莓、甜柿子、柠檬、橘子等。

膝关节炎的健康宣教

膝关节炎是膝关节的常见疾病,骨关节炎的主要特征包括有软骨退行性病变和关节边缘骨赘的形成。

一、健康指导

1.注意自己居住环境,避免房间过于阴暗潮湿,不要把床摆在门窗通风处。

2.注意保暖也是老年朋友预防膝关节炎的关键。在秋冬季节老人应注意脖子、脚踝、膝盖的保暖,随着气温的变化要及时添加衣服避免着凉。

3.要进行适量的运动锻炼,这样可以促进骨骼更好吸收营养物质,延缓骨骼的老化,避免关节受损。同时需要注意老人最好不要进行爬楼梯、登山这样的活动,容易造成关节软组织损伤。

二、中医治疗

针灸
(1)主穴:内膝眼、外膝眼(犊鼻)、阳陵泉、梁丘、血海、足三里、鹤顶、委中、阿是穴。
(2)配穴:
行痹:风门、肝俞、隔俞。
痛痹:大椎、关元。
着痹:脾俞、中脘、阴陵泉。
热痹:曲池、合谷。

三、饮食疗法

1.保证每天多吃一些富含维生素的食物,如亚麻籽、稻米麸、燕麦麸等。

2.经常吃新鲜的菠萝,可减少患部的感染。

3.多食含组氨酸的食物,如稻米、小麦和黑麦。组氨酸有利于清除机体过剩的金属。多食用富含胡萝卜素、黄酮类、维生素 C 和 E 以及含硫化合物的食物。

4.多食含硫的食物,如芦笋、鸡蛋、大蒜、洋葱。因为骨骼、软骨和结缔组织的修补与重建都要以硫为原料,同时硫也有助于钙的吸收。

5.尽量避免食用含有化学添加剂的食品,如含有色素、添味剂、防腐剂、乳化剂等添加剂的食物。这些食物中的添加剂成分可加重膝关节骨关节炎的症状。

6.控制高脂肪食物的摄入。如能在日常饮食中控制食入的脂肪量,症状可以缓解。这类食物有:猪肉、羊肉、动物内脏,以及油炸食品。

7.少饮酒。大量饮酒、咖啡等饮料,可使肠道壁把未完全消化的食物大分子渗入血液。这类大分子比血液中输送的营养物大得多,机体免疫系统误将它们作为有害物质或过敏物质加以清除,从而加重膝关节骨关节炎的症状。

踝关节扭伤的健康教育

在外力作用下,关节骤然向一侧活动而超过其正常活动度时,引起关节周围软组织如关节囊、韧带、肌腱等发生撕裂伤,称为关节扭伤。轻者仅有部分韧带纤维撕裂、重者可使韧带完全断裂或韧带及关节囊附着处的骨质撕脱,甚至发生关节脱位。关节扭伤日常最为常见,其中以踝关节最多,其次为膝关节和腕关节。

一、健康指导

(1)对踝关节扭伤严重者,应到医院拍 X 线片检查,以排除骨折和脱位,如发现骨折应立即请医生处理。

(2)在踝关节扭伤的急性期,手法要轻柔和缓,以免加重损伤性出血,同时不要热敷。

(3)在恢复期,手法适当加重,同时可以配合局部热敷,或活血通络之中药外洗,常能收到比较满意的疗效。

(4)注意损伤的局部应防寒保暖。

(5)在扭伤早期,较重者宜制动,根据病情给予适当固定,1～2 周后解除固定,进行功能锻炼。

二、中医治疗

(一)手法理筋

(1)患者取仰卧位,医者立于患者前侧。一手托握住踝部,另一手拇指徐徐按揉患处来回顺筋数处,使僵硬、肿胀得到放松。

(2)继用一手握持患足跟部,另一手握住患足前掌部,以足跟为圆心作顺时针及逆时针方向旋转 10 次。

(3)同上法,再将足部恢复至正中直角位,端正足部(踝关节与小腿呈 90°),做极度背屈及背伸数次。

(4)患者俯卧位在患足同侧臀中肌找到相应的压痛点,以手拇指用力点按,手法由轻至重,以患者能忍受为度。再以掌面进行局部旋揉以松解局部。最后进行腰椎小关节紊乱的整复和骶髂关节错位的复位。

（二）药物治疗

早期治宜活血祛瘀,消肿止痛,内服七厘散及舒筋丸,外敷消瘀止痛药膏、七厘散等。中后期宜温经止痛、舒筋活络,内服小活络丹,外贴狗皮膏、伤湿止痛膏。并可配合活血舒筋的外洗药物,如四肢损伤洗方等。

（三）固定疗法

理筋手法之后,将踝关节固定于损伤韧带的松弛位置。可选用夹板、石膏或胶布等方法予以固定。外翻损伤固定于内翻位,内翻损伤固定于外翻位,一般固定 2～3 周。

三、饮食指导

1.早期(1～2周)

此时受伤部位肿胀疼痛明显,经络阻滞不通,气血运行不畅,此一时期的治疗以活血化瘀,行气消肿为主。饮食上以清淡为主,宜多食蔬菜、蛋类、豆制品、水果、鱼汤、瘦肉等。忌食酸辣、燥热、油腻,尤其不应过早地进食肥腻滋补的食品,如骨头汤、肥鸡、牛羊肉等,否则可能导致瘀血积滞难以消散,使骨痂生长迟缓,影响日后关节功能的恢复。

推荐食疗方——桃仁粥:取桃仁 15g,红糖适量,将桃仁捣烂,水浸后研汁去渣,加入红糖、粳米,加水 400ml,一起熟烂成粥即可。每天吃 2 次,连续吃 7～10 天,具有活血化瘀、消肿止痛的作用。

2.中期(2～4周)

此时骨折处的瘀肿有所减轻,但瘀伤尚未化尽,骨痂开始形成。治疗应以和营止痛、祛瘀生新、接骨续筋为主。饮食上宜由清淡转为适当的高营养补充,可在初期的食谱上增加骨头汤、田七煲鸡等,以补充更多的维生素 A、D,钙及蛋白质。

推荐食疗方——当归排骨汤:取当归 10g,骨碎补 15g,续断 10g,新鲜猪排骨或牛排骨 250g,加水炖煮 1 小时以上,连汤带肉一起服用,每天 1 次,连吃 1～2 周。有助于祛瘀续断。

3.后期(4 周以上)

此时,骨折部瘀肿已基本吸收,骨痂开始生长,治疗上讲究一个“补”字——通过补益肝肾、气血,促进更牢固的骨痂生成。饮食上可以补虚为主,食谱可再配以老母鸡汤、猪骨汤、羊骨汤、鹿筋汤、炖水鱼等。

推荐食疗方——当归生姜羊肉汤:取当归 20g,生姜 12g,羊肉 300g,加水 1 500ml,一起放入锅中煮烂至熟即可。食肉喝汤,每天 1 次。本方具有养血活血、温经散寒、止痛的作用,特别适于骨折后期及年老体虚患者。

肩周炎健康教育

以肩部逐渐产生疼痛,夜间为甚,逐渐加重,肩关节活动功能受限而且日益加重,致一定某种程度后逐渐缓解,直至最后完全复原为主要表现的肩关节囊及其周围韧带、肌腱和滑囊的慢性特异性炎症。

一、健康指导

1. 在发作期应减轻持重,避免提抬重物,减少肩部活动,以免加剧疼痛。

2. 可行热敷或按摩,以促进局部血循环缓解肌肉痉挛,减轻疼痛。

3. 若疼痛剧烈,尤其是夜间影响睡眠时可服用止痛剂。

4. 如关节僵硬应主动锻炼肩关节功能,常用的方法有:

(1)"锥摆"运动:弯腰90°,患肢自然下垂,做旋转运动,范围由小到大,方向相互交替。

(2)"爬墙"运动:站立,病侧向墙,手指逐步向上爬行直至疼痛而不能向上,或背靠墙壁站立,患肢屈肘90°,患侧手臂逐步向墙壁靠拢,直至前臂背侧接近或贴住墙壁。

以上活动每日练习2~3次,每次15分钟。

5. 平时应注意气候变化,注意肩部保暖。

二、中医治疗

1. 中药膏以祛风散寒、解痉通络,活血化瘀为目的从病理进行根治。

2. 拔罐,拔罐治疗肩周炎常选用的穴位有:肩井、肩髃、肩前、肩贞、天宗等穴位。每次选两个穴位,交替使用。

3. 刮痧,刮痧治疗肩周炎常选用的经络有:手臂外侧的肺经、大肠经。每周可刮1~2次。

4. 针灸,针灸治疗肩周炎常选用的穴位有:肩井、肩隅、肩前、肩贞、大椎、曲池、外关、腕骨等穴位。选用1~1.5寸针灸针,用75%酒精棉球消毒皮肤,刺入穴位,留针20~30分钟。每日1次。两周为1疗程。

三、饮食疗法

1. 川乌粥:生川乌头约5g,粳米50g,姜汁约10滴,蜂蜜适量。把川乌头捣碎,研为极细粉末。先煮粳米,粥快成时加入川乌末,改用小火慢煎,待熟后加入姜汁及蜂蜜,搅匀,稍煮即可。具有祛散寒湿、通利关节、温经止痛之效。适用于肩周炎风湿寒侵袭所致者。

2. 白芍桃仁粥:白芍20g,桃仁15g,粳米60g。先将白芍水煎取液,约500ml;再把桃仁去皮尖,捣烂如泥,加水研汁,去渣,用二味汁液同粳米煮为稀粥,即可食用。具有养血化瘀、通络止痛之效。适用于肩周炎晚期瘀血阻络者。

3. 桑枝鸡汤:老桑枝 60g,薏苡仁 10g,老母鸡 1 只,盐少许。将桑枝切成小段,与鸡共煮至烂熟汤浓即成,加盐调味,饮汤吃肉。具有祛风湿、通经络、补气血之效。适用于肩周炎慢性期而体虚风湿阻络者。

第七章 大肠肛门保健与防治

第一节 大肠肛门保健

大肠肛门保健秘籍

肛门直肠是人体消化道的末端。人们摄入的饮食中不消化的部分、肠道中的细菌与一些杂质一起构成的粪便,就是通过直肠与肛门排出体外的。从肠道生理学上看,肛门直肠的特点就是通畅、和谐;顺利通畅而不伴有其他不适感觉地排出大便是保证我们身体健康十分重要的环节。中医学经典《黄帝内经·六节藏象论》上说:"六腑者,传化物而不藏,故实而不能满""六腑以通为用",正是此意。因此,直肠肛门是人体中极其重要的器官,也是重要的精密控制系统,需要我们时刻地注意保护。那些认为直肠肛门是肮脏的、不必费神保护的观点是错误的,应当加以纠正。

事实上,人体的直肠肛门更容易因为受到刺激而生病。民间俗谚"十男九痔""十人九痔""十女十痔",说的就是肛肠疾病的发病率高。直肠肛门部作为消化道末端,每时每刻都在与极其庞大数目的各种细菌打交道。据世界微生态学会主席教授统计,我们的肠道"平均栖居着一百兆个细菌"。国外研究还显示,在一个典型西方饮食的个体中,细菌占固体大便的 $40\% \sim 50\%$。因此,大肠的内环境是很微妙而脆弱的,不小心带来的小伤害,也许会引来严重的后果。当日常生活中各种原因造成直肠肛门局部充血、水肿、发炎,若不及时提高警惕、加以防范或治疗,就会逐渐加重而贻误病情,甚至反复发炎,给医治带来麻烦,也加重自身痛苦。

不过尽管肛肠疾病发病率这样的高,发病条件也如此容易,我们还是可以找出合理有效的办法来预防它;而且是简单、省时、省钱的预防。一直以来,"无病防病、有病防传"就被归纳总结为中医的三大特征之一,该院作为有着百余年肛肠特色及治疗经验的资深专科医院,更是深谙这个道理。在一个多世纪以来的医疗工作中,该院总结出了一整套有效防治肛肠疾病的方法。杨向东教授将这一套方法总结为下面两点,共 18 个字,特呈给广大的读者朋友与患者朋友们：

第一,药物坐浴勤,换洗保洁净。

坐浴是防止肛肠疾病发生或复发的有效途径,简单易行,也是患者朋友们能够自行做到的。同时,通过连栀矾溶液坐浴和清洗,保持局部的清洁、干燥、减少致病菌,不仅对我们的整体健康大有裨益,更能有效降低痢疾、肠道寄生虫病等的患病率。因此,将其摆在注意事项首位,以示提醒。

坐浴的办法,我们赞成的是利用一切便利条件,随时进行。只有能保持肛门局部清洁、干燥、舒适,同时不损伤局部皮肤的清洗方式才是可行的。其中,最推崇的方法是使用连栀矾溶液坐浴(清洗)。条件允许,可在开水中倒入连栀矾溶液,使用专备用具;条件不允,则直接以手掬取连栀矾溶液加以清洗,洗后轻轻蘸干。

药液不仅可以洗去肛门皮褶内的积存粪屑,同时能清除肛门局部汗液(肛周同时存在着大、小两种汗腺)、皮脂腺分泌的皮脂。温热的药液可以使局部的汗腺、毛囊、皮脂腺开张,不会因分泌、排出不畅而致病;同时促进局部血液循环,改善局部的免疫调节能力。直接使用药液的清洁作用稍差,但药物浓度更高,能更好起到清热解毒、燥湿杀虫作用。这样做下去,就能有效地降低局部感染发炎的可能性,从而充分预防肛门湿疹、肛门瘙痒、肛窦炎、痔、肛瘘、肛周脓肿等疾病。

另外,对于复发率高的肛周脓肿、肛瘘等疾病,药液清洗更是预防复发的一项有力措施。如能同时配合肛门局部揉按,则能起到预防肛裂、血栓外痔、术后瘢痕不适或瘢痕软化不良等疾病的作用,对阻止肛门直肠脱垂进一步发展也有较大的益处。

但需要注意的是,溶液温度不可过高,否则既烫伤肛门皮肤,也造成局部充血,会起到与治疗相反的效果,加重不适。另外,不可使用含有刺激性洗剂的器具(如消毒湿巾)清洁肛门口;这些消毒液对黏膜有刺激,会使过敏体质的人感觉到痛痒、灼痛等不适。

该院的"济川痔洗散"使用纯中药饮片,并经粉碎机粉碎、装袋,只用沸水冲泡,稍冷却后即可使用,使用方便且配方独到,是良好的选择。还要注意的是,如遇便后无清洗条件,而必须使用卫生纸擦拭者,请千万选择质地柔软、脱屑少的纸巾。这样才能既清洁肛门,又不损伤局部皮肤与黏膜。

清洁,不仅是对肛门局部的要求,也是对内裤的要求。内裤一定要经常换洗,除了要尽量干爽洁净外,还需要选择纯棉质的材料;尽量不要穿着化纤内裤。特别是过敏体质、肛门瘙痒、肛门湿疹患者更应注意。

第二,常备药品,有备无患。

这是在已经出现直肠肛门不适的情况下使用的方法。防治炎症对防止病情发展,防止肛肠科疾病发展更加棘手,是非常必要而有效的。这是通过大量的临床医疗实践,充分证明了的。

当人感觉到肛门局部出现下列不适感时,就要引起注意了:瘙痒、疼痛、大便带血或便血、肛门烧灼感、大便不爽、大便干结、排便费时费力且便后劳累、流脓或溢液、肛门潮湿等。

这些症状是数种常见肛门直肠疾病的常见临床表现，它们的出现多提示肛门直肠的不健康状态；而这些不健康状态又绝大部分是由肛门直肠局部各种急性与慢性炎症造成的。如果不加以重视而疏于治疗，这些炎症、不适感便会持续难消，甚至加重，最终导致较严重的肛肠疾病。

这些不适感多由于不健康的生活方式如经常熬夜、喜食辛辣、嗜酒、摄入纤维素不足、食量过少、不良排便习惯、过重的生活与工作压力、过于频繁的性生活等等。对于有明确原因的肛肠局部不适，应认识到这些不良生活习惯的不利影响而加以克服、改正；同时积极地对症治疗，不能放任不理，任其自行发展。

另外，对于自行防治法，我们建议：改善饮食的结构与量，注意休息，肛门不适感存在期间应忌酒。除了按照上述第一条方法冲洗、坐浴肛门外，还必须综合搭配其他药物治疗。药物最好常备于家中，以应各种不时之需。

对此，我们再继续推荐几种肛肠科常用药物：复方消痔痛栓、黄痔洗散、黄连痔疮软膏、太宁栓、连栀矾溶液。其中，尤其是栓剂塞肛，很值得一提。栓剂塞肛作用直接、效果迅速，成药便于携带，操作简单。此类药物可以直接作用于局部，提高局部的药物浓度和作用时间，同时又可以避免首关消除（口服药物时肝脏对药物分解代谢而减弱药效，医学上称之为"首关消除"）。该院复方消痔痛栓汇集了济川医学几代人的智慧与努力，在数十年的临床应用中证明了其显著的疗效，是很好的选择。如不易购到，其他相同剂型药物如太宁栓等也可酌情选用。

通过及时地干预局部炎症，防微杜渐，许多的肛肠不适都可以在三日内得到缓解。如果症状非但不缓解，甚至有加重的情况，说明病情重，非局部用药之力所能及，一定要速至医院查明原因，采取相应治疗手段。这样就可以既不耽误病情、又能有针对性地用药，使疾病的诊断、治疗都事半功倍。

总之，上述两点注意是该院在百余年来的临床工作中总结出的宝贵经验。一条未雨绸缪，一条防微杜渐；双管齐下，定会为你的健康修筑一条坦途。但防病不等于治病，我们建议，本着客观、科学的态度引起重视，尽早到医院，及时进行有效处理。

怎样预防痔疮

痔疮是一种发病率较高的肛周疾病，我国民间有"十人九痔"之说。痔疮患者往往受到疼痛、出血、脱出等诸多症状体征的困扰，严重者不得不承受手术等皮肉之苦，严重影响到了日常的生活及工作。因此如果能养成良好的生活习惯，及早地预防痔疮的发生或加重，无疑是一种良好且有效的"治未病"手段。而在日常生活中，我们可以通过以下几个方面的调护来预防痔疮的发生与发展：

合理膳食：合理的膳食有助于改善胃肠功能，保持排便的顺畅，在日常的饮食中，多食蔬菜、水果、豆类等含维生素和纤维素较多的食物无疑是预防痔疮的良好保障，此外少吃含辛辣刺激性的食物：如饮酒，吃辣椒、芥末、姜等，有助于防止肛周血管扩张瘀血而成痔。

适量运动：适量的体育锻炼除了能增强机体的抵抗能力以外，它还可以调和人体气血，促进胃肠蠕动，改善盆腔及肛门部的血液循环，有效地预防痔疮，如慢跑、太极等有氧运动都是不错的选择。此外，有意识地缩放肛门，积极进行提肛运动也是锻炼肛门括约肌，加速肛周血液循环，提升中气，预防痔疮的良好手段。

定时排便：便秘不仅提升了痔疮的发病率也会使原有症状加重。为了保持大便畅通，天天定时排便，最好是养成清晨排便的良好习惯将大有裨益。另外，应尽可能地避免久忍、久蹲等不良习惯，将上厕所的时间控制在 3 分钟以内，尤其杜绝边看报纸边如厕，以防肛门部长期的高压导致血循不畅而成痔。

保持清洁：肛肠是贮存和排泄粪便的地方，肛周极易受到这些细菌的污染，诱发感染。因此，便后温水熏洗，勤换内裤，保持肛门周围的清洁显得尤为必要。

连栀矾液防痔疮：该院秉承肛肠界的一代宗师——黄济川黄老的一贯理念，将解决患者的痛苦作为我们的第一要务。经过对黄老的学术思想及临床经验进行一系列潜心研究后，我们发现黄老遗留给我们的不单单是痔病的治疗，其在痔病预防方面也有自己独特而有效的"黄氏秘籍"。而其中最功不可没的当属济川连栀矾溶液，该液由黄连、栀子、白矾三种中药组成，具备解毒、止血、生肌、清热利湿之功效，其用于肛周能有效地减轻炎症反应、恢复血循，因此它不仅对痔术后创面的恢复有良好的帮助，更是一种痔病预防的理想用药。

根据"黄氏秘籍"的建议，我们可以利用连栀矾溶液作为日常的防痔手段，如在家中常备一些连栀矾溶液，在沐浴时用少许清洗会阴肛门部，每周 2～3 次即可。

怎样预防直肠癌

其实直肠癌如果能早期发现，是可能治愈的，至少能较长期地生存，日常生活中应该警惕哪些表现可能是直肠癌呢？要注意以下 9 个方面：

①大便中带脓血、黏液。

②大便习惯改变，次数增多、腹泻或里急后重（解完大便还有想解的感觉）。

③大便形状发生改变，变细、变扁。

④大便带鲜血或出现黑色大便。

⑤腹胀腹痛、消化不良、食欲减退。

⑥下腹部或肛门区域有肿块。

⑦突然发生的近期内体重明显下降。

⑧原因不明的贫血。

⑨腹泻与便秘交替出现。

如果出现以上任何一点,自己非常担心,害怕是直肠癌时,可以做以下 4 个检查,花钱不多,但一般能确诊是不是直肠癌:

①大便常规检查＋潜血。

②直肠指诊。

③肿瘤标志物全套。

④结直肠镜。

通过这些检查一般都可排除直肠癌,直肠癌是一种生活方式疾病,日常生活中只要注意生活习惯,就有可能有效预防直肠癌的发生,根据我们百年的医学实践总结了 6 个我们日常生活应注意的方面:

①多吃粗纤维的食物,尽量少吃精细食品。

②养成规律的排便习惯,避免久坐,不活动,运动应适度、规律。

③不吸烟,尽量少饮酒,烟酒都会刺激直肠黏膜。

④及时治疗癌前病变:比如慢性溃疡性结肠炎、出血性溃疡性结直肠炎。

⑤查体如果发现有家族性结肠多发性腺瘤病、结肠息肉或家族中有软组织肿瘤、骨瘤患者,应高度重视直肠癌检查,以防发生直肠癌。

永远记住一句话:疾病早期发现、有效预防远远比积极治疗重要,尤其是癌症!

神奇的连栀矾溶液

连栀矾溶液原名黄连霉液,是我国痔瘘泰斗黄济川横跨 3 个世纪的秘方。

连栀矾溶液不仅由天然纯中药制作而成,且制作工艺非常独特:药剂师将配好的中药材熬制好后,将其在阴暗潮湿处放置三七二十一天,待其表面出现豹纹式青灰色真菌,药色呈红棕色时方可入瓶使用。这与常见的药品制作工艺大相径庭,特殊的制药方式"化腐朽为神奇",具有清热解毒,功效广谱抗菌有奇效。

一般用途:广泛运用于肛门、肛周疾病的预防和治疗。

用法一:预防痔疮。要求患者每次先用清水清洗患部,然后取用连栀矾溶液 10ml 左右清洗会阴部,也可用开水稀释后直接清洗会阴部,每周 2～3 次。

用法二:治疗肛周疾病。对于痔疮、肛裂或者肛周湿疹患者,要求使用连栀矾溶液100ml,加入鲜开水 500ml 熏蒸会阴部,之后坐浴 10 分钟,每天 1～2 次。

用法三:痔疮术后肛周脓肿、肛瘘术后换药。对于痔疮术后、肛周脓肿、肛瘘术后恢复期的患者,可用连栀矾溶液清洗伤口,之后用浸有连栀矾溶液的纱布外敷或填塞,每日1~3次。

日常推荐用途:对皮肤瘙痒、蚊虫叮咬、宠物抓咬伤等,均具有极好的消炎、止痛、止痒治疗效果,更能够有效防治伤口感染。用法:要求患者蘸取少量连栀矾溶液涂抹皮损或伤口局部,半小时之后可用清水洗净。

特殊用途:临床用于多种慢性顽固性疾病及危急重症治疗与术后,疗效显著。

用法一:治疗坏死性筋膜炎。术前术后均可使用连栀矾溶液200~400ml,加入鲜开水500~1 000ml,熏蒸病灶局部,待水温合适后浸泡10~15分钟,每日1~3次。可有效控制感染,并预防感染扩散所引起的败血症等危害。

用法二:治疗化脓性汗腺炎。术前术后均可使用连栀矾溶液100~200ml,加入鲜开水500~1 000ml,熏蒸病灶局部,待水温合适后浸泡10~15分钟,每日1~3次。可有效预防感染扩散。

用法三:治疗溃疡性结直肠炎及放射性肠炎。保守治疗联合使用连栀矾溶液100~250ml保留灌肠,每日1~2次,以两周为一疗程。可有效控制肠道无菌性炎症,减少黏液血便,促进肠道内溃疡的愈合,且对烧灼感及反复便血疗效显著。

用法四:婴幼儿肛周疾病术后,不便坐浴者,可在换药时使用连栀矾溶液冲洗,每日1~3次。

肛肠疾病饮食与忌口

一般说来肛肠疾病患者饮食为普通饮食,膳食不必受限制。消化功能正常,疾病处于恢复期可进一般饮食,一日三餐,要少食辛辣硬固食物,少用油腻食物,目前各种说法,诸如:"发物","燥热之物"等等此类均是针对不同体质及疾病而言,饮食大可不必特别限制。下面就相关定义、过敏体质患者及常见合并疾病饮食注意事项进行讲解:

1."发物"是指动风生痰、发毒助火助邪之品,容易诱发旧病,加重新病。"发物"的范围较广,有的甚至扩大化了。所谓"发物",根据民间习俗和《随息居饮食谱》等一些文献资料归纳起来,常见的发物有猪头肉、鸡肉、驴肉、獐肉、牛肉、羊肉、狗肉、鹅肉、野鸡肉等肉类;有鸡蛋、鸭蛋、鹅蛋等蛋类;有鲤鱼、鲢鱼、蹲鱼、鲚鱼、白鱼、黄鱼、乌贼鱼、鲳鱼、鲫鱼、鲈鱼、鲟鱼、鲩鱼、章鱼、比目鱼、鲦鱼、带鱼、鳙鱼、黄鳝、蚌肉、虾子、蟹等水产类;有香椿头、芸薹、芫荽、盖菜、菠菜、豆芽、莴苣、茄子、茭白、韭菜、竹笋、南瓜、慈菇、香蕈、蘑菇等蔬菜;有杏子、李子、桃子、银杏、芒果、杨梅、樱桃、荔枝、甜瓜等瓜果;有葱、椒、姜、蒜之类辛辣刺激性调味食品;还有菜油、糟、酒酿、白酒、豌豆、黄大豆、豆腐、豆腐乳、蚕蛹等,有时还将荤腥膻燥之类食品一概视为发物,它是一种会刺激毛细血管扩张,含有一种蛋白质的物质,当这种特殊的蛋白质被人体吸收后,便会引起过敏反应,损害皮肤,它具有高度的特异性。所谓特异性就是因人而异,同样的东西,甲吃了没事,乙吃了可能就会引发或加重过敏,任何人都无法准确预言,因此,发物的定义是针对个体而言,不能一概而论。一般肛肠疾病患者在平素进食以上食物没有过敏或者不适症状,就不需要进行饮食限制。个别患者如平素进食上述食物就有过敏或者不适症状,在治疗期间应该进行相关食品限制,特别在患有疮疡肿毒,或慢性湿疹皮炎之类皮肤病人以及过敏性疾病患者,发物忌口显得非常重要。

2. 过敏及皮肤病的饮食忌口:过敏、皮肤病大多数有泛红、皮疹、痒、肿、痛等症状。皮疹、红肿、痒是"发"出来的,泛红、红血丝是毛细血管扩张的表现,而有些食物又是"发物"引起过敏反应,损害皮肤。所以,患皮肤病的人在服药期间或在治疗后相当长一段时间,均应禁食带有刺激性的食物。否则,即使处于相对稳定的恢复期的皮肤,也会重新发作。有些皮肤病,如过敏、过敏性皮炎、脂溢性皮炎、激素性皮炎、接触性皮炎、神经性皮炎、荨麻疹、湿疹、牛皮癣、瘙痒症、划痕症、酒糟鼻、红血丝等,其发病与某些食物有密切的关系。在发病期间或疾病治愈后的一段时间内,应限制或禁食海鲜、鱼、虾、蟹等海腥"发物",以及禽类食品、高蛋白食品和葱、蒜、辣椒等刺激性食物。有些皮肤病,如疖疮、体癣、白癜风等,因与饮食无关不需忌口。此外,油腻、油煎、油炸、高糖分食物,及不消化食物易上火食物,也都是对皮肤不好的食物。正常健康的皮肤少吃点影响不大,但如果是敏感期的皮肤,甚至是有皮肤病的皮肤,对于皮肤恢复的影响就比较大了。

3. 高血压病饮食忌口

(1)忌长期使用高胆固醇食物,高血压病患者要控制富含胆固醇的动物脂肪和其他食物(如蛋黄、动物内脏、鱼子、虾、蟹黄、墨鱼等)。

(2)忌过量食用肥肉。

(3)忌食盐过量:一般主张,每日食盐量宜控制在5g左右。同时也要注意减少酱油、味精等含钠食物之用量。

(4)饮酒过量:大量的研究事实表明,饮酒过量(按国外的标准指每日超过30ml酒精,相当于600ml啤酒,200ml葡萄酒或75ml标准威士忌)可以使血压升高并使冠心病、中风的发病和死亡率上升。

(5)忌饮食中缺钙,钙与高血压也呈负相关。饮食中如果缺钙可以促使血压升高。研究资料表明,平均每日摄钙450~500mg者,患高血压的危险性是每日摄钙1 400~1 500mg者的两倍。研究资料也证明,每日补钙1 000~1 400mg可以降低血压,并可使轻度高血压患者血压恢复正常。补钙可以增加排钠,从而可减轻水钠潴留。补钙有利于防止钠对血压的升高作用。

4. 糖尿病饮食忌口

(1)糖尿病病人忌饮酒:酒类每克中含14.64千焦(3.5千卡)热量,为高热量食物,有消耗体内热量的作用。过量的酒类可以发生高脂血症或造成代谢紊乱,使肝脏负担加重。糖尿病病人在饮酒时,进食一些碳水化合物的食物,血糖即可升高,使糖尿病失去控制。常饮酒而不吃食物,可抑制肝糖原的分解,使血中葡萄糖量减少,出现低血糖症状。因此,重症糖尿病合并肝胆疾病者,尤其是正在使用胰岛素和口服降血糖药物的患者,要严禁饮酒。

(2)糖尿病病人不宜多吃水果:水果中含有较多的果糖和葡萄糖,而且能被机体迅速吸收,引起血糖增高。因此,重症糖尿病病人,不宜吃过多的水果。为预防低血糖的发生,病人应在医生指导下,于两顿饭之间或运动后食用少量水果,但应注意血糖和尿糖的变化。如果吃水果后尿糖增加,则应减少主食的摄入量,以免出现血糖过高。如果病人平素就喜食水果,并且病情也比较稳定时,可吃少量水果,但须减少主食的量。一般方法是,每天吃200g水果,如梨、苹果、桃等,可减主食25g。总之,糖尿病病人最好少吃水果,特别是含糖量高的水果,如香蕉、葡萄、柿子、橘子等,最好不吃。

(3)糖尿病病人不宜多吃盐:对于糖尿病的认识,医生们通常是把限制饮食,特别是限制进食含糖高的食品,作为重要的防治方法来指导患者。但是,对限制盐的摄入量则很少引起注意。现代医学研究表明,过多的盐,具有增强淀粉酶活性而促进淀粉消化,和促进小肠吸收游离葡萄糖的作用,可引起血糖浓度增高而加重病情。因此,糖尿病病人也不宜多吃盐。

(4)糖尿病病人不能用不吃主食来控制血糖,有些人认为,在糖尿病的治疗中,重要的是饮食治疗,而饮食治疗是以控制主食摄入量来达到控制血糖升高的目的。这种想法,是不正确的。因为葡萄糖是体内能量的主要来源。若不吃主食或进食过少,葡萄糖来源缺乏,身体就必然要动用脂肪,脂肪在体内分解生成脂肪酸,并在体内燃烧后释放出能量。由于脂肪酸产生过多,常伴有酮体生成,经肾脏排泄可出现酮尿。因此,无论是正常人或是糖尿病病人,每日主食不能少于150g,即碳水化合物进量不能低于150g,否则容易出现酮尿。此外,不吃主食也可以出现高血糖。由于体内需要热量,在饥饿状态下,需动用蛋白质、脂肪,使之转化为葡萄糖,以补充血糖的不足。长此下去,病人可出现形体消瘦、抵抗力减弱,很容易出现各种并发症。

5.肛肠疾病饮食忌口

肛肠疾病患者术后进普食,饮食无特殊限制要求,但平素对辛辣食品、"发物"等有强烈刺激反应或过敏反应的肛肠患者饮食宜清淡易消化,富于营养之品,忌食辛辣酒类油腻炙煿及易产生肠胀气或能引起过敏的食物,肛肠病如痔、瘘、肛裂、脱肛患者适当多吃些蔬菜、水果等多渣饮食,以保大便通畅,而结肠炎、癌瘤患者则宜食少渣饮食以减轻局部刺激。

最后,饮食要注意卫生、要有节制、要定时定量,以防传染病发生。病愈初期不要暴饮暴食,以免因饮食不慎引起疾病复发,自觉戒掉不良的嗜好,搞好饮食调养,以维护身体健康。

第二节 便秘的危害及防治

便秘的危害

一、对消化系统的影响

1. 胃肠神经功能紊乱：便秘时，粪便潴留，有害物质吸收可引起胃肠神经功能紊乱而致食欲不振、腹部胀满、嗳气、口苦、肛门排气多等表现。也可因为肠道细菌对蛋白质分解，产生气体过多，可以引起或加重各种急腹症，如肠穿孔、阑尾炎、肠梗阻。

2. 引起腹泻：便秘时因粪块嵌塞于直肠腔内难以排出，但排便时有少量的水样粪质可绕过粪块自肛门流出。这种情况有时会被误认为是腹泻，从而忽视了造成这种反常性腹泻的根本原因是便秘，且因治疗不当常常使便秘更为严重。

3. 产生腹痛：便秘所致腹痛在儿童较多见。这是腹部功能性变化，腹痛无规律，反复突然阵发性发作，每次发作持续数分钟至数十分钟，疼痛部位不固定，可位于脐周、全腹，疼痛性质轻重不等，以发作可歇、无异常表现为特点。引起这种复发性腹痛的原因可能是粪便在直肠内滞留变硬，久之排便条件反射低下引起直肠内外括约肌松弛，便意降低，而加重便秘。直肠内大量硬性粪块引起暂时性肠梗阻，刺激近端肠壁肌肉强力收缩，引起阵发性腹痛。间歇期肠壁肌肉松弛，腹痛可缓解，此腹痛可反复发作。

4. 引起肛肠疾患：便秘时，排便困难，粪便干燥，可直接引起或加重肛门直肠疾患，例如直肠炎、肛裂、痔等。便秘患者由于用力排便，直肠压力增高阻断静脉回流，使正常肛垫充血性肥大，并反复向远侧移位，使其中的纤维间隔逐渐松弛，直至断裂并伴有静脉丛瘀血、扩张、融合，甚至夹杂细小的动、静脉瘘，最后形成痔疮以及肛裂、肛瘘、脱肛等。并且由于粪便干燥或者使用导泻药物，极易损伤肛窦、肛隐窝等组织，从而形成肛周脓肿及肛瘘。较硬的粪块压迫肠腔，使肠腔狭窄及盆腔周围结构异常，阻碍了结肠扩张，容易形成粪便溃疡，严重者可引起肠穿孔。

5. 患各种肠癌：以前人们认为便秘只能引起各种肠癌，这是因便秘而使肠内致癌物长时间不能排除所致，据资料表明，严重便秘者约10%患结肠癌。这是由于肠内众多的坏死细菌，如威尔斯菌等使肠道内的食物及其残渣转变成致癌物质亚硝胺和促进癌细胞生长的物质如苯酚、吲哚等。

而现在经过进一步的研究，发现便秘也可以引起其他部位的癌症。美国加利福尼亚大学的医学家在研究乳腺癌的发生情况时，发现便秘是腺癌的"元凶"。研究者发现，正常排便者乳腺细胞发育异常的只占5%而便秘者却高达23%。乳腺癌的先兆症状常是乳腺和导管上皮的不典型增生,而便秘者的乳腺正是这种增生。

二、心血管系统

诱发心脏疾病发作。临床上关于因便秘而用力增加腹压,屏气使劲排便造成的心、脑血管疾病发作有逐年增多趋势如诱发心绞痛、心肌梗死发作,脑出血、中风猝死等。

患者可因用力排便而造成意外,因排便中常深呼吸后屏气使胸腹内压增高,用力呼气,可使血压上升、脉搏加快,心脏负荷增加。日本学者一组资料表明:健康人大便后心率增加35~45次/分钟。用力排便对周围静脉血栓具有抽吸作用,有可能引起肺栓塞,由于便秘腹胀常可引起隔肌升高,反射性影响心率及冠状动脉血流量而加重病情,诱发脑血管疾病发作。在排便时因为用力,所以血压会比平常高。患有心脑血管疾病的患者,便秘时用力排,会使血压明显升高,机体耗氧量增加,很容易发生心绞痛、心肌梗死、脑中风,甚至危及生命。冬天,常发生高血压患者昏倒在厕所里。这是由于冬天寒冷,血管收缩,血压上升,在这种情况下患有心脑血管疾病的患者用力排便,血压往往迅速窜高,造成脑中风等严重后果。

三、神经系统

肠道细菌能将未消化的蛋白质分解为氨、硫化氢、组胺和吲哚等有毒物质,这些有毒物质可随大便及时排出体外,但长期便秘的患者不仅无法及时清除这些有毒物质,而且会不同程度地吸收,当这些有毒物质日积月累,超过肝脏的解毒能力时,便随血液循环进入大脑,可逐步损害脑细胞和神经中枢,使人智力下降,突出表现是记忆力下降、注意力分散、思维迟钝。对于老年人来说,甚至可以引发老年痴呆。

四、皮肤

长期便秘导致过多的代谢毒素被肠道吸收进入人体,加速人体衰老,最直接的表现是患者皮肤无光泽、粗糙、色素沉着,甚至形成痤疮、色斑、黄褐斑等。

五、泌尿生殖系统

引起性生活障碍。这是由于每次长时间用力排便,使直肠疲劳,肛门收缩过紧及盆腔底部痉挛性收缩的缘故,以致不射精或性欲减退,性生活没有高潮等。

便秘易使妇女发生痛经,阴道痉挛,并产生尿潴留、尿路感染等症状。

便秘易导致儿童遗尿。长期膨胀的直肠持续压迫膀胱,导致膀胱容量减少:膀胱受到直肠的反复刺激膀胱,产生不可控制的收缩,即产生遗尿。

六、心理压力

便秘患者往往有极重的心理压力,不仅对患者自己,而且会对自己的家庭,甚至医生造成相当的影响。

长期便秘会引起神经内分泌功能紊乱出现精神情绪失常,如情绪低沉,郁郁不欢,注意力不集中、急躁易怒,打人毁物等,并且随病程迁延可出现不同程度的精神伴随症状,并可逐渐加重,甚至导致智力低下、焦虑症、强迫症、抑郁症,严重时可有强烈自杀倾向。此类病人往往有较低的疼痛耐受力和对外科手术的追求欲。大量的报告表明,慢性便秘患者存在个性异常、焦虑、抑郁的积分明显高于正常人,应激事件发生频率也高于正常人,国内外多项研究表明慢性便秘患者伴有精神心理疾病者高达53%~65%,我们从临床观察也发现,长期便秘的患者或多或少都存在精神心理方面的改变,并且随病情进展而逐渐加重。

便秘患者由于长期抑郁,往往具有强迫症的表现,特别是重度便秘患者,经常将注意力集中于腹部感觉和排便情况,稍有不适或者是感觉腹部稍有不适(其实没有病理改变),就会不自觉的将这种症状放大,然后不停地向周围人诉说。因为患者的心理改变,特别期望医生可以重视自己,所以不停地找医生诉说,一日3~4次,甚至同一件事情(如昨日、今日大便排出情况有变化)患者可以不厌其烦的重复十遍,给临床医护人员造成极大心理负担,也耽误了正常的诊疗工作。

便秘患者在长期的求医过程中,积累了部分医学知识,经常自行治疗,如服用泻药,自行灌肠或用异物纳肛帮助排便,很容易损伤肠道。

便秘的分度论治

随着社会的发展,生活水平的提高,人类寿命的延长,便秘的发病率也在逐年增高,据国内外资料显示,便秘的发病率已高达20%,且便秘给患者带来的影响和伤害越来越深重,使医生的治疗也更加棘手,俨然成为威胁人类健康的隐形杀手,有"良性癌症"之谓。虽然便秘对人类的威胁日益突出,但就便秘本身而言,便秘的概念、病因、诊断手段、治疗方法及预后均无一不是未知数。

但是,有人至今坚持便秘不是病,只是一个症,但我们看到的事实是,患者因排便障碍不仅出现严重的身体痛苦,更普遍表现出不同程度的精神异常:如焦虑、抑郁甚至精神分裂等比比皆是。全国各地关于便秘致死的报道或传说不绝于耳。便秘患者不仅自身痛苦,更使家庭,甚至患者所处的局部社会团体受累。作为医务工作者,我们不敢也不该对这个群体熟视无睹、麻木不仁,探索便秘的奥秘,拯救这个痛苦的群体是我们不容推卸的责任。事实上,在积极寻求内科治疗方法的同时,也是在推卸责任,因此,国内外专家仍有很多在不断探索着外科治疗手段。便秘的外科治疗可以追溯到 20 世纪初叶,到 20 世纪末在一定范围内广泛开展。100 多年来,外科医生有过兴奋,有过激动,但在便秘的整个研究过程中,更多的是疑惑、彷徨、无奈,甚至放弃。

现在普遍认为便秘是个良性病,尤其消化内科的医生多数坚持便秘虽然痛苦,仍不至于动刀。但是一个让患者、家属和医生不容置疑的现象是:便秘不会痊愈,尤其不会自行痊愈,相反,随着病情的迁延,其症状只会越来越严重,并随之继发不同程度的精神症状,而且上述精神症状也会日益加剧。我们近 30 年的临床研究结论如此,国内外很多专家的观察亦如此,所以,我们提出了"十个便秘九个疯,还有一个想腾空"的观点。按照便秘的这种演变规律和特点,我们一直主张便秘尤其是慢性顽固性便秘,一旦确诊就应果断的尽可能早的实施外科干预,以去除病因,斩断这一恶性链条。

为了规范医疗行为,规避医疗纠纷,保障医患权益,我们认为对便秘实行分度治疗意义重大。从这个意义出发,便秘分度的主要依据是患者的精神状况评估,为此,杨向东教授根据多年对便秘的研究提出了"便秘的分度诊治"的理念,其相应治疗措施如下:

(1)轻度便秘:症状表现有排便过程费力,排便时间延长,或虽有便意而欲排不排,或便后不爽,或肛门坠胀等,在不使用泻剂的情况下,7 天内自发性排空粪便少于 2 次。

①病程 <2 年;

②病程虽 >2 年,但排便障碍的相关症状较轻(便秘症状及疗效评估表 0~6 分),对患者的生活工作影响不大;

③使用泻剂或胃肠动力药物有效;

④无焦虑、抑郁等精神、心理改变。

治疗方案:①泻剂;②胃肠动力药;③生物反馈治疗;④中药辨证施治。

(2)中度便秘:症状表现有排便过程费力,排便时间延长,或虽有便意而欲排不排,或便后不爽,或肛门坠胀等,在不使用泻剂的情况下长期便意差甚至无便意。

①病程 >2 年;

②生活质量下降,对生活、工作有较大影响;

③药物治疗基本无效;

④生物反馈治疗无效;

⑤排便障碍的相关症状较重(便秘症状及疗效评估表 7~15 分);

⑥无焦虑、抑郁等精神、心理改变;

⑦有结肠动力改变,如结肠运输试验、呼氢试验、结肠压力试验等检查的异常;

⑧有结直肠或盆底形态学改变:如结肠冗长、结肠盘曲、直肠黏膜内脱、会阴下降、直肠前突、横结肠下降、子宫后倾、盆底疝等等;

⑨可能有肠神经系统的改变;

⑩病程虽 <2 年,但排便障碍的相关症状较重(便秘症状及疗效评估表 16~24 分),

且患者自觉特别痛苦。

治疗方案:中度便秘一旦确诊我们主张尽早手术治疗。①直肠型便秘,经肛系列手术均可开展;②结肠型便秘的手术方案:a. 全结肠切除术;b. 次全结肠切除术;c. 结肠旷置术,选择性地保留近端结肠肠段,将远端结肠之口侧封闭后旷置,用保留的肠段行结 - 乙或结 - 直吻合;d. 选择性结肠切除术,所谓选择,指的并不仅仅是选择保留的结直肠长度,而是综合患者的症状描述、结合钡灌肠、结肠运输试验、排粪造影等影像学资料及术中对结肠形态学的观察,加上对结肠触诊、指叩等来决定结肠的取舍。这一取舍包括了对结肠近端升结肠的取舍,也包括对结肠远端降乙直部的取舍,以及吻合口的设计。根据患者的不同情况分别采取升 - 直或盲 - 直等吻合。尽可能多地保留功能肠段,尽可能多地切除病变肠段,在保证疗效的前提下,减少术后顽固性腹泻的发生,该术式的操作需在有丰富临床经验的医生指导下进行;③混合型便秘:行腹会阴结合的手术方案。

(3)重度便秘:像晚期癌症一样,便秘也是可以致人于死地的。重度便秘除外与中度便秘同样的症状表现、体征及实验室检查指标等,还伴有不同程度的精神症状,根据精神症状的严重程度又分为 A 期和 B 期。

A 期:患者有焦虑、抑郁等精神、心理改变:临床定式检查问卷(SCID,患者版)发现已具有障碍倾向,但 SCID 尚不足以确诊心境障碍、抑郁症或焦虑症,处于焦虑症、抑郁症等精神疾病前期。

B 期:患者有明显的焦虑、抑郁等精神心理改变,且符合焦虑症、抑郁症等精神科诊断标准(由临床经验丰富的精神科专业医师对抑郁焦虑障碍进行 SCID 检查,按 DSM - 4 诊断标准诊断心境障碍、抑郁症或焦虑症)。

治疗原则:①以"综合治疗,内外结合,身心结合"为原则,以"外科手术 + 心理干预 + 中医辨证"为总纲;②中医中药的辅助治疗必不可少,这可能决定手术治疗的成败和医疗纠纷的程度;③中医治疗方案:早期干预,从术后第一天开始自胃管灌服中药——早期以通腑为主,促进胃肠功能尽早恢复,腑气一通立即实施个体化治疗以疏肝解郁、理气健脾为主;④B 期患者若处于精神疾病的急性期,应先行心理干预治疗,待精神疾病稳定后再行手术治疗;⑤对于重度便秘患者,治疗全程均需外科手术治疗与心理干预治疗同时配合进行,以达到良好的医患沟通,排除一切可能导致医患纠纷的隐患;⑥对于轻、中度便秘,一般医院均可开展手术,但重度便秘则必须至有较强综合实力的医院进行系统规范的诊治,需同时具备较强的外科技术实力、丰富的中医临床经验和专业的临床心理治疗,否则,切不可贸然开展手术治疗。

根据便秘各个不同发展阶段的症状体征进行分度,具有高度的临床价值:一方面,将便秘的各个阶段逐层分开,有利于医生对于便秘过程的渐进性认识和剖析,对于疾病诊治的发展有促进作用;另一方面,根据便秘的不同分度,制订出更有针对性的阶段治疗方案,使疾病的诊疗更加规范化和条理化。同时,根据便秘的演变规律,说明便秘与晚期癌症一样可以致人死亡,只不过癌症是机体消耗死亡,便秘往往因自杀而死亡。

目前,这一"便秘的分度论治"的理念已经成为近年来国内便秘诊疗领域的最大的研究成果,被越来越多的学者所认可。

预防便秘良方
——"济川捭阖术"

"济川捭阖术"是已故中国痔瘘泰斗、成都肛肠专科医院创始人黄济川老先生对预防和治疗胃肠功能性疾病一生经验的总结,也是其本人及再传弟子临床实践经验集体智慧的结晶。近年来成都肛肠专科医院便秘科团队深入挖掘济川文化遗产,经过收集、筛选、改良而成目前的"济川捭阖术"。此术属中医导引术范畴,集太极拳、八段锦、五禽戏、易筋经、调息助基功、少林内功等多种功法之精华,动静结合,刚柔相济,寓意深刻,能愉悦身心、开悟益智、疏肝健脾、通腑解郁,对预防及治疗胃肠功能性疾病有非常好的疗效,尤其对慢性病、久病伴有精神心理障碍的患者更有其独到的功效。

"济川捭阖术"开始有起势动作,先调整身心、渐入佳境。中间九个招式,分别为:

一、双手托天

寓意:天人合一。此式借助大自然的力量灌注全身。配合呼吸,有升有降,与大自然充分融合,畅通气机,使全身放松。

二、猛虎出世

寓意:初出茅庐。此式双手上撑下按对拉拔长,具有压缩腹腔和舒展腰腹的功能,同时对腹腔脏器进行按摩,具有增强胃肠蠕动,提高消化吸收的作用。

三、太极云手

寓意:抛开杂念。此式需要精神放松、神游太虚,所有的烦恼忧愁在云手之时均抛诸九霄云外,以获得轻灵安静之心,使精神放松。

四、指穴禅功

寓意:潜心修道。此式在人体头、胸、腹、腰、四肢精选六个穴位进行点揉,能以点带动经络的运行,有助于激发经气,调畅气机。

五、白鹤亮翅

寓意:整装待发。此式着重拍打手阳明大肠经和手太阴肺经,肺与大肠相表里,二者共同推动肃降之气运行。另外拍打足太阳膀胱经,此经经别"别入于肛",外加腰部前俯后仰、双手攀足可以提高腰腿柔韧性,防止腰肌劳损等症状。"腰为肾之府","腰强健则肾固秘"。

六、摇棹远航

寓意:雄心壮志干事业,憧憬美好生活。此式放松身心,来源于舒心平血操,可以降血压,做时上身不可过度后倾以防低血压,同时可以缓解腹胀、腹痛。

七、静海生波

寓意:遭遇挫折。此式中腹部按摩可以直接作用于肠管,使胃肠管腔的形态发生变化,使胃肠蠕动加快和力量增大,从而加快胃肠内容物的排泄,有推陈纳新之功,同时配合提肛运动可帮助恢复肛门括约肌的功能。

八、神龙摆尾

寓意:天降神助。此式通过腰部的左右运动带动腹腔脏器的被动运动,可以促进胃肠蠕动,同时放松盆底肌群。

九、谷道游舟

寓意:得道升仙。此式为意念引导环节,意念疗法可以调动身体蕴藏的巨大潜力,是一种类似生物反馈的内部引导,通过自我调节来治疗疾病。意念的引导可以使局部的血液加速流动,增加局部肠管的营养及血液供应,益于肠蠕动及解除便秘。九个招式结束后有收势动作,功到事成,达极乐世界。全程浑然一体,寓意深刻,有深厚的传统文化底蕴,每个招式名称响亮,气势雄伟。

"济川捭阖术"已经在成都肛肠专科医院便秘科得到了广泛的应用,受到了广大患者的热切关注和高度赞扬,取得了非常好的临床效果。将来此术不但可用于便秘患者,还能用于养生健身,预防和治疗胃肠功能性疾病,以达到"治未病"的目的。

第八章　优势治疗中心、特色治疗方式

　　肛肠疾病是临床常见病、多发病,俗话说:"十男九痔,十女十痔",这是对其高发病率的一个形象说明。但是由于发病部位的特殊性,许多患者尽管身有"难言之隐",却不愿到医院就诊。近年来,随着人民生活水平的提高和健康观念的转变,人们更加关注自身健康。受生活方式、饮食习惯、工作压力、人口老龄化等诸多因素影响,肛肠疾病的发病率及复杂程度越来越高,这对肛肠专科医生的服务质量与专业技术提出更高要求。

　　成都肛肠专科医院的前身为一代宗师黄济川 1884 年(清光绪十年)在四川泸州开设的我国首家痔瘘诊所,至今横跨 3 个世纪。黄老先生的医术神乎其技,毕生致力于肛肠临床,发明了枯痔散,洗药等许多验方,并且不断推陈出新,形成了独特的济川学派,在国内享有极高的学术地位,济川医学也成为国内一个影响深远的医学流派。由于黄济川老先生的卓越贡献,曾受到周恩来总理亲切接见,黄济川老先生 1960 年在成都因病去世时,国务院专门送来挽联,悼念这位我国肛肠界鼻祖。在当年周总理"老中医经验丰富,要多带徒弟……"的指示下,黄老十分重视肛肠学科人才培养和学术传承,中国中医药研究院的周济民、成都中医药大学的曹吉勋、贵阳中医学院的彭显光、成都肛肠专科医院的王维烈等一大批肛肠界的前辈大师相继涌现,由此铸就了成都肛肠专科医院在我国肛肠学界的尊崇地位。近年来,医院在杨向东教授的带领下,在探索中发展,在发展中壮大,成为目前集医、教、研为一体的国际知名特色专科医院。

第一节　优势治疗中心

中国 PPH 技术治疗中心

　　PPH(procedure for prolapse and hemorrhoids)是直肠黏膜环切手术的英文缩写,意大利学者 Longo 根据现代痔病的发病机制而创造性设计。此后 PPH 手术作为一种革新性技术在世界广泛推广，PPH 技术以显著减少术后疼痛、显著缩短住院时间、显著减少术后出血三大优势，给广大患者带来福音。中国首例 PPH 手术于 2000 年在上海首获成功，给中华肛肠外科注入了活力。2001 年该项技术在该院杨向东博士的带领下，深入研究创新，被美国强生公司授予 PPH 中国西部培训中心，是继上海，广州之后的第三个培训中心，承担着中国西部地区对 PPH 技术培训、科研、临床工作的重任。对复杂性重症痔、直肠息肉、直肠阴道瘘、直肠黏膜脱垂、出口梗阻性便秘等疗效独特，远期疗效好。该中心此项技术成熟，临床数千例患者成功实践经验，及数次围绕该技术科研项目，使该技术更具科学化、人性化。2009 年升级为"中国 PPH 技术培训中心"，中国 PPH 技术（规范）资格认证委员会主任委员单位，由该院制订的《中国 PPH 技术规范标准》和《中国 PPH 技术资格等级认证标准》作为行业标准在国内实行。

中国 TST 技术培训中心

TST 技术也是用吻合器代替传统手工切除治疗直肠疾病的技术，是 PPH 技术的一种改良，全称是"开环式微创痔上黏膜切除吻合术"，是利用开环式微创痔吻合器（Tissue – Selecting Therapy stapler）进行治疗的一种手术方式，简称 TST 术。

TST 术是以中医"分段齿形结扎术"为理论基础，发挥其合理的保留皮桥、黏膜桥的部位和数量及结扎区呈齿形分布这一优点，切除下移肛垫上方黏膜、黏膜下组织，是传统中医与现代医学于肛肠外科微创治疗痔病相结合的有益探索。

TST 手术遵循了人体痔的形成机制，依照痔的生理病理结构设计而成，旨在纠正痔的病理生理性改变，而非将肛垫全部切除，保留了正常的肛垫及黏膜桥，维护了肛门的精细功能，可以减少手术创伤，缩短治疗时间，使痔手术达到更加微创化，能很好地治疗痔、直肠息肉等疾病。中国 TST 技术培训基地于 2010 年落户该院。

顽固性便秘治疗中心

顽固性便秘，病因不明，症状复杂，伴发症状严重，如精神神经症状，部分患者有自杀倾向，严重影响患者的健康、工作及家庭生活，治疗非常棘手，病员往往经过正规的长期的治疗而不能解决根本问题。全国著名肛肠病专家、中国便秘联谊会创始人兼首任会长、该院杨向东教授和著名便秘专家刘建新教授在医学界率先提出了"结肠瘫痪症"的病名和"直肠瓣肥大学说"，并围绕该病做了大量临床科学研究和实践，使顽固性便秘的治疗突破了传统方法，转入了改善胃肠运动功能，纠正胃肠道结构及功能畸形为主的药物与手术相结合的治疗方法。尤其是"选择性结肠切除旷置吻合术"的创新发明，对便秘患者犹如在胃肠道修建高速公路,使便秘症状纠正立竿见影。治疗便秘患者近10 000例,其中手术患者约为1 000例,治疗效果满意。

女性肛肠疾病治疗中心

"十男九痔,十女十痔"。该院"女性肛肠疾病治疗中心",主要是针对女性特殊的生理、病理及心理,特别制订女性肛肠病患者的诊疗护理方案,实施特色服务。"中心"以女性为服务对象,集疾病治疗、预防体检、心理咨询、肛门美容等多功能于一体为女性提供全方位、高品质的医疗服务,是高层次、高标准的女性肛肠疾病的健康会所。"中心"拥有专业权威的专家团队,由国内知名的女性肛肠专家及妇产科专家组成。采用全程一对一的特色服务模式即包括诊查、治疗、换药都由一个医生完成。"中心"为每位女性患者建立完整、隐私化的健康管理档案和完善的随访制度。同时中心在女性好发的肛门坠胀、疼痛等疑难病症方面亦做了深入的研究,并在围手术期(术前、术中、术后)的无痛治疗及微创性治疗方面取得了显著的成就。"中心"的宗旨是尊重女性隐私,采用特色诊疗服务,让每一位来就诊的女性患者体会到权威专家的细心诊断与治疗以及贴心的照顾,还女性肛肠疾病患者一个正常的肛门,并且使其顺利地度过月经期、孕产期及拥有正常的夫妻性生活。

反复手术复发性肛瘘会诊中心

肛瘘是诸多肛门疾病中非常复杂的一种,尤其是复发性肛瘘,反复手术,又反复发作。该院每年接收多次手术未愈的复发性肛瘘的外院转诊病人就多达上百人,这些病人中,最多手术次数竟然达到26次。在这样的背景下,该院为了帮助肛瘘患者免除病痛,在中华医学会的支持下,成立了全国首家"反复手术复发性肛瘘会诊中心"。专家组成员除本院之外,还有数十名全国各地的专家。一个复杂性肛瘘患者入院后,将由院内专家组进行会诊,如果病情严重到院内专家都难以解决,他们将立即与国内的相关专家取得联系,通过网络等技术手段进行会诊,集全国权威专家的力量帮助病患解决痛苦。由于复发性肛瘘患者反复手术带来很大的经济压力,会诊中心将对3次以上仍未治愈者给予一定的援助。

成都直肠癌防治中心

成都直肠癌防治中心成立于1986年,在周明生、张泮林、杨向东教授的带领下对直肠癌的治疗积累了丰富的经验。该中心采用国际标准实施手术,并结合患者的实际,采取个性化的治疗方案,使低位直肠癌保肛率达90%以上。在长期的实践中总结出一条有效的中西医结合之路,提出了扶正固本为主,抗癌解毒并重的观点,不仅明显增加了放化疗的疗效,而且最大限度地减轻放化疗的不良反应,解除了由此给患者带来的痛苦,使直肠癌的远期生存率和复发率均达到国内领先水平,尤其是对那些无法手术的患者,不仅延长了生存期,更重要的是显著提高了其生存质量,减轻痛苦。治疗目标已不是单纯的"根除肿瘤,挽救生命",而是转向了"保存生命,提高生活质量",受到了国内外广大患者的肯定和赞扬。

成都先天性无肛救助中心

先天性无肛门畸形是肛肠外科的难治性疾病。其中部分患者因为家庭经济特别困难而得不到及时、有效、正确的治疗,长期饱受病魔折磨,生活、身心极其痛苦,给社会、家庭带来严重的影响。2006年由该院发起,成都市红十字会研究决定设立"成都市先天性无肛门仁爱医疗救助金",并由该院设定"成都无肛门救助治疗中心"。

该院经过100余年开拓发展,造就和培养了一大批高级专门人才,拥有王维烈、刘金龙、杨向东、贺平等一大批国内外知名专家教授,逐步形成了具有雄厚技术力量和科研能力的学科体系。目前对包括先天性无肛门在内的先天性直肠肛门畸形疾病的治疗处于国内领先水平。

治未病中心与康复保健

我国痔瘘泰斗、新中国肛肠学科重要奠基人、成都肛肠专科医院创始人黄济川老先生,于中医内、外、妇、儿各科均有深厚造诣,与赵炳南、杜自明、石筱山并称新中国中医外科"四大名医",又与李斯炽、卓雨农、张文修誉称四川"四大名医",黄老尤其重视"治未病",擅于调摄,年逾九十仍鹤发童颜,精神矍铄,赴京会诊,治病讲学,享年99岁高龄,世人皆以为奇。

成都肛肠专科医院近几年在挖掘黄老学术思想体系的过程中,无意间闯进了其养生防老之术的密室,找到了其长生不老之秘籍,谓之"济川养生驻颜不老方",由虫草、鹿茸、红参、老龟板等数十味名贵道地药材组成,可壮"天癸",实"肾气",具有填精补髓、益阴扶阳、强筋壮骨、除皱消斑、增强免疫、增强活力之功效。

"治未病"就是未病先防,不仅可以减少疾病,提高生命质量,延长人类寿命,更可以从总体上降低国家医保卫生经济成本!杨向东教授、贺平教授享有中华中医药学会授予的"全国中医学科名专家"称号,由他们领导的"治未病"攻关小组,学验俱富,实力强劲,以"不老方"为学术指导,针对不同个体制订个性化养生方案,达到有病治病,无病强身之功。尤其对腰腿痛、颈椎病、失眠、乏力、白发转黑发、性功能障碍有奇效。

康复保健科是以快针、针灸、理疗、推拿、中药及药物电离子导入等传统康复手段为特色,结合现代医学康复技术精华,集功能测评、物理治疗、运动治疗、作业治疗、生物反馈治疗仪、直肠腔内治疗仪为一体的一个独立的多功能临床学科。拥有国外进口超短波治疗仪、全电脑多功能中药熏蒸气疗、微波、中频和各种运动训练、作业训练等先进设备。

主要诊治范围:各种急、慢性颈肩腰腿痛、关节扭伤、肩周炎、腰椎间盘突出症、膝关节炎、外伤术后、中风偏瘫、面瘫、小儿免疫力低下、失眠、女性保养、亚健康以及各种疑难杂症等。

颈腰椎病运用了我科蒋大佑主任的快针疗法。配合美国脊柱调理手法。可以更快,更好的治疗。

快针疗法:

快针疗法是一种介于手术方法和非手术疗法之间的闭合性松解术。是在切开性手术方法的基础上结合针刺方法形成的。快针疗法操作的特点是在治疗部位刺入深部到病变处进行轻松的切割,剥离等不同开工的刺激,以达到止痛祛病的目的。其适应证主要是软组织损伤性病变和骨关节病变。

快针疗法的优点是治疗过程操作简单,不受任何环境和条件的限制。治疗时切口小,不用缝合,对人体组织的损伤也小,且不易引起感染,无不良反应,病人也无明显痛苦和恐惧感,术后无需休息,治疗时间短,疗程短,患者易于接受。

第二节　特色治疗方式

（拥有自主知识产权的治疗方式）

选择性结肠切除术治疗顽固性便秘

选择性结肠切除术为该院首创,该院杨向东教授认为:胃的蠕动和排空功能障碍者被称为胃瘫。结肠慢传输性便秘的部分病理特征和临床表现形式类似于结肠功能的瘫痪:其结肠的形态学除了长度和排列方式各有差异外,无论从结肠内观察(肠镜)还是经外观察(剖腹探查)均无异常;其神经或肌肉的功能降低或者退行性改变导致结肠的蠕动和排空功能障碍。限于现代结肠排便生理、病理的认识,对其诊断、治疗尚缺乏切实有效的方法,部分或全结肠切除术术后疗效不满意且存在诸多并发症。根据此类患者的临床表现结合目前国内外对该病现有的一些认识,该院杨向东教授首创提出了"结肠瘫痪症"。全结肠切除、回－直吻合术是公认治疗顽固性便秘的标准手术,但易出现腹泻或肛门失禁。在"结肠瘫痪症"理论指导下创立的"选择性结肠切除术"具有以下优点：①比较正确切除病理改变的肠段；②保留适当的功能肠段；③临床治愈率高；④避免了术后腹泻的可能，不至于从一个极端走向另一个极端。

重度结肠慢传输性便秘患者合并忧郁症有人认为属于手术禁忌，但从临床观察来看，患者精神症状的出现往往出现于排便困难后相当一段时间，且随着时间的推移精神症状越来越重，就是说患者精神症状应该是便秘的继发症。所以，主张精神症状越重越要尽早手术。从临床实践来看证明了此观点是正确的。有 1 例男性患者，20 岁，便秘 3 年左右即出现严重的精神症状被确诊为精神分裂症。在患病第 6 年后，经该院手术并术后中医药辅助治疗，1 年后复查时精神症状已明显改善，3 年后完全康复。

直肠瓣挂线结扎术治疗出口梗阻型便秘

出口梗阻型便秘，是一组导致顽固性便秘的常见疾病，表现为肛门胀或堵塞感，有排便不尽感，粪便在肛管直肠处排出受阻，临床以排便困难为主要表现，有时需用手法协助排便。

著名便秘专家刘建新教授的经验出口梗阻型便秘中除外肛门狭窄、内括约肌失弛缓症，其余所有情况几乎均与直肠瓣肥大有关。便秘的诊断最有价值的是 X 线影像学的诊断，通过加拍无张力直肠钡灌 30ml 后直肠正位片，用 X 线排粪造影与钡灌肠结合的拍片方式较单纯的排粪造影有明显优点，可一次性了解结、直肠结构及功能的变化，使过去不能明确发现的直肠瓣个数、间距、宽度以及直肠由于狭窄所形成的流体力学变化能够切实地反映出来，为便秘的病因学诊断提供了更明晰的证据。直肠瓣增宽、间距变小导致直肠有效通过面积狭小，增加粪便对直肠黏膜的摩擦力，长此以往可造成直肠黏膜与肌层的分离，从而导致直肠黏膜脱垂。刘建新等曾对缝扎后切下的直肠黏膜作病理切片，证实，黏膜与肌层之间的黏膜下肌（Treietze 肌）断裂，失去支撑。而黏膜脱垂在直肠外科颈部形成软塞，阻碍大便下行，也有发生部位较高整段直肠黏膜松弛的患者。而采用直肠瓣挂线结扎术，可以使脱垂的黏膜与肌层固定，扩大直肠的有效通过容积，解除梗阻症状；直肠瓣肥大，阻碍大便通行，而在瓣膜上方堆积，由于重力的作用导致直肠黏膜形成囊袋状改变向前方突出，形成直肠前突，导致大便排出困难；而长期的排便困难又会加重出口梗阻，二者互为因果，形成恶性循环。通过加拍无张力直肠钡灌 30ml 后直肠正位片发现直肠前突不仅仅只有前突，由于直肠瓣过宽，大便在直肠内走 S 形形成的偏流严重的可形成侧突甚至囊袋，刘建新报道的最深的囊袋有 6cm 深可见明显的液平。对出口梗阻型的便秘患者行直肠瓣挂线结扎术，阻断恶性循环链，可明显地改善患者的便秘症状。

直肠瓣挂线结扎术治疗出口梗阻型便秘临床疗效已得到证实，出血少，损伤小，后遗症少，缩短疗程，降低费用，易于把握，属于微创手术。

结肠旷置术治疗慢传输型便秘

关于慢传输型便秘的手术适应证,术式的选择及术式改良,目前存在较大争议,疗效也存在较大差异。经典的术式是全结肠切除、回 – 直吻合术,但该术式的缺点也相当明显:其并发顽固性腹泻的发生率较高,手术时间长、创面大、损伤组织多,增加了手术风险,术后病人易出现难以准确定位的不适、疼痛,术后肠粘连发生率高等。结肠次全切除是目前治疗本病的热门术式,由于其保留了回盲瓣,可有效地减慢肠道排空的速度,有利于营养物质的吸收,但仍存在手术创伤大、时间长、恢复慢、肠粘连发生率高等缺点。

因此,为减少诸种并发症的发生和降低手术风险,我们提出采取"选择性结肠切断旷置术",它不仅可以达到粪便在结肠内快速通过的目的,还有减少手术时间、减小创面、降低风险的优点。该手术尽可能正确地保留了功能肠段,并且由于对病变肠段实行旷置,而不是切除,降低了手术的难度,具有手术操作相对简单,创面小,出血少,损伤组织少,手术时间缩短,术后恢复快等优点,在保证疗效的前提下,不仅规避了相当一部分手术风险,而且减少了手术并发症。主要理论基础是结肠具有蠕动的功能,蠕动使得粪便可直接由手术后新建的正常通道通过。此术式虽然阻断了近端肠管内容物的通过,但由于肠管本身的功能并未尚失,这段肠道的分泌、吸收等功能依然存在,其内的分泌物、黏液等可从远端流出。当粪便进入直肠,在其产生的压力尚未达到排便的反射压时,直肠与旷置结肠间就存在一定压力梯度差,此时直肠压力大于结肠的压力,故少部分粪便反流至旷置结肠,也正因如此增加了重吸收水分的黏膜面积以及扩宽了贮存粪便的空间,故不易发生严重腹泻并发症,避免从一个极端走向另一个极端。

腹会阴联合切除肛直角重建、结 – 皮吻合型可控性人工肛门重建术治疗低位直肠癌。

左下腹永久性排便可控制性人工肛门技术治疗低位直肠癌是医院杨向东教授具有自主知识产权的创新技术。杨向东教授认为低位直肠癌手术治疗的观点,已从单纯追求"根除癌肿,挽救生命"的目标,改变为"根除癌肿,改善生命"的双重标准。由于吻合器的应用,促进了低位甚至超低位保肛手术的发展,但是临床上仍有许多因各种原因无法保肛而必须改道者,或是虽然勉强保肛但是却无法保留肛门功能的情况存在。

该术式采用腹壁隧道式造口,同时重建肛直角,可延迟排便时间,蠕动波可刺激腹膜,产生腹胀及便意,便后腹壁肌肉收缩,使造口关闭,达到自我控制排便的目的。

该术式的要点是:

1.肛直角重建:重建的新肛直角以上结肠呈代偿性膨大,有类似正常人直肠壶腹贮存粪便、缓冲排便和机械性屏障的功能,对排便控制有重要作用。由于肠管顺应性与排便次数间有一定关系,造口术后盆腔组织水肿,瘢痕形成,限制了结肠扩张,同时乙状结肠肠腔较直肠壶腹小,导致乙状结肠可扩张容积减少,贮便功能降低,每日大便次数增多。临床观察早期大便次数多者每日10余次,个别达20次。通过重建肛直角,利用屏障作用使其上方的肠管被动扩张,逐渐改善肠管的顺应性。术后3个月,肠管顺应性升高而病人的大便次数也逐渐减少。而经过腹膜外隧道进行造口的结肠与壁腹膜紧贴,由于覆盖在造口结肠上的壁腹膜具有丰富的神经末梢,对各种刺激的敏感性较高,当肠腔内的气体或粪便通过而引起肠腔膨胀时,可刺激覆盖在其上的壁腹膜的神经末梢,病人会清楚地感觉到该特殊刺激信号,逐渐即可形成特殊的排便感,建立新的排便反射,同时通过控制腹壁肌肉的随意收缩达到防止粪便的自然溢出的目的。经过一段时间功能训练后造口患者易形成规律性排便,可较好地控制排便。至少使得病人能及时处理造口的排泄物,不致污染衣裤,减少病人的痛苦并提高病人对排便控制能力,提高生存质量。

2.吻合器造口:造口手术用传统的方法是乙状结肠与腹壁分三层缝合法造口,操作繁琐,费时、费力,易出现肠管坏死、穿孔、创缘开裂、狭窄、旁疝等并发症。要制作出一个高质量的肠造口,则需要由经验丰富的造口医师来完成。如果手术操作过程中稍有不慎,将会出现并发症。应用吻合器结-皮吻合行人工肛门重建,与手法缝合制作人工肛门相比,应用管型吻合器行人工肛门重建术具有如下优点:①操作方法安全、简单、快捷,造口旁疝发生率低,不出现造口肠管坏死,造口时间5~7分钟,为传统方法耗时的一半。②造口标准化。由于造口是由管状吻合器形成,所以造口规整,大小、形态一致,避免手工缝合造成不同形状及大小的造口。另一方面,肠管不会外露腹壁或回缩腹腔,肠黏膜不会被摩擦损伤而出血。③并发症少。由于肠壁与皮肤呈环形紧密钉合,无任何缝隙,不会因缝线脱落造成皮肤黏膜分离,也避免了粪水渗入皮肤黏膜间隙而引起感染。④排便通畅。造口周围皮肤瘢痕少,造口狭窄发生率低。人工肛门常规一期开放,可早期进食,有利于肠功能的恢复。⑤造口平整,易与各种类型的人工肛袋相配,粪便污染衣裤机会少,护理方便,提高生活质量。用管型吻合器所制作出的永久性结肠造口,无疑是一个高质量的人工肛门,并且各种造口并发症显著减少,它提供给我们的优点是显而易见的,而且是物有所值的。

吻合器人工肛门原位重建术

吻合器应用于器官组织的吻合已有近百年的历史。由于吻合器吻合牢固可靠,黏膜对和整齐,止血效果及血运良好,操作简便,手术时间短,出血少,并可提高手术质量,减少并发症等诸多优点,在消化道外科领域发挥着越来越大的作用。

该院近年来利用吻合器的这些优点,独创将之应用于人工肛门的重建,取得了比较满意的效果。吻合器人工肛门原位重建术优点:

(1)操作方法安全、简单、快捷,为传统方法耗时的一半。

（2）感染率低：由于肠壁与皮肤呈环形紧密钉合，无任何缝隙，不会因缝线脱落造成皮肤黏膜分离，也避免了粪水渗入皮肤黏膜间隙而引起感染。

（3）排便通畅：造口周围皮肤瘢痕少，造口狭窄发生率低。人工肛门常规一期开放，可早期进食，有利于肠功能的恢复。

（4）容易护理：造口平整，粪便污染衣裤机会少，护理方便，提高生活质量。吻合器人工肛门原位重建术用于先天无肛或肛门直肠畸形等。

固本解毒法联合化疗治疗晚期复发性或转移性结直肠癌。

成都市直肠癌防治中心在省市名中医杨向东、刘金龙、贺平教授的带领下，几十年对晚期复发性结直肠癌的临床经验发现：单纯放化疗很少一部分有效，大部分无效；单纯中药治疗基本无效；放化疗配合中药治疗100%有效，最短3天可缓解症状。固本解毒法联合放化疗治疗晚期复发性或转移性结直肠癌已成为本中心的一套经典临床路径，用小的代价获得了大医院大投入才能取得的最好疗效。

化痔线疗法

化痔线疗法是应用该院特制药线，通过多种药物浸泡，达到祛腐生肌，促进伤口愈合的效果，在手术过程中使用，能够起到缩短手术伤口愈合时间、减少患者痛苦的作用，有效减少术后并发症。本疗法源自我国痔瘘泰斗、新中国肛肠学科重要奠基人、成都肛肠专科医院创始人黄济川老先生的遗方。该院专家组近几年致力于挖掘黄老学术思想体系，经过数载的精研、剖析，从黄老药线的遗方中，开发出了化痔线。化痔线的使用将黄老的药线方与现代手术疗法完美结合，充分发挥了两者的优势，适用于痔疮、肛周脓肿、肛瘘、结直肠良性肿瘤等疾病的手术治疗。

传统中医药配合手术的新思路，为中西医结合提供了新方向，更改善了手术患者的预后，是该院临床研究的新成果。

RERAM手术（经肛直肠前壁切除联合直肠黏膜环切术）治疗直肠前突：

RERAM手术为该院贺平教授首创，直肠前突一直被认为是女性排便困难的一个重要原因，且发病率较高。直肠前突的治疗一直是以手术治疗为主，但这些手术均存在一定的缺点，如经直肠或经阴道直肠前突修补术，术后感染的概率较高，疼痛明显，（STARR）手术的医疗成本较高等。RERAM手术对直肠前壁螺旋状缝合切除的同时环状切除松弛的直肠黏膜。一方面切除了直肠前壁的多余部分，其深达肌层，被切除的部分"没有肌肉层"的远端直肠被结构正常的直肠所取代，通过后期的瘢痕粘连作用，从而缩短并加固了直肠阴道隔，使其具有正常的顺应性和维持足够的肠腔内压力的能力。直肠不再扩张，且不再向阴道突出，直肠前突得到了纠正，恢复了正常的排便解剖生理结构。另一方面，对直肠黏膜的环形切除，不仅能达到恢复直肠顺应性的目的，而且同时解决了直肠黏膜内脱、内痔、混合痔等疾病。因过度蠕动引起的动力学和形态学的改变,如会阴下降、变深的 Douglas 凹陷等亦可通过直肠黏膜环切吻合得到修正,从而改善各种症状。

RERAM 手术是一种非开放式手术,术后感染几率小,疼痛轻,医疗成本相对较低,且临床观察疗效肯定,是一种值得推广的新术式。

附:

小切口胆囊切除术治疗胆结石

我国著名肝胆病专家、中国工程院院士黄志强教授指出:胆囊癌的发生与胆囊结石有密切关系!胆囊结石就像一颗埋在人体内的定时炸弹,随时都有爆炸的危险!就应尽早切除病变的胆囊及早解除其对人体的危害,免除后患!目前胆囊切除的手术方式主要有传统胆囊切除术(OC),腹腔镜胆囊切除术(LC),小切口胆囊切除术(MC)。

著名外科专家刘金龙教授在国内率先开展"中西医结合小切口胆囊切除术",其切口长度只有 3～5cm 具有创伤小、恢复快、痛苦少;不缝合、不拆线等优点,术后 6 小时即可口服中药,进流质饮食促进胃肠功能早日恢复,克服了病员术前安胃管的痛苦,术后第二天就能下床活动,进半流质饮食,同时满足了病员的美学需求,减轻了病员的痛苦和经济负担;卫生部朱庆生副部长曾亲临医院,到病房亲自检查并看望接受"小切口胆囊切除术"的病人时给予了高度评价。要求刘教授行小切口胆囊切除术的病员遍及全国 20 余省、市、自治州,已逾万余例,受到各方病员的高度赞扬,被亲切地誉称为"刘一刀""胆囊小切口之父"!其事迹先后被《人民日报》《四川日报》《四川工人日报》《四川电台》《四川电视台》等多家媒体报道。

小切口胆囊切除术具有以下优点:①创伤小:手术切口小,切口长度只有 3～5cm;手术操作范围仅限于胆囊三角,创伤小。②痛苦少:由于切口小、创伤小,且不横断腹壁肌肉,术后切口疼痛轻微甚至无痛,当日即可下床活动。③时间短:平均手术时间 40 分钟。④恢复快:该手术对腹内脏器的暴露机会少,刺激少,内环境干扰小,故术后恢复快,缩短住院时间,术后平均住院时间 5 天。⑤瘢痕小:手术切口仅以创可贴粘合,不缝合、不拆线,切口愈合后仅留下细小的疤痕,满足了病员的美学需求。⑥要求低:革除两管一禁:无需安置胃管、尿管,术后 6 小时即可口服中药,进流质饮食。

第九章　百年专科　百年奇药

　　成都肛肠专科医院是一所具有百多年悠久历史的专科医院。医院创始人黄济川先生一生致力于中医外科临床与科研事业，尤其是肛肠痔瘘专科的研究和治疗。黄老在数十年悬壶济世的生涯中，不断探索总结，形成了独具一格的肛肠治疗理论与实践风格。黄老不但手术精专，在药物的研究和使用上更是独具特色。为了保证药物的疗效，黄老对大量的临床用药与配伍组方反复进行筛选试验，许多名扬天下，效验绝佳的药物甚至是黄老甘冒风险亲自尝试、调试而得到的。这些药物的疗效好，毒副作用小，经无数次临床证实，使用至今。

　　新中国成立后，在党和政府的大力支持下，该院对黄老遗留下的秘方、验方进行了科学的整理、研究、总结和发掘。并根据临床的实际需求，结合已有的资料与经验，采用先进的现代制药工艺，不断对药物的剂量、剂型、组方等技术指标加以改革、创新。经过几代人的不懈努力，苦心钻研，在黄老已有的效验处方药物的基础上创造性地开发出数十种中医外科和肛肠科临床用药，其中包括复方消痔痛栓、痔疮宁栓、足光粉、黄连霉液、黄连油膏、痔洗散、紫草油、槐角丸等大批至今仍被广泛应用的百年专药。

　　在这些百年专药里最有影响力、最具代表性的当属"痔疮宁栓"和"足光粉"。"痔疮宁栓"和"足光粉"曾荣获省、市科技进步奖和中药制剂发明专利，1985年该院在四川剧场召开新产品新闻发布暨新产品推广会上，数十家省内外新闻媒体及制药企业参加了会议。通过大会专家介绍，新产品轰动了省内外医药行业，经过激烈的竞争，成都制药厂和成都中药厂慧眼识真金，最终获得了两种神奇新药的生产专利权。

　　成都制药厂和成都中药厂都是国企制药厂，多少年来，因产品匮乏，生产举步维艰，一度濒临破产。但自从"痔疮宁栓"和"足光粉"获准生产及上市以后，其神奇独特的疗效深受广大患者的欢迎，市场供不应求，许多海外患者争相邮购。巨额的市场需求，就像一泓甘泉，一剂神丹妙药，起死回生，拯救了这两家制药企业。成为它的支柱产业，带给它巨额的财富和无限生机，给它增添了青春与活力。

　　百余年来，许多特色自制药品在该院广泛使用着。这些药物疗效显著，使用安全，在临床中发挥了重要的作用；为塑造该院的良好声誉与品牌，做出了巨大的贡献，被誉为

"百年专科,百年奇药",至今仍在焕发着无限的魅力与勃勃生机。

【制剂名称】　痔洗散

【成　　分】　苦参、生大黄、忍冬藤、野菊花、荆芥、玄明粉。

【性　　状】　本品为黄色的粉末,气微香。

【功能主治】　清热消肿,止痛止痒。

用于肛周瘙痒水肿,或痔瘘科术后伤口恢复。

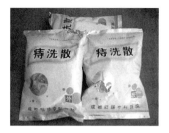

痔洗散

【制剂名称】　石膏冰片散

【成　　分】　煅石膏、冰片。

【性　　状】　本品为白色的粉末,气芳香。

【功能主治】　清热、凉血、消炎。

用于内外痔肛周红肿疼痛者。

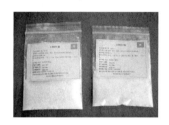

石膏冰片散

【制剂名称】　复方吲哚美辛栓

【成分】　本品为复方制剂。

其组分为每粒含吲哚美辛 50mg、黄芩苷 0.2g,辅料为混合脂肪酸甘油酯。

【性状】　本品为淡黄色的栓。

【适应证】　用于内外痔、肛裂、肛瘘、肛周脓肿等肛肠疾病的发炎、疼痛、便血。

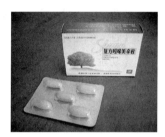

复方吲哚美辛栓

【制剂名称】　连栀矾溶液

【成　　分】　黄连、栀子、白矾。

【性　　状】　本品为橙红色至黄棕色的液体,有少许沉淀。

【功能主治】　清热、解毒、止血。

用于痔疮发炎、便血、血栓等。它是居家预防会阴肛门痔病和皮肤性病、蚊虫叮咬的极佳药品。

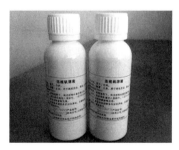

连栀矾溶液

【制剂名称】 黄连痔疮软膏

【成　　分】 黄连,辅料为菜油、黄蜡、白蜡。

【性　　状】 本品为黄色的软膏,气香。

【功能主治】 清热、解毒、止血。

用于痔疮发炎、直肠脱出、便血。

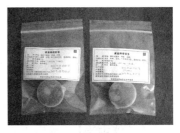

黄连痔疮软膏

【制剂名称】 紫草油

【成　　分】 紫草,辅料为菜籽油。

【性　　状】 本品为紫红色的油状液体,气香。

【功能主治】 凉血活血,解毒透疹。

用于血热毒盛所致的斑疹紫黑、麻疹不透、疱疹、湿疹、水火烫伤、宫颈糜烂等。

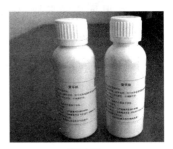

紫草油

【制剂名称】 紫蜡膏

【成　　分】 紫草、麻油、蜂蜡、白蜡。

【性　　状】 本品为紫红色的软膏,气微香。

【功能主治】 凉血、活血、解毒。用于肛裂、湿疹、伤口溃疡。

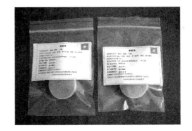

紫蜡膏

第十章　成都肛肠专科医院"惠民工程"简介

成都肛肠专科医院源于 1884 年,历经 3 个世纪,是一所国家三级专科医院。为扩大医院公益范围,更好地造福辖区内人民群众,构建和谐成都,进一步缓解贫困群体看病难、看病贵的问题,将我院惠民医疗服务措施公布如下:

惠民措施一:每月 9 号"医院免费公开日"

每月 9 号为"医院免费公开日",对当天来我院就诊的患者免除以下费用:

1. 门诊专家挂号费;

2. 门诊专家诊断费;

3. 门诊专家肛肠专科疾病检查费;

4. 急诊诊查费;

5. 测量体温、血压费。

联系电话:86510120 - 8037,医院咨询电话:400 - 8848 - 833

惠民措施二:每月 6 号"直肠癌特惠筛查日"

你知道吗? 全球每 26 秒新发一例结直肠癌;每 54 秒就有一人死于结直肠癌;在中国,约每 3 分钟新发一例结直肠癌;每 5 分钟就有一人死于结直肠癌。成都肛肠专科医院为更好地发挥医院百年专科优势,经研究决定:每月 6 号为"直肠癌特惠筛查日",对当天持就诊卡的群众免除以下费用:

1. 免全程无痛操作费(247 元);

2. 免电子肠镜检查费(195 元);

3. 免肠道清洁费(90 元)。

注:无痛药品费自理。

直肠癌特惠筛查卡获取方式:

1. 中国肛肠网(chgcw.com)或成都肛肠专科医院官方网(cdgcyy.com)下载就诊卡图片打印;

2. 通过义诊获我院取的就诊卡;

3. 每月 6 号凭就诊卡直接到肠镜室预约排期(限 30 位)。

联系电话:86510120 – 8037,医院咨询电话:400 – 8848 – 833

惠民措施三:惠民门诊治疗

凡辖区内居民在我院门诊治疗免除以下费用:

1.静脉注射(采血)4 元/次;

2.门诊输液费 20 元/次;

3.肌肉注射费 3 元/次;

4.皮下注射费 3 元/次。

注:材料费自付。

联系电话:86510120 – 8037,医院咨询电话:400 – 8848 – 833

惠民措施四:"直肠癌"患者特殊优惠医疗服务补贴

一、惠民医疗优惠对象

确诊为"直肠癌"患者且符合下列条件之一者:

1.持有《四川省城市居民最低生活保障金领取证》(以下简称低保人员)者本人及其配偶、未成年子女;

2.持有《中华人民共和国残疾人证》者本人;

3.持有六级至一级《中华人民共和国残疾军人证》者本人;

4.具有居住证的 70 岁(含 70 岁)以上的、无医疗保障的老年人实行门诊优惠。

二、惠民医疗优惠内容及标准

(一)免费项目同措施一、措施二、措施三;

(二)减免项目:

1.对未参加基本医疗保险的 1、2、3 类"直肠癌"住院患者,以下项目减免 30%(不含血费、医用材料费):(1)抢救费;(2)清创缝合和换药费;(3)注射费;(4)常规检查费;(5)手术费;(6)放射检查费。

2.对已参加城镇职工基本医疗保险的 1、2、3 类"直肠癌"住院患者,减免 30% 手术费。

(三)优惠项目:

1.对未参加城镇职工基本医疗险的优惠对象,使用《基本医疗保险药品目录》内的药品,在政府药品集中招标采购的零售价格上优惠 10%。

2.具有居住证的 70 岁(含 70 岁)以上的、无医疗保障的老年人实行优惠门诊总费用的 10%。

3.因病致贫的特困病人视实际情况,由院长签字将给予更大的医疗优惠。

联系电话:86510120 – 8037,医院咨询电话:400 – 8848 – 833

惠民措施五:特殊患者优惠医疗服务补贴

一、惠民对象:

1. 持有《低保证》者本人及配偶、子女；

2. 持有《成都市残疾人证》者本人；

3. 持有成都市六级至一级《革命残疾军人证》者本人；

4. 持有成都市户口居住证的 70 岁（含 70 岁）以上的、无医疗保障的老人实行门诊优惠；

5. 对以上惠民对象不实行重复优惠。

二、免费项目：

1. 免收普通门诊挂号费；

2. 免收普通门诊诊查费；

3. 免收门诊肌肉注射费；

4. 免收急诊诊查费。

三、减免项目：

对未参加基本医疗保险的，以下项目减免 30%（不含血费、医用材料费）

优惠对象 1、2、3 适用：

a. 抢救费；b. 清创缝合和换药费；c. 注射费；d. 常规检查费；e. 手术费；f. 放射费。

另为了惠及更多困难群众，对已参加城镇职工基本医疗保险的及六城区以外，适用 1、2、3 的对象，减免 30% 手术费。

四、优惠项目：

1. 对未参加城镇职工基本医疗险的优惠对象，使用《基本医疗保险药品目录》内的药品，在政府药品集中招标采购的零售价格上优惠 10%。

2. 具有本市户籍、居住的 70 岁（含 70 岁）以上的无医疗保险的老年人优惠门诊总费用的 10%。

联系电话：86510120 - 8037，医院咨询电话：400 - 8848 - 833

以上惠民措施解释权归医院。